QUEMA

QUEMA

HERMAN PONTZER

QUEMA

Los descubrimientos revolucionarios
sobre el **METABOLISMO,**
el **PESO** y la **SALUD.**

OCÉANO

QUEMA
Los descubrimientos revolucionarios sobre el metabolismo, el peso y la salud

Título original: BURN. The New Science of Human Metabolism

© 2021, Herman Pontzer

Traducción: Maia F. Miret

Diseño de portada: Jess Morphew
Imagen de portada: Lew Robertson / Stone / Getty Images
Fotografía del autor: © Riley MacLean
Fotografías de interiores: © Herman Pontzer

D. R. © 2021, Editorial Océano de México, S.A. de C.V.
Guillermo Barroso 17-5, Col. Industrial Las Armas
Tlalnepantla de Baz, 54080, Estado de México
info@oceano.com.mx

Primera edición: 2021

ISBN: 978-607-557-358-8

Impreso en México / Printed in Mexico

Para Janice, Alex y Clara

Índice

CAPÍTULO 1. LA MANO INVISIBLE, 13

Un asuntito de vida o muerte, 18

Años de perro, 23

El planeta de los simios, 26

Un perezoso en el árbol genealógico, 31

Poder primate, 34

Éstos somos nosotros, 37

Darwin y el dietista, 41

CAPÍTULO 2. BUENO, PERO ¿QUÉ ES EL METABOLISMO?, 45

Desmitificar el metabolismo, 48

El Soylent Green de verdad está hecho de gente
    (o podría estarlo), 52

Sigue la pizza, 54

    Carbohidratos, 55

    Grasas, 62

    Proteínas, 65

Arde, baby, arde, 68

Quemar grasa, engordar, volverte keto, 71

Venenos vegetales, 74

Aliens en nuestro interior: las mitocondrias y la dicha del O_2, 77

En sus marcas, listos, fuera, 80

CAPÍTULO 3. ¿CUÁNTO ME VA A COSTAR?, 83

A hombros de gigantes, 86

Ir por ahí: los costos de caminar, correr, nadar y andar en bicicleta, 91

Efectos de la velocidad, el entrenamiento y la técnica, 99

Kilómetros por dona, 103

Un cuerpo en descanso, 104

Músculo, piel, grasa y hueso, 106

Corazón y pulmones, 106

Riñones, 107

Hígado, 108

Aparato digestivo, 108

Cerebro, 109

Más allá de la TMB, 111

La termorregulación, 111

Función inmunitaria, 113

Crecimiento y reproducción, 115

El juego de la vida, 117

Mil millones de latidos, 121

La endemoniada aritmética del gasto energético diario, 125

No te molestes en preguntar, 127

La balada de Nathan Lifson, 129

La revolución del agua doblemente marcada, 132

La nueva ciencia del metabolismo humano, 137

CAPÍTULO 4. CÓMO LOS HUMANOS EVOLUCIONARON PARA SER LOS SIMIOS MÁS LINDOS, APTOS Y *GORDOS* DE TODOS, 139

Un lugar improbable, 142

Extraños en una tierra extraña, 143

Vegetarianos, perezosos y egoístas, 149

El humano generoso, 155

La revolución metabólica, 160

Retroalimentación positiva y círculos virtuosos, 163

La desventaja, 173

CAPÍTULO 5. EL MAGO METABÓLICO: COMPENSACIÓN Y RESTRICCIÓN ENERGÉTICA, 181

Una vida dura, 186

Pasan cosas extrañas, 189

Un gasto energético diario restringido, 191

Ganar la carrera de la obesidad, 199

Todos somos *The Biggest Loser*: respuestas metabólicas a la sobreingesta y la subingesta, 205

El cerebro detrás de la operación, 210

Hay una mejor forma de pensar sobre el metabolismo y la obesidad, 217

Calorías que entran, calorías que salen y el mago metabólico, 219

CAPÍTULO 6. LOS VERDADEROS JUEGOS DEL HAMBRE: DIETA, METABOLISMO Y EVOLUCIÓN HUMANA, 225

Más datos, menos gritos, 229

    La arqueología y el registro fósil, 232

    Etnografía, 235

    Genética, 242

Ingredientes mágicos: azúcar, grasa y testículos, 246

Grasas contra azúcares, 249

Por qué tienen tanto éxito las dietas keto bajas en carbohidratos (y otras), 256

Un hipotálamo muy, muy hambriento, 261

¿Cómo evitamos la trampa de la obesidad?, 267

Instrucciones para comer como un hadza, 270

CAPÍTULO 7. ¡CORRE POR TU VIDA!, 275

El ejercicio llega a todas partes, 280

Una forma distinta de entender la energética del ejercicio, 282

Inflamación, 286

Reactividad al estrés, 287

Reproducción, 288

El lado oscuro, 290

De simios y atletas, 294

Pero espera, aún hay menos, 298

Ir al límite, 305

CAPÍTULO 8. LA ENERGÉTICA AL EXTREMO: LOS LÍMITES DE LA RESISTENCIA HUMANA, 307

Cuestión de tiempo, 309

La resistencia a lo largo de días, semanas y meses, 315

Es alimentario, mi querido Watson, 320

La resistencia es un asunto visceral, 323

Atletas por todas partes, 326

¿Qué hace tan especial a Michael Phelps?, 328

Evolucionamos para romper las reglas, 331

CAPÍTULO 9. EL PASADO, EL PRESENTE Y EL INCIERTO FUTURO DEL *HOMO ENERGETICUS*, 335

Concentrar tu energía y jugar con fuego, 339

El tsunami tecnológico, 346

Consecuencias imprevistas, 356

Cómo construir un mejor zoológico, 361

De vuelta en el campamento, 367

Agradecimientos, 371

Notas, 375

Índice analítico, 405

Capítulo 1

La mano invisible

Eran más o menos las dos de la mañana cuando despertaron los leones. El sonido no era tan fuerte como *grande*, como el ruido de los escapes de un camión de basura interrumpido por el motor de una motocicleta Harley-Davidson detenida en la calle. Mi primera reacción, vaga y soñolienta, fue una especie de agradecimiento dichoso. ¡Ah, los sonidos del África salvaje! Miré las estrellas a través del techo de malla y sentí cómo la brisa nocturna movía la hierba seca y los espinosos árboles de acacia contra las delgadas paredes de nailon de mi tienda, transportando con ella el coro de los leones. Me sentí afortunado de estar allí, acampando en mi tiendita en medio de la vasta sabana del este de África, un lugar tan lejano y sin límites que a unos pocos cientos de metros de allí vagaban nada menos que *leones.* Qué suerte la mía.

Pero entonces, sentí una punzada de miedo y adrenalina. Éste no era un zoológico ni un safari. Esos leones no eran bonitas fotografías en una revista *National Geographic* o un documental. Era la vida real. Una pandilla de depredadores asesinos, 150 kilos de puro músculo felino, rondaba a unos metros, ansiosa... Incluso hambrienta, quizá. Por supuesto que podían olerme. Tras días acampando, podía olerme yo mismo. ¿Cuál era mi plan cuando vinieran por mi cuerpo de suave piel humana? Me pregunté cuán cerca llegarían antes de que pudiera escucharlos en la hierba alta, o si el fin vendría súbitamente, una explosión de garras y colmillos ardientes desgarrando las paredes de la tienda.

Traté de mantener la sangre fría, de ser racional. A juzgar por la dirección del sonido, los leones tendrían que pasar primero por las tiendas de Dave y Brian. Yo me encontraba en la puerta número 3 de este particular juego de azar. Es decir, tenía una oportunidad de tres de ser devorado por los leones esa noche o, si pensaba en mí como dos terceras partes de un vaso lleno de persona, 67 por ciento de oportunidades de *no* ser la cena. La idea me reconfortó. Además, estábamos con los hadza, en la periferia de su campamento, y nadie se mete con ellos. Es cierto que, de vez en cuando, las hienas y los leopardos se cuelan en sus chozas de paja durante la noche, en busca de comida y bebés sin supervisión, pero ahora los leones parecían mantener su distancia.

El miedo comenzó a disiparse y volví a sentirme soñoliento. Seguro estaría bien. Además, si iba a ser devorado por leones parecía preferible estar dormido, al menos hasta el último momento. Esponjé la pila de ropa sucia que usaba como almohada, acomodé mi colchoneta y volví a dormirme.

Fue mi primer verano trabajando con los hadza, un pueblo generoso, hábil y resistente que vive en pequeños campamentos salpicados por la agreste sabana semiárida que rodea el lago Eyasi en el norte de Tanzania. A los antropólogos y a los biólogos como yo nos gusta trabajar con los hadza por su forma de ganarse la vida: son un pueblo de cazadores-recolectores.[1] No tienen agricultura ni animales domésticos, máquinas, armas o electricidad. Cada día le arrebatan su comida al terreno salvaje que los rodea, sin nada más que su esfuerzo y su astucia. Las mujeres recolectan bayas o desentierran tubérculos silvestres en el suelo rocoso con ayuda de fuertes palos afilados, muchas veces cargando un bebé a sus espaldas. Los hombres cazan cebras, jirafas, antílopes y otros animales con ayuda de potentes arcos y flechas que fabrican ellos mismos con ramas y tendones, o cortan árboles con ayuda de pequeñas hachas para extraer miel silvestre de los panales construidos en los huecos de las ramas y los troncos. Los niños corren y juegan alrededor de las chozas de hierba del campamento o salen en grupos para recoger leña y agua. Los viejos van a recolectar comida con los demás adultos (incluso los septuagenarios son notablemente activos) o se quedan en el campamento para vigilar.

Este estilo de vida fue la norma en todo el planeta durante más de dos millones de años, desde los albores evolutivos de nuestro género, *Homo,* hasta la invención de la agricultura hace 12,000 años. Conforme la agricultura se popularizó y dio origen a los asentamientos, la urbanización y con el tiempo la industrialización, la mayor parte de las culturas intercambiaron sus arcos y sus palos por cultivos y casas de ladrillos. Algunos, como los hadza, conservaron orgullosamente sus tradiciones aunque el mundo que los rodea cambió y se expandió. Hoy en día este puñado de poblaciones son las últimas ventanas vivientes al pasado como cazadores-recolectores que compartimos todos los humanos.

Yo me encontraba en Hadzaland (así se refieren coloquialmente a su hogar en el norte de Tanzania) en compañía de mis colegas Dave Raichlen y Brian Wood, y de nuestro asistente de investigación, Fides. Estábamos allí para investigar cómo se refleja el estilo de vida de los hadza en su metabolismo: cómo queman energía sus cuerpos. Es una pregunta sencilla, pero increíblemente importante. Todo lo que hacen nuestros cuerpos —crecer, moverse, sanar, reproducirse— requiere energía, de modo que el primer paso, fundamental para entender de qué modo funcionan nuestros cuerpos, es comprender cómo gastamos energía. Queríamos saber cómo funciona el cuerpo humano en una sociedad cazadora-recolectora como los hadza, donde la gente sigue siendo parte integral de un ecosistema funcional y con un estilo de vida parecido, en muchos sentidos, al de nuestros antepasados remotos. Nadie había medido el gasto diario de energía, la cantidad total de calorías quemadas al día, en una población cazadora-recolectora. Nosotros anhelábamos ser los primeros.

En el mundo moderno, tan alejado de la tarea diaria de conseguir comida con nuestras propias manos, le prestamos poca atención al gasto de energía. Si alguna vez pensamos en eso es en términos de la dieta de moda, de nuestra rutina de ejercicio, de si nos podemos comer esa dona que tanto se nos antoja. Las calorías son un pasatiempo, un dato más en nuestros relojes inteligentes. Pero los hadza sí saben. Entienden de forma intuitiva que los alimentos y la energía que contienen son la sustancia que nos da vida. Todos los días se enfrentan con una aritmética antigua e inmisericorde: consigue más energía de la que quemas o pasa hambre.

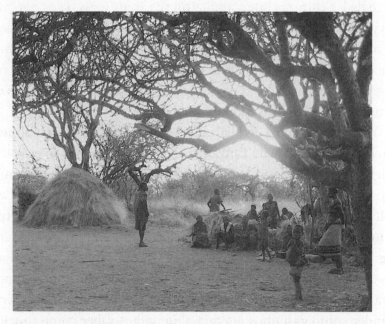

Figura 1.1. A media tarde en el campamento de los hadza. Los árboles de acacia les proporcionan un fresco oasis en medio de la sabana. Hombres, mujeres y niños se relajan y discuten los acontecimientos del día. Nótese la choza de hierba a la izquierda.

Despertamos con un sol que se asomaba, aún anaranjado y tenue, por el horizonte, y los colores de los árboles y la hierba deslavados por la luz matinal. En nuestro pequeño hogar de tres piedras estilo hadza, Brian encendió el fuego para cocinar y puso a hervir agua en una olla. Dave y yo dimos una vuelta por ahí, con ojos empañados y ansiosos de cafeína. Pronto bebíamos nuestras tazas de café instantáneo Africafe y comíamos, a cucharadas, avena instantánea y gelatina en botes de plástico, mientras discutíamos los planes de investigación para el día. Todos habíamos oído a los leones durante la noche y bromeamos nerviosamente sobre lo cerca que se escucharon.

Cuatro hombres hadza salieron tranquilamente de la hierba alta. No venían de su campamento sino de la dirección opuesta, del terreno agreste. Cada uno cargaba en hombros unos bultos grandes y deformes, y tardé un instante en reconocer lo que eran: patas, ancas y otras partes ensangrentadas que le pertenecieron a un antílope recién cazado. Los hombres sabían que nos gustaba mantener un registro de la comida que llevaban al campamento y querían darnos la oportunidad de anotar esta pieza antes de repartirla entre las familias.

Brian se puso en acción, sacó la báscula, localizó la libreta de *Registro de caza* y entabló una conversación en suajili, nuestra lengua común con los hadza.

—Gracias por traerlo —dijo—, pero ¿dónde demonios encontraron un antílope tan grande a las seis de la mañana?

—Es un kudu —respondieron los hadza, sonriendo— y lo tomamos.

—¿Lo tomaron? —preguntó Brian.

—Ustedes escucharon a los leones anoche, ¿verdad? —preguntaron los hadza—. Pensamos que algo se traían, así que fuimos a ver qué fue. Resultó que acababan de matar este kudu... así que lo tomamos.

Y eso fue todo. Otro día en Hadzaland; un día emblemático que comenzó con el inusual trofeo que representaba una pieza de caza

mayor, en toda su grasosa y proteínica gloria. Más tarde esa mañana, mientras masticaban tiras de kudu asado y escuchaban cómo
sus papás y sus amigos ahuyentaron en la oscuridad a una manada
de leones hambrientos para llevar comida a casa, los niños hadza
entenderían una lección importante e intemporal: la energía lo es
todo, y hay que arriesgarse para obtenerla.

Incluso si debes arrancar tu desayuno de las garras de los leones.

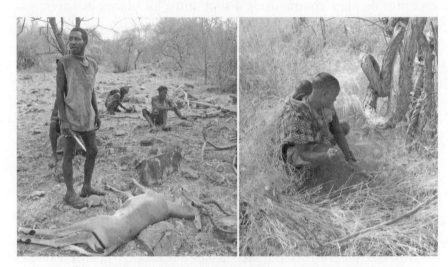

Figura 1.2. Un día de trabajo en la vida de los hadza. Los hombres cazan animales con arcos y flechas o recolectan miel de panales silvestres. A la izquierda, un hombre se prepara para destazar un impala al
que le disparó con su arco una hora antes. Sus amigos, que ayudaron a
rastrear al animal, lo observan. Las mujeres recolectan bayas silvestres
y otros vegetales. La mujer de la derecha está desenterrando tubérculos silvestres con un palo para cavar mientras su hijo dormita sujeto
con un chal a sus espaldas.

UN ASUNTITO DE VIDA O MUERTE

La energía es la divisa de la vida; sin ella te mueres. Tu cuerpo está
hecho de unos 37 billones de células,[2] todas resonando al unísono,

como fábricas microscópicas, cada segundo. Cada 24 horas queman en conjunto suficiente energía para llevar al punto de ebullición unos 30 litros de agua helada. Nuestras células eclipsan a las estrellas: cada gramo de tejido humano vivo quema 10,000 veces más energía que un gramo de sol.[3] Una pequeña fracción de esta actividad se encuentra bajo nuestro control consciente: la actividad muscular que usamos para movernos. Apenas notamos otra parte, como nuestro latido cardiaco y nuestra respiración. Pero la mayoría de esta frenética actividad ocurre por completo bajo la superficie, en un océano enorme e invisible de procesos celulares que nos mantienen con vida y que notamos únicamente cuando algo sale mal, cosa que ocurre cada vez con mayor frecuencia. La obesidad, la diabetes tipo 2, las enfermedades cardiacas, el cáncer y casi todas las otras enfermedades que nos atormentan en el mundo moderno se originan, en el fondo, en la forma en la que nuestros cuerpos obtienen y gastan energía.

Y sí, a pesar de su importancia para la vida y la salud, el metabolismo (la forma en la que nuestros cuerpos queman energía) es un gran incomprendido. ¿Cuánta energía quema al día un adulto promedio? Todas las etiquetas nutrimentales del supermercado te dicen que la dieta estadunidense estándar consta de 2,000 calorías al día... y todas las etiquetas están equivocadas. Un niño de nueve años quema 2,000 calorías;[4] los adultos cerca de 3,000, dependiendo de nuestro peso y de cuánta grasa tengamos (por cierto, cuando hablamos de nuestros requerimientos de energía diaria el término correcto no es calorías sino *kilocalorías*). ¿Cuántos kilómetros tienes que correr para quemar la energía almacenada en una sola dona? Al menos tres, pero, una vez más, depende de cuánto peses. Y a todo esto, ¿a dónde va la grasa cuando la "quemamos" mediante el ejercicio? ¿Crees que se convierte en calor? ¿En sudor? ¿En músculo? Error, error, error. En realidad *exhalas* la mayor parte en forma de dióxido de carbono, y conviertes una pequeña parte en agua (pero no necesariamente en sudor). Si no lo sabías estás en buena compañía; la mayor parte de los médicos también lo ignora.[5]

Parte de nuestra ignorancia sobre la energía proviene de lagunas en nuestro sistema educativo y de la propiedad que el cerebro humano comparte con el teflón para repeler detalles que no usamos con frecuencia. Si tres de cada cuatro estadunidenses son incapaces de nombrar los tres poderes del gobierno federal de Estados Unidos[6] —un dato importante que nos metieron en la cabeza con sangre, curso a curso, durante los años de escuela— difícilmente podemos recordar el ciclo de Krebs de la clase de biología de secundaria. Y nuestro pobre entendimiento es víctima de una multitud de charlatanes y mercachifles de internet que promueven ideas falsas, por lo general con fines de lucro. Si cuentas con un público predeciblemente mal informado pero ansioso por mantenerse sano puedes venderle casi cualquier cosa, sin importar qué tan absurda sea. *¡Acelera tu metabolismo!*, prometen. *¡Quema grasa con estos sencillos trucos! ¡Evita estos alimentos si quieres permanecer delgado!,* gritan desde las lustrosas páginas de las revistas, por lo general sin una pizca de evidencia o respaldo científico.

Pero la razón principal de que no entendamos cómo funciona la energía del cuerpo humano es que la ciencia que la estudia ha vivido fundamentalmente equivocada. Desde el inicio de la investigación metabólica moderna, hacia principios del siglo XX, nos han enseñado a pensar en nuestros cuerpos como simples máquinas: recibimos "combustible" en forma de comida y lo quemamos al revolucionar nuestros motores mediante el ejercicio. El combustible extra que permanece sin quemar se almacena en forma de grasa. La gente que le exige más a sus motores y quema más combustible todos los días tiene menos probabilidades de engordar a causa de la acumulación de energía sin usar. Si ya acumulaste grasa indeseada, sólo tienes que ejercitarte más para quemarla.

Es un modelo sencillo y atractivo, la idea de metabolismo que podría tener un ingeniero. Y acierta en un par de cosas: nuestros cuerpos necesitan combustible en forma de comida, y el combustible sin usar se almacena como grasa. Pero se equivoca grotescamente en lo demás. Nuestros cuerpos no funcionan como sencillas máquinas de combustión porque no son producto de la ingeniería, sino de la evolución.

Como la ciencia está comenzando apenas a comprender, nuestra historia evolutiva de 500 millones de años ha producido maquinarias metabólicas increíblemente dinámicas y adaptables. Nuestros cuerpos son extremadamente astutos para responder a los cambios en dieta y ejercicio de formas que tienen sentido evolutivo, incluso si frustran nuestros esfuerzos por permanecer sanos y delgados. Así pues, hacer más ejercicio no necesariamente resulta en un mayor gasto energético diario, y quemar más energía no nos protege de engordar. A pesar de esto las estrategias de salud pública se aferran a la simple idea del metabolismo tradicional y, por ende, perjudican los esfuerzos por combatir la obesidad, la diabetes, las enfermedades cardiacas, el cáncer y las otras enfermedades que ponen en peligro nuestras vidas. Si no entendemos claramente de qué modo nuestro cuerpo quema energía, es natural que nos frustremos al ver que fracasan nuestros programas de pérdida de peso, al notar que la aguja de la báscula se niega a moverse a pesar de nuestros más denodados esfuerzos en el gimnasio, al darnos cuenta de lo decepcionante que es lo último en magia metabólica.

Este libro explora lo más actual en la ciencia del metabolismo humano. Como biólogo humano al que le interesa el pasado evolutivo de nuestra especie y lo que nos depara el futuro, llevo más de una década trabajando en la primera línea de la investigación metabólica en humanos y otros primates. En los últimos años hemos hecho descubrimientos emocionantes y sorprendentes que están transformando nuestro conocimiento sobre las relaciones entre gasto energético, ejercicio, dieta y enfermedad. En las páginas que siguen analizaré estos nuevos descubrimientos y lo que implican para que vivamos vidas largas y saludables.

Buena parte de esta nueva ciencia proviene del trabajo con los hadza y poblaciones como ellos: sociedades no industriales de pequeña escala, aún integradas a su ecología local. Estas culturas tienen mucho que enseñarnos a los habitantes del mundo desarrollado, pero sus lecciones no tienen nada que ver con la versión caricaturizada del estilo de vida de los cazadores-recolectores que se ha popularizado en buena medida gracias al movimiento "paleo" actual. Mis colegas y yo también hemos aprendido mucho en los últimos años sobre cómo la dieta y la actividad física diaria mantienen a estas poblaciones libres de las "enfermedades de la civilización" que asolan los países modernizados, urbanizados e industrializados. Visitaremos a estos grupos para ver cómo es la vida diaria (y el trabajo de campo) en sus comunidades, y qué lecciones podemos aprender. También viajaremos a zoológicos, bosques tropicales y excavaciones arqueológicas de todo el mundo para comprobar cómo el estudio de los simios actuales y los fósiles de humanos nos ayudan a comprender nuestra salud metabólica.

Pero primero tenemos que darnos una idea de la gigantesca escala y del alcance del metabolismo en nuestras vidas; para apreciar de verdad la importancia del gasto energético tendremos que explorar más allá del problema cotidiano de la salud y la enfermedad. Igual que las placas tectónicas terrestres, el metabolismo es una plataforma invisible que se desplaza lentamente y rige nuestras vidas. La existencia humana, desde nuestros primeros nueve meses en el vientre hasta los cerca de 80 años que podemos aspirar a vivir en este planeta, está conformada por las maquinarias metabólicas que arden en nuestro interior. Nuestros cerebros, grandes e inteligentes, y los de nuestras crías están impulsados por máquinas metabólicas muy distintas a las de nuestros parientes simios. Apenas hemos comenzado a entender que la evolución de nuestro metabolismo nos convirtió en la extrañísima y maravillosa especie que somos.

AÑOS DE PERRO

—*¿Una miaka ngapi?*

Me encontraba hablando con un varón hadza, de unos veintitantos años, según mis cálculos. Lo interrogaba como parte de nuestra investigación anual para reunir información básica sobre salud en los campamentos que visitábamos. Hacía lo que podía con mi suajili, comprensible pero malo: *¿Cuántos años tienes?*

Pareció confundido. ¿Tal vez no lo dije bien? Volví a intentarlo.

—*¿Una miaka ngapi?*

Me mostró una sonrisa. *"Unasema": Dime tú.*

Mi suajili era correcto. La que era tonta era mi pregunta.

Para un estadunidense típico, siempre saturado de actividades, uno de los choques culturales más notables con los hadza es su falta de interés en el tiempo. No es que no tengan la noción: viven con los ritmos diarios de la luz y la oscuridad, el calor y el frío, el ciclo lunar, los ciclos estacionales de lluvias y sequías. Son perfectamente conscientes del crecimiento y el envejecimiento, y de los hitos culturales y fisiológicos que delimitan nuestras vidas. Tras décadas de visitas de investigadores y otros fuereños, incluso tienen alguna noción sobre la medición occidental del tiempo en minutos y horas, semanas y años. Lo entienden, pero sencillamente no parece preocuparles. No les interesa llevar registro. No hay relojes en Hadzaland, ni calendarios o agendas, cumpleaños, días festivos o lunes. Para los hadza la pregunta de Satchel Paige —"¿Qué tan viejo serías si no supieras cuántos años tienes?"— no es motivo de ninguna profunda introspección. Es la vida diaria. Tener que descubrir cuántos años tienen todos los habitantes de un campamento hadza es para los investiga-

dores como una limpieza dental: una tarea anual necesaria, desagradable y un poco dolorosa.

La indiferencia de los hadza hacia el tiempo resultaría escandalosa en Estados Unidos, donde todos los padres conocen el desarrollo esperado de sus hijos con una precisión de días, y nuestros
derechos y responsabilidades están regidos ni más ni menos que por
nuestra edad. Caminamos al año, hablamos a los dos, vamos al kín-
der a los cinco, alcanzamos la pubertad a los 13, somos adultos lega-
les a los 18 y podemos celebrar los primeros hitos de nuestras vidas
con un trago legal a los 21.[7] Luego vienen el matrimonio, los hijos,
la menopausia, el retiro, la senilidad y la muerte, todo en los momentos previstos. Si no es así, resulta motivo de preocupación (y de
habladurías). Pero ya sea que nos obsesionemos por cada hito del
desarrollo como un millennial de Manhattan o dejemos que los años
pasen con la indiferencia zen de una abuela hadza, la velocidad de la
vida humana es universal, un ritmo que todos tenemos en común.

Sin embargo, el ritmo de la vida humana es *todo* menos común. En lo que respecta a la "historia de vida", el ritmo al que los humanos crecemos, nos reproducimos, envejecemos y morimos es
una rareza, una enorme anomalía en el reino animal. Nuestras vidas
transcurren en cámara lenta. Si los humanos viviéramos como el típico mamífero de nuestro tamaño alcanzaríamos la pubertad antes de
los dos años y estaríamos muertos a los 25.[8] Todos los años las mujeres darían a luz bebés de dos kilos y medio. A los seis años el individuo promedio ya sería abuelo. La vida diaria sería insólita.

Tenemos alguna noción cultural intuitiva sobre lo inusuales que
somos, pero con nuestro estilo típicamente antropocéntrico la po-
nemos de cabeza. Nuestras mascotas, que se apegan al calendario
mamífero normal, viven sus vidas con el que nos parece un ritmo
acelerado. Decimos que viven en "años de perro", y que cada uno de
ellos equivale a siete de los nuestros, como si los distintos fueran los
otros animales. Pero los raros somos nosotros. Trata de calcularlo al

revés: convierte tu edad a años de perro y comprobarás lo extraordinario que eres. Yo tengo casi 300 años (de perro) y me siento bastante bien para mi edad.

Los biólogos que estudian la historia de vida saben, desde hace mucho, que el ritmo de la vida no es un calendario fijo y arbitrario impuesto desde el más allá. Las tasas de crecimiento y de natalidad, y la velocidad a la que envejecen las especies pueden cambiar —y cambian— a lo largo de escalas de tiempo evolutivas. También sabemos desde hace décadas que los humanos y otros primates (nuestra familia evolutiva, que incluye lémures, monos y simios) tienen historias vitales excepcionalmente lentas en comparación con otros mamíferos.[9] Incluso sabemos bastante sobre *por qué* los primates han evolucionado para tener historias de vida tan lentas. Las condiciones en las que las especies son menos propensas a morir tempranamente a manos de un depredador favorecen un ritmo de vida más lento.[10]

Así que ya sabíamos que los primates, incluyéndonos, tienen historias de vida lentas, probablemente como resultado de menores tasas de mortalidad en algún momento de nuestro pasado evolutivo antiguo (tal vez mudarse a los árboles hizo a los primeros primates más difíciles de atrapar). Lo que nadie podía determinar era *cómo.* ¿Cómo conseguimos los humanos y otros primates ralentizar todo el proceso, desacelerar nuestras tasas de crecimiento y prolongar nuestras vidas? Tal vez tenga que ver con el metabolismo, puesto que el crecimiento y la reproducción requieren energía, como discutiremos en el capítulo 3. Pero ¿cuál es la respuesta? No resultaba claro. La búsqueda nos llevó a zoológicos y santuarios de primates de todo el mundo para descubrir los cambios evolutivos en el metabolismo que volvieron tan extraordinario lo que llamamos la vida "normal".

EL PLANETA DE LOS SIMIOS

Los monos y los simios son inteligentes, tiernos e increíblemente peligrosos. Los cálculos varían, pero podemos afirmar con certeza que los primates no humanos son, kilo por kilo, al menos dos veces más fuertes que los humanos.[11] La mayor parte de las especies tienen largos caninos afilados que usan para amenazarse y, de vez en cuando, herirse unos a otros. Cuando se les mantiene en cautiverio no tienen el menor inconveniente en emplear sus habilidades para destruir a los humanos, sobre todo cuando están de mal humor. ¿Y quién no estaría aburrido, molesto e incluso un poco resentido si pasa su vida en un laboratorio médico, un zoológico de tercera o el garaje de algún idiota? Cuando vemos simios actores en la televisión (cada vez menos, por suerte) nos parecen engañosamente adorables. Pero ésos son los jóvenes, pequeños e inocentes que permiten que los humanos los manipulen, a la fuerza si es necesario. Para cuando tienen 10 años de edad, los simios son impredeciblemente agresivos, sobre todo en cautiverio; un instante son perfectamente pacíficos y tranquilos, y al siguiente te destrozan la cara y los testículos. La tendencia de los niños actores a convertirse en delincuentes impulsivos y destructivos es otra cosa que los humanos y los simios tenemos en común.

Sabiendo todo esto, no podía creer lo que veían mis ojos. Era finales del verano de 2008 y me encontraba en el Gran Fondo para los Simios de Iowa, en su amplio y moderno centro para orangutanes, mirando por una ventanita en la puerta de acceso al área de simios. Allí, Rob Shumaker vertía tranquilamente un té helado isotónico —sin azúcar— en la boca de Azy, un orangután macho adulto de 115 kilos de peso, con un rostro como manopla de beisbol y la fuerza para arrancarte un brazo con facilidad. Rob no es un idiota; los separaba una reja de acero de alto calibre. Y sin embargo, Azy parecía estar disfrutando su golosina con lo que parecía una gran cordialidad. Muchos investigadores de simios me aseguraron una y otra vez

que lo que estaba viendo era imposible: ningún simio cautivo querría prestarse para una investigación, incluso una tan inocua como
ésta, y ningún director de un centro para simios sería tan arrogante
o tonto para molestarse en intentarlo. Sin embargo, allí estaba Rob,
administrándole una dosis de 1,000 dólares de agua doblemente
marcada,[12] tan fácilmente como si regara una planta doméstica.

Mi entusiasmo se veía multiplicado por la emoción de hacer algo
totalmente nuevo. Ésta sería la primera medición del gasto energético diario (la cantidad total de kilocalorías quemadas por día) en
un simio. En ciencia pocas veces llega la oportunidad de hacer algo
realmente nuevo, de ser el primero en medir algo importante. Era
un momento trascendental. Por primera vez tendríamos una imagen completa de la maquinaria metabólica de un simio. ¿Sería como
nosotros? ¿Como otros mamíferos? ¿O descubriríamos algo nuevo y
emocionante bajo esa superficie naranja y peluda?

Traté de controlar mis expectativas; sabía que podríamos no encontrar nada interesante. Durante más de un siglo diversos investigadores han estudiado las tasas metabólicas basales o TMB, es decir,
la cantidad de calorías quemadas por minuto cuando el sujeto se
encuentra totalmente en reposo (véase el capítulo 3). En las décadas
de 1980 y 1990 diversos estudios pusieron a prueba la idea de que la
lenta historia de vida de los primates estaba relacionada con una baja
tasa metabólica y, por lo tanto, con una baja TMB. Hubo acérrimos
defensores de esta hipótesis, como Brian McNab,[13] que sostenía que
casi todos los aspectos de la historia de vida y la variación alimentaria de los mamíferos estaba interrelacionada y directamente vinculada con la TMB. Era una idea atractiva: puesto que el crecimiento
y la reproducción requieren energía, un ritmo de vida más rápido
presumiblemente precisa de una maquinaria metabólica más acelerada.[14] Pero luego vinieron análisis estadísticos más rigurosos que
sepultaron la idea de McNab y demostraron que los primates tenían
TMB perfectamente normales para un mamífero. No había nada allí

que pudiera explicar nuestra extraña historia de vida. Otros estudios confirmaron estos resultados, y surgió el consenso[15] de que los humanos, los simios, otros primates e incluso otros mamíferos somos básicamente lo mismo por dentro, al menos en lo que se refiere al metabolismo. Sólo tenemos formas distintas (distintas carrocerías sobre los mismos motores).

Yo aprendí sobre este consenso en Penn State en la década de 1990 y en el posgrado en Harvard en la década de 2000, y lo apliqué diligentemente en mi tesis. Pero, como la mayor parte de los científicos, soy escéptico por naturaleza y comencé a tener pensamientos controvertidos. El consenso —que el gasto de energía era básicamente el mismo en todos los mamíferos— se fundamentaba en mediciones de la TMB que me parecían problemáticas. La TMB se mide cuando el sujeto está en reposo (casi dormido), de modo que no representa *todas* las calorías que el organismo quema cada día, sino apenas una fracción. Además no es fácil medir la TMB; si el sujeto está agitado, frío, enfermo, es joven y está en crecimiento las mediciones pueden salir elevadas; como era de esperarse, buena parte de nuestros datos sobre primates provenía de monos y simios muy jóvenes y manejables.

Pero existía un puñado de investigadores ocupados en el emocionante trabajo de medir el gasto energético diario *total* (la cantidad total de calorías quemadas por día, no sólo la TMB) en una variedad de especies mediante una sofisticada técnica que emplea isótopos, llamada método de agua doblemente marcada (véase el capítulo 3). Sus investigaciones sugerían que el gasto energético variaba ampliamente entre mamíferos y parecía reflejar su evolución y ecología. Comencé a preguntarme qué pasaría si los humanos y otros simios *no tuviéramos* la misma maquinaria metabólica. ¿Qué pasaría si nuestros gastos energéticos fueran distintos? ¿Qué nos diría sobre las historias evolutivas de los humanos, los simios y todos los demás primates? Desafortunadamente es tan desafiante trabajar con simios y otros primates que parecía improbable que alguna vez consiguiéramos obtener las mediciones necesarias para explorar estas preguntas fundamentales.

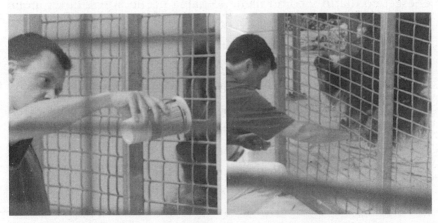

Figura 1.3. Primera medición de gasto energético diario en un simio. A través de la gruesa reja Rob Shumaker vierte el agua doblemente marcada, mezclada con té helado sin azúcar, en la boca de Azy (el perfil peludo de Azy puede entreverse en la imagen de la derecha). Más tarde recolecta una muestra de orina, mientras el orangután se sostiene de la reja con sus patas prensiles.

Mi primer viaje al Gran Fondo para los Simios fue una revelación. Tenía dos enormes instalaciones de vanguardia, una para los orangutanes de Rob y otra para bonobos, ambas con amplias áreas exteriores; y bajo techo, contaba con personal de tiempo completo y un centro de investigaciones integrado. El bienestar y la calidad de vida de los simios era la prioridad. Los proyectos de investigación se diseñaban de modo que resultaran divertidos e interesantes para los simios, o al menos parte de su rutina diaria y no una imposición. Los proyectos invasivos, dolorosos o de cualquier modo dañinos resultaban impensables.

En algún momento durante mi visita balbuceé algo sobre el método de agua doblemente marcada, el metabolismo y la evolución en humanos y primates, sobre lo *genial* que sería medir su gasto energético diario y cómo nadie lo había hecho antes. Le expliqué a Rob que estos métodos eran totalmente seguros y se usaban todo el tiempo para los estudios de nutrición humana. *¡Hasta podríamos obtener información práctica para llevar el control de las dietas y la ingesta calórica de los simios en cautiverio!* Los simios sólo tendrían que beber un poco de agua y luego habría que reunir muestras de orina cada dos días durante una semana, más o menos. *¿Habrá manera de hacer algo así aquí con los orangutanes?*

—Claro —contestó Rob—, con frecuencia recolectamos muestras de orina de la mayor parte de los orangutanes para sus revisiones médicas.

—Guau. ¿De verdad? ¿Cómo? —pregunté. Sonaba demasiado bueno para ser verdad.

—Sólo se las pedimos —respondió. Conversábamos junto a la reja de las áreas exteriores. Rob le dirigió una mirada a Rocky, un orangután macho de cuatro años de edad que medio jugaba, medio descansaba, medio nos observaba. "Rocky, ven aquí", dijo Rob, como si hablara con un niño. Rocky se acercó a la reja, a nuestro lado. "Déjame verte la boca", dijo Rob, y Rocky la abrió grande. "¿Y tu oreja?", y Rocky puso la oreja contra la reja. "La otra", y Rocky giró la cabeza y puso la otra oreja en nuestra dirección. "¡Gracias!", dijo Rob, y Rocky se alejó correteando para jugar.

—También podemos pedirles que hagan pipí en una taza —dijo Rob. Yo no salía de mi asombro por la conversación simio-humano que acababa de presenciar.

—Sólo una cosa...

—¿Sí?

Ay, no, aquí viene, pensé. *Aquí es cuando todo se va al demonio...*

—¿Hay algún problema si se derrama un poco de orina?

—Ningún problema —respondí—, siempre y cuando nos queden unos mililitros para analizar.

—Ah, muy bien —repuso Rob—. Porque Knobi, una de nuestras hembras adultas, siempre insiste en sostener la taza ella sola con las patas.

Me sentí como Dorothy despertando en Oz. Ya no estaba en Kansas. De algún modo me encontraba en Iowa, hablando con el Mago, y los munchkins eran anaranjados, peludos y cuadrumanos.

UN PEREZOSO EN EL ÁRBOL GENEALÓGICO

Más tarde ese otoño, una vez que se administraron las dosis y se recolectaron todas las muestras, le envié una caja llena de orina de orangután en hielo seco a Bill Wong, profesor del Centro de Investigación en Nutrición Infantil del Colegio Baylor de Medicina. Bill es experto en energética y métodos de agua doblemente marcada, y para el proyecto con orangutanes me ayudó generosamente a determinar la dosis necesaria y el cronograma de recuperación de muestras de orina. Tras décadas de interesante y fructífero trabajo en nutrición y metabolismo humano, Bill disfrutó la posibilidad de cambiar un poco de carril para analizar muestras de simio.

Su correo con el primer grupo de resultados fue mi pista inicial de que habíamos encontrado algo interesante. Los datos se veían estupendamente, dijo Bill, pero los análisis indicaban que los orangutanes tenían gastos energéticos diarios *muy* bajos. Me pidió que le mandara todas las muestras que tenía (habíamos reunido más de las que necesitábamos para los análisis) para que pudiera volver a analizarlas todas, sin costo. Quería estar seguro de que sus cifras fueran correctas.

Otra ronda de análisis, mismo resultado: los orangutanes quemaban menos calorías diarias que los humanos.[16] La diferencia era inmensa. Azy, el macho de 115 kilos, quemaba 2,050 kilocalorías al día, lo mismo que un niño humano de 9 años y 30 kilos de peso. Las hembras adultas, de 53 kilos de peso, quemaban aún menos: 1,600 kilocalorías al día, cerca de 30 por ciento menos que una humana de ese tamaño. Como era de esperarse, sus TMB también eran demasiado reducidas, muy por debajo de los valores humanos. Durante la medición con agua doblemente marcada monitoreamos cuidadosamente la actividad diaria de los orangutanes y pudimos comprobar que caminaron y treparon tanto como sus congéneres salvajes. (Es decir, *no mucho. Los orangutanes son increíblemente letárgicos.*) Los bajos gastos energéticos diarios no eran un artefacto de la vida en cautiverio; nos decían algo fundamental sobre la fisiología de los orangutanes.

Los científicos vivimos para estos momentos: probamos cosas desconocidas y encontramos algo inesperado. Lo que sabíamos sobre la energética de los primates era incorrecto, al menos parcialmente; existían diferencias considerables y significativas entre los humanos y nuestros primos simios. Los humanos y los orangutanes descendemos de una misma especie simiesca ancestral que vivió hace unos 18 millones de años. En los milenios que han transcurrido desde entonces, la evolución separó las tasas metabólicas de nuestros dos linajes. Los humanos y los simios no sólo éramos diferentes en forma y proporción, también éramos distintos por dentro.

Pero la verdadera sorpresa llegó cuando comparé el gasto energético de los orangutanes con los de una gama de especies: roedores, carnívoros, ungulados... cualquier mamífero placentario del que encontré publicada una medición de su gasto energético diario (ignorando a los marsupiales, como koalas y canguros, que tienen fisiologías extrañas). Increíblemente, los orangutanes sólo quemaban una tercera parte de la energía que era de esperarse para un mamífero placentario de su tamaño. Sus gastos energéticos caían en el 1 por ciento inferior de los mamíferos placentarios. La única especie con un gasto menor en relación con su tamaño corporal eran los perezosos de tres dedos y los pandas.[17]

Todo lo que sabíamos sobre la ecología y la biología de los orangutanes cobró sentido.[18] Los orangutanes tienen historias de vida extraordinariamente lentas, incluso para estándares primates. En libertad, los adultos no alcanzan la madurez y las hembras no tienen su primer bebé sino hasta alrededor de los 15 años de edad. Las hembras se reproducen increíblemente lento, con periodos entre embarazos de entre siete y nueve años, el espaciamiento entre nacimientos más largo de todos los mamíferos. También enfrentan carencias alimenticias graves e impredecibles en los bosques tropicales de su nativa Indonesia. Los orangutanes dependen de la fruta, pero puede haber meses en los que hay tan poca que se ven obligados a arrancar la corteza de los árboles y roer la suave capa interior como única fuente de alimento. Estas crisis afectan su conducta social, pues son el único simio que vive solo; no siempre hay suficiente alimento para mantener a un grupo.

El lento metabolismo de los orangutanes y lo que sabemos sobre su fisiología también tienen implicaciones importantes para la supervivencia de la especie. La vida en un bosque tropical impredecible, donde la inanición es una amenaza permanente, ha conducido a adaptaciones que minimizan las necesidades diarias de energía. Sus maquinarias metabólicas han evolucionado para correr despacio y conservar combustible, y así mantener a raya el agotamiento y la muerte. Pero las consecuencias fueron severas: el crecimiento y la reproducción requieren energía, y una tasa metabólica más baja inevitablemente implica una historia de vida más lenta. Esto significa que las poblaciones de orangutanes tardan mucho en recuperarse de los desastres naturales o provocados por el hombre. Su baja tasa metabólica, una solución evolutiva elegante en un medio ambiente cambiante, los hizo más vulnerables a la extinción provocada por la destrucción de hábitats y otros tipos de interferencia humana.

Las primeras mediciones del gasto energético diario de un simio habían revelado un nuevo mundo de la evolución metabólica, con importantes implicaciones para la ecología, la salud y la supervivencia. ¿Qué más había esperando ser descubierto? ¿Y cómo entramos los humanos en este panorama? No teníamos idea; sólo se habían medido los gastos energéticos diarios de un puñado de especies de primates. Necesitábamos más datos de más especies en todo el espectro del árbol genealógico primate.

PODER PRIMATE

El proyecto de energética primate se extendió a lo largo de varios años, involucró a más de una decena de colaboradores y fue tomando forma poco a poco. Brian Hare, experto en cognición de simios y viejo amigo mío del posgrado, trabajaba en dos santuarios para simios en África, el Centro de Rehabilitación para Chimpancés Tchimpounga, en la República del Congo, y Lola Ya Bonobo en la República Democrática del Congo. (Nota para los viajeros: no confundas los Congos: uno es bastante peligroso; el otro es extremadamente peligroso.) Como el Gran Fondo para los Simios, eran centros que privilegiaban su bienestar y que sólo realizaban investigación si era segura y útil para los chimpancés y los bonobos. Por entonces Mitch Irwin, primatólogo y conservacionista que trabajaba en Madagascar, accedió a incorporar mediciones energéticas en la evaluación médica anual de los sifacas de diadema.

Pero lo que de verdad cambió la historia fue cuando conocí a Steve Ross, el director del Centro Fisher para el Estudio y la Conservación de Simios del Zoológico de Lincoln Park, en Chicago. Steve es un tipo increíblemente amigable, optimista y servicial, y es canadiense. Además de su trabajo de conservación y su investigación con gorilas y chimpancés en el Zoológico de Lincoln Park, Steve se ha dedicado a trasladar chimpancés que viven infelices en laboratorios, zoológicos ambulantes, garajes y otros lugares miserables a buenos zoológicos y santuarios. Ha trabajado, incansable y exitosamente, para lograr que en Estados Unidos se les otorgara a los chimpancés la misma protección federal de la que gozan gorilas, bonobos y orangutanes. Steve es un héroe.

Con su ayuda pudimos incluir en el proyecto gorilas, monos de Allen, gibones y chimpancés del Zoológico de Lincoln Park. Las dosis de agua doblemente marcada viajaron por todo el planeta, hacia Chicago, el Congo, el otro Congo y Madagascar, y poco a poco fueron regresando las muestras de orina para su análisis. Con ayuda de las mediciones publicadas por otros laboratorios pudimos determinar la diversidad de gastos energéticos de toda la familia primate, desde diminutos lémures ratón hasta gigantescos gorilas lomo plateado de 200 kilogramos de peso. Incluso tuvimos una muestra representativa de entornos que incluían laboratorios, zoológicos, santuarios y estado salvaje. En 2014 ya habíamos reunido todos nuestros datos. ¿Las maquinarias metabólicas de los primates serían distintas de las de otros mamíferos?

Los resultados fueron sorprendentes. Los primates sólo queman *la mitad* de las calorías que otros mamíferos placentarios.[19] Para ponerlo en términos humanos, pensemos que el gasto energético promedio para los adultos es de entre 2,500 y 3,000 kilocalorías diarias, como discutiremos en el capítulo 3. Nuestros análisis mostraron que un mamífero placentario *típico* de nuestro tamaño quema bastante más de *5,000* kilocalorías al día. ¡Ése es el gasto energético diario de los atletas olímpicos en los momentos más intensos de su entrenamiento! Pero no es que esos otros mamíferos sean increíblemente activos; caminan tres kilómetros al día a lo más y pasan buena parte de su tiempo comiendo y descansando. Sus cuerpos sencillamente queman energía *mucho* más rápido de lo que puede tolerar nuestro menguado metabolismo primate.

Al fin sabíamos *cómo* fue que los humanos y otros primates terminamos teniendo historias de vida tan lentas. Hace unos sesenta millones de años, muy tempranamente en la evolución de los primates, ocurrió una colosal reducción en el gasto energético. Las maquinarias metabólicas de los primates se ralentizaron dramáticamente, a la mitad de la velocidad de otros mamíferos placentarios. No queda claro si este cambio metabólico ocurrió a causa de la presión evolutiva para tener una historia de vida más lenta o si algún cambio en la dieta o el entorno condujo a un metabolismo más lento que repercutió en el crecimiento, la reproducción y el envejecimiento. Lo que *sí* sabemos es que la magnitud del cambio evolutivo en el metabolismo de los primates corresponde precisamente al cambio en sus historias de vida. Las lentas tasas de crecimiento, reproducción y envejecimiento son exactamente lo que se espera dado su bajo gasto energético diario. Hoy los humanos y otros primates, herederos de este legado metabólico, disfrutamos vidas más largas y lentas que otros mamíferos.

Curiosamente, igual que otros investigadores anteriores a nosotros, hallamos que las TMB de los primates eran parecidas a las de otros mamíferos, aunque su gasto energético diario fuera drásticamente distinto. Creemos que la discrepancia entre la TMB y el gasto diario total refleja el considerable tamaño de los cerebros primates (los cerebros consumen mucha energía). Y hay que subrayar que la relación entre la energética y la historia de vida sigue siendo un área de investigación activa y controvertida. Nos ocuparemos de estos temas en el capítulo 3 y otras secciones del libro; por ahora, dirijamos nuestra atención a un último enigma en la evolución de la energética de los primates, que resonará a lo largo de estas páginas: cómo evolucionó la estrategia metabólica de nuestra propia especie.

ÉSTOS SOMOS NOSOTROS

Incluso mientras analizábamos los resultados del proyecto de energética primate ya tramábamos la búsqueda de un premio más grande y esquivo. Los datos sobre orangutanes y otros primates nos habían mostrado lo maleables que son las tasas metabólicas a lo largo del tiempo evolutivo, y lo íntimamente vinculadas que están a la ecología y la historia de vida. La pregunta obvia, entonces, era qué podía revelarnos el gasto energético sobre nuestra propia evolución. El consenso, como mencioné antes, era que el gasto diario de energía era similar en simios y humanos y no había cambiado demasiado en la historia de nuestro linaje.

El referente para esta idea es un artículo publicado en 1995 por Leslie Aiello y Peter Wheeler.[20] Para este estudio, Aiello y Wheeler recabaron mediciones del tamaño de los órganos de humanos y otros simios obtenidos en estudios previos y notaron que los humanos tienen cerebros más grandes, pero hígados, estómagos e intestinos más pequeños que otros simios. No todos los órganos gastan energía del mismo modo. Los cerebros y los sistemas digestivos son energéticamente más costosos; cada gramo de tejido quema una tonelada de calorías, porque las células de estos órganos son increíblemente activas, como discutiremos a profundidad en el capítulo 3. Aiello y Wheeler hicieron los cálculos y encontraron que en los humanos la energía que ahorramos al tener sistemas digestivos más pequeños compensa el costo energético de nuestro enorme cerebro. Con base en esta importante observación, y la de que las TMB de humanos y simios son parecidas a las de otros mamíferos, Aiello y Wheeler sostuvieron que los cambios metabólicos críticos en la evolución humana fueron cambios de distribución, que aumentaron las calorías destinadas al cerebro y redujeron las que corresponden al aparato digestivo. En este supuesto, el gasto diario permanece sin cambio: los humanos no gastan más energía que los simios, sólo la usan de forma distinta.

Los equilibrios evolutivos, como el trueque entre sistema digestivo y cerebro que descubrieron Aiello y Wheeler, son una de las piedras angulares de la biología moderna. Como observó el mismo Charles Darwin, con base en los escritos de Thomas Malthus, entre los habitantes del mundo natural se libra una batalla permanente por los recursos. Nunca hay suficientes para todos. Así, todas las especies evolucionan en condiciones de escasez. No puedes ganar todo: si la evolución favorece la expansión de ciertos rasgos —digamos patas traseras potentes y una gran cabeza llena de dientes feroces— deberás ceder, por ejemplo en las patas anteriores... y *voilà*, tienes un *Tyrannosaurus rex*. O, como lo expresó Darwin en *El origen de las especies* (citando a Goethe), "la naturaleza, para gastar en un lado, está obligada a economizar en otro".[21]

La idea de que los cerebros y las vísceras compiten entre sí ya había sido sugerida en la década de 1890 por Arthur Keith, en un estudio sobre primates del sureste de Asia.[22] Keith trató de demostrar que esta lógica podía explicar la diferencia en el tamaño de los cerebros de humanos y orangutanes, pero estaba adelantado a su tiempo y rebasado por las matemáticas; sólo entendía en forma rudimentaria cómo cambia el tamaño de los órganos en relación con el tamaño corporal general de los mamíferos, y no pudo demostrar los esperados trueques entre cerebros y vísceras. La idea vuelve a aparecer una y otra vez durante el siglo XX. Pensemos en Katharine Milton, por ejemplo, una antropóloga con una extensa experiencia en nutrición que ha trabajado durante décadas con personas y otros primates en América Central y América del Sur (y que hizo el primer estudio de agua doblemente marcada en un primate salvaje[23] —los monos aulladores— en 1978). Milton demostró que los primates folívoros, con grandes intestinos para digerir su dieta fibrosa, tenían cerebros más pequeños que las especies frugívoras[24] de los mismos bosques. Carel van Schaik y Karen Isler, de la Universidad de Zúrich, publicaron en las décadas de 2000 y 2010 extensos estudios en los que sostenían que el costo de los cerebros más grandes[25] podía explicar la evolución de las distintas historias de vida entre los primates.

Pero, por más importantes que sean estos trueques, había razones para pensar que no eran suficientes para explicar todo el conjunto de rasgos energéticamente caros que hacen únicos a los humanos. Como discutiremos en el capítulo 4, los humanos crecemos más lentamente y vivimos más que cualquier otro simio y, sin embargo, de algún modo obtenemos suficiente energía para reproducirnos más rápido que cualquiera de ellos. También tenemos cerebros enormes y hambrientos, y estilos de vida físicamente activos (al menos en las poblaciones que no están malcriadas por la tecnología moderna). Los humanos también invierten más en el mantenimiento corporal y tienen vidas más largas que otros simios. De algún modo, en franca violación del orden natural que insiste en hacer intercambios, los humanos evolucionamos para tenerlo todo.

Pensábamos que el conjunto de adaptaciones energéticamente caras de los humanos podría ser producto de una maquinaria metabólica acelerada que evolucionó para quemar más calorías al día. Teníamos muchos datos humanos a nuestra disposición, pero necesitábamos mediciones de una gran cantidad de simios para comparar adecuadamente. Steve Ross y yo diseñamos un plan para involucrar a zoológicos de todo Estados Unidos. A unos meses de empezar ya estábamos trabajando con zoológicos de todo el país y haciendo citas para reunir datos. Contratamos a Mary Brown, becaria del Zoológico de Lincoln Park, una colaboradora alegre e imparable, tanto como el mismo Steve, para que fuera de zoológico en zoológico, catorce en total, a coordinar y recolectar datos conductuales sobre los simios con los que trabajamos. Muy pronto comenzó a fluir la orina... oro líquido.

Los resultados fueron aún más emocionantes de lo que esperábamos. Descubrimos que los cuatro géneros de grandes simios (chimpancés y bonobos, gorilas, orangutanes y humanos) hemos evolucionado con gastos energéticos diarios característicos.[26] El de los humanos es el mayor; quemamos cerca de 20 por ciento más que los chimpancés y los bonobos, aproximadamente 40 por ciento más que los gorilas y cerca de 60 por ciento más que los orangutanes, una vez que se toman en cuenta las diferencias en el tamaño corporal. La TMB también es distinta, en las mismas proporciones. Igual de sorprendentes son las diferencias en grasa corporal. Los humanos de nuestra muestra tenían el doble de grasa (entre 23 y 41 por ciento, aproximadamente) que los otros simios (entre 9 y 23 por ciento). Los orangutanes se encontraban del lado de la obesidad, mientras que los chimpancés y los bonobos eran particularmente magros. Como discutiremos en el capítulo 4, es probable que nuestro alto índice de grasa corporal haya evolucionado de la mano de nuestra elevada tasa metabólica para proporcionarnos una mayor reserva de combustibles que nos proteja de la inanición.

Estas diferencias en metabolismo y grasa corporal, por cierto, no respondían al estilo de vida humano: habíamos tenido el cuidado de seleccionar humanos sedentarios para compararlos con los simios de zoológico de nuestro estudio. Las diferencias eran más profundas; se encontraban en el núcleo mismo de cada especie. A lo largo de la historia evolutiva de cada género, la tasa metabólica se ha intensificado o atenuado, como el quemador de una estufa, respondiendo a cambios en la disponibilidad de comida o la depredación o... ¿qué? En el caso de los orangutanes, estamos razonablemente seguros de que sus bajas tasas metabólicas y su capacidad para almacenar grasa evolucionaron como respuesta a la escasez de comida, al mantener bajas sus demandas energéticas diarias y una importante reserva de combustible en forma de grasa. La variación metabólica entre los simios africanos —chimpancés, bonobos y gorilas— es una historia que aún trabajamos para dilucidar.

En el caso del linaje humano, nuestras células evolucionaron para trabajar más, hacer más y quemar más energía. Estas adaptaciones metabólicas produjeron otros cambios importantes en la forma en la que funcionan nuestros cuerpos y en nuestra conducta, temas a los que volveremos más adelante. El gasto de energía evolucionó junto con enormes cambios alimenticios y en cómo obtenemos, preparamos y compartimos nuestra comida. Un metabolismo más rápido favoreció una mayor capacidad de almacenar grasa. Hoy, nuestro metabolismo establece los límites de todo lo que hacemos, desde el deporte y la exploración hasta el embarazo y el crecimiento. Por supuesto, estos cambios fundamentales en el modo en el que nuestros cuerpos queman energía fueron cruciales en la evolución de nuestro enorme cerebro y nuestra historia de vida única. Sí, los trueques fueron importantes, pero es nuestro metabolismo lo que nos hace humanos.

DARWIN Y EL DIETISTA

La emoción de estos descubrimientos y los prospectos de nuevas aventuras científicas fueron lo que me condujo al campamento hazda, escondido en las lejanas montañas Tli'ika del norte de Tanzania, a escuchar coros de leones y medir gastos energéticos. Nuestro trabajo con simios y otros primates trastocó décadas de consenso científico y reveló dramáticamente que la evolución ha transformado las estrategias metabólicas de los humanos y otros simios. ¿Qué descubriríamos si nos concentrábamos en nuestra propia especie e investigábamos cómo queman energía personas de diversas culturas, con estilos de vida enormemente distintos? ¿Qué aprenderíamos al trabajar con poblaciones como los hadza, que conservan un estilo de vida parecido, en muchos sentidos, al de nuestros ancestros cazadores-recolectores? Por entonces no lo sabíamos, viviendo allí en nuestras tiendas y haciendo ciencia en medio de la sabana, pero nuestro trabajo con los hadza nos daría la mayor sorpresa de todas y cambiaría cómo concebimos las relaciones entre gasto energético y estilo de vida.

En los capítulos que siguen analizaré el gasto energético, el ejercicio y la dieta desde un punto de vista evolutivo para arrojar sobre, nuestras preocupaciones relativas a la salud y la enfermedad metabólica, una luz distinta a la que suele encontrarse en las portadas de las revistas de belleza o los libros de autoayuda. Nuestras maquinarias metabólicas no se perfeccionaron a lo largo de millones de años de evolución para garantizarnos un cuerpo de bikini, para mantenernos con buena condición o incluso para conservarnos sanos. Por el contrario, nuestro metabolismo responde a la directiva darwiniana de sobrevivir y reproducirnos. Más que a mantenernos delgados, nuestro veloz metabolismo nos lleva a almacenar más grasa que cualquier otro simio. Pero ésta no es la única herencia evolutiva contraintuitiva y contraproducente que opera en lo profundo de nuestros cuerpos. Como discutiremos más adelante, nuestro metabolismo también responde a los cambios en ejercicio y dieta de maneras que frustran nuestros esfuerzos por perder peso. Y nuestro impulso por comer es feroz, como pudimos ver con los hadza. Si el apetito con el que nos dotó la evolución puede llevarnos a robarle el desayuno a una manada de leones hambrientos, ¿cómo mantenernos lejos del refrigerador?

Si queremos evitar la epidemia de obesidad y enfermedades metabólicas es absolutamente imprescindible que tengamos una perspectiva evolutiva. Los que vivimos en los países desarrollados hemos construido fastuosas utopías alimentarias, Jardines del Edén donde los alimentos irresistibles son hiperabundantes y no necesitamos mover un dedo para obtenerlos. Los cuerpos que evolucionaron para moverse todo el día se la pasan sentados e inmóviles en cómodas sillas y sillones, absorbiendo el mundo a través de una pantalla brillante como papas fritas bajo una lámpara de calor. Y mientras tanto los daños se acumulan: obesidad, diabetes, enfermedades cardiacas, cáncer, deterioro cognitivo, todas estas enfermedades van al alza, y están íntimamente vinculadas con las formas en las que consumimos y quemamos energía. Para hacer un cambio de ruta y salvarnos de estas enfermedades tenemos que conocer mejor cómo funciona nuestro cuerpo y cómo están vinculados el gasto energético, el ejercicio y la dieta. Cuanto más pronto nos alejemos de las ideas simplistas sobre el metabolismo y más pronto adoptemos una perspectiva darwinista, mejores serán nuestras probabilidades.

Así pues, sumerjámonos en los engranajes de nuestras maquinarias metabólicas para entender cómo se relacionan. Si queremos administrar en forma efectiva el metabolismo que nos dio la evolución tenemos que entender cómo funciona.

Capítulo 2

Bueno, pero ¿qué es el metabolismo?

—¿Cómo se mete la música al radio?

No me esperaba para nada esa pregunta. Brian Wood y su esposa Carla, nuestro asistente de campo Herieth y yo acabábamos de instalar nuestras tiendas bajo unos árboles de acacia cerca del campamento hadza en la laberíntica y árida meseta que separa el lago Eyasi de las rocosas montañas Tli'ika. Brian y yo descansábamos en el terreno polvoso, sentados en sillas de acampar y conversando sobre asuntos de trabajo a la luz grisácea de la tarde. Dos hombres hadza, Bagayo y Giga, estaban sentados en el suelo cerca de nosotros, manteniendo una acalorada discusión en hadza. Tenían un pequeño radio de pilas, una posesión muy preciada en Hadzaland, donde las opciones de entretenimiento son limitadas. En algún punto decidieron incluirnos en la conversación, pasando al suajili para formular su pregunta. Pero Brian y yo debimos poner cara de desconcierto, porque Bagayo volvió a preguntar.

—¿Cómo se mete la música al radio?

Mierda, ésa tendríamos que saberla...

Una de las mejores cosas de viajar es exponerse a nuevas ideas y conocimientos, y con los hadza siempre es un viaje de dos sentidos. Es alucinante lo mucho que ellos saben sobre el mundo natural. Cualquier niño hadza puede enumerar las características físicas y tendencias conductuales de decenas de especies animales y explicarte los usos —como alimento, fuego, refugio o herramienta— de cada arbusto, hierba y árbol en el paisaje. Observar cómo un hombre hadza rastrea un impala herido durante kilómetros, sin ninguna huella evidente; o cómo una mujer hadza determina el tamaño y el grado de madurez de un tubérculo silvestre, a un metro bajo la superficie golpeando el suelo con una roca, parece magia pura.

Nosotros también comunicamos lo que sabemos sobre el mundo exterior. Compartimos nuestros libros y artefactos; y, de vez en cuando, hacemos noches de cine en las que proyectamos en la computadora portátil documentales sobre la naturaleza o películas de acción (la serie de *Jurassic Park* es una de las favoritas). La curiosidad natural con la que todos nacemos, la esencia de cualquier científico, parece estar muy cultivada en la cultura hadza. Quieren *saber*.

Las conversaciones suelen empezar de forma inocente, pero pronto se transforman en trascendentales discusiones sobre geografía, cosmología o biología. "¿Cuánto tiempo te llevaría caminar hasta tu casa?", es una pregunta bastante sencilla, pero una respuesta precisa requiere explicar que la Tierra es redonda e inimaginablemente grande, con enormes continentes separados por gigantescos océanos (ellos estaban familiarizados con esos conceptos, pero parecían serles indiferentes). "¿De verdad existen las morsas [y si es así, ¿qué demonios son?]?" Es otra buena pregunta, sobre todo si acabas de ver un documental sobre la vida salvaje del Ártico y no conoces el hielo, los océanos o los mamíferos marinos. Traté de explicar que las morsas son criaturas reales (aunque ciertamente absurdas), como hipopótamos con los colmillos de un elefante y patas de pez. No sé si alguien me creyó.

Hay una frase genial, de origen incierto pero atribuida a Einstein, que dice: "Si no puedes explicar algo en forma sencilla es que en realidad no lo entiendes". Las discusiones con los hadza materializaban esa sentencia. Entre los límites de mi suajili y su falta de escolaridad formal, explicar cómo funcionan nuestros equipos de investigación, cómo los dinosaurios de *Jurassic Park* fueron creados por computadora o qué significaba un monitor de presión sanguínea siempre representaba un divertido desafío. Esto con frecuencia exponía lagunas en mi propio conocimiento de las que no era consciente y que estaban ocultas en mi mente con una ridiculez que sonaba muy inteligente, pero en realidad no tenían ningún sentido.

Ahora que lo pienso, ¿*cómo* se mete la música en la radio?

Hice un primer tímido intento. En Arusha, la ciudad grande más próxima (de la que todos los hadza habían oído hablar, aunque pocos se habían aventurado hasta allá), había un edificio. Adentro, una persona reproducía la música de una cinta en una grabadora (hasta allí íbamos bien; ya habían visto grabadoras). Entonces, el edificio tenía una máquina que escuchaba la música y la enviaba por el aire mediante una antena, un gran poste metálico. La radio, con su propia antena, capturaba la música del aire y la reproducía a través de la bocina.

—Pero ¿qué mandan por el aire desde el edificio en Arusha hasta aquí?

—Ondas de radio —respondí, y supe de inmediato que estaba en problemas.

—¿Qué son las ondas de radio?

Buena pregunta.

—Bueno, son invisibles y viajan por el aire, y no puedes escucharlas pero transportan la música... —me quedé mudo. No tenía idea de cómo describir las ondas de radio, porque yo mismo no las entendía. En mi mente no eran mucho más que los arcos que emanaban de una antena en las caricaturas. Sabía que eran algún tipo de "energía electromagnética", pero sólo era más discurso. Eran como la luz, ¿no? Pero ¿cómo iba a explicarles que era una luz invisible que emanaba de un poste de metal y llevaba música con ella? ¿Al menos era una forma precisa de describirlas?

—¡Ah! —exclamó Bagayo, alzando su arco de caza—. Es como *esto* —y pulsó la cuerda de su arco. El sonido viaja en forma invisible por el aire, desde la cuerda del arco hasta nuestros oídos. ¡Gran analogía! ¡*Sí*, hablamos de algo exactamente como eso! Sabía que las ondas de sonido y las ondas de radio eran cosas diferentes, pero no podría explicarlo mejor que Bagayo.

Giga y Bagayo se quedaron satisfechos. Brian y yo la habíamos librado por el momento.

Cuando volví a la ciudad para reaprovisionarnos busqué "ondas de radio" en internet.

DESMITIFICAR EL METABOLISMO

Si vamos a discutir las fronteras de la ciencia del metabolismo humano necesitamos entender —mejor de lo que el biólogo típico entiende las ondas de radio— qué es exactamente el metabolismo y cómo funciona. Sin sustitutos, sin tecnicismos y sin tonterías. Comencemos por el principio.

Metabolismo es un término amplio que designa todo el trabajo que hacen tus células. La mayor parte de este trabajo implica bombear moléculas hacia dentro y hacia fuera de las membranas (o paredes) celulares y convertir un tipo de molécula en otra. Tu cuerpo está formado por miles de moléculas que interactúan —enzimas, hormonas, neurotransmisores, ADN y más—, pero las que obtienes de tu dieta casi nunca se encuentran en una forma que se pueda utilizar directamente. Por el contrario, las células absorben continuamente, a través de sus membranas, nutrientes y otras moléculas que circulan en el torrente sanguíneo para usarlas como combustible o bloques, las convierten en algo distinto y luego expulsan lo que construyeron fuera de sus paredes para que se use en algún otro lugar del cuerpo. Las células de los ovarios absorben moléculas de colesterol, construyen estrógeno con ellas y luego expulsan este estrógeno (una hormona que tiene efectos por todo el cuerpo) hacia el torrente sanguíneo. Los nervios y las neuronas absorben y expulsan continuamente iones (moléculas con carga negativa o positiva) para mantener una carga negativa interna. Las células del páncreas, guiadas por su ADN, ensamblan insulina y una larga lista de enzimas digestivas a partir de aminoácidos. La lista sigue y sigue. No darías crédito de la cantidad de trabajo metabólico que está ocurriendo *ahora mismo* dentro de tu cuerpo.

Todo este trabajo requiere energía. De hecho, el trabajo *es* energía. Medimos el trabajo y la energía con las mismas unidades y podemos hablar de ellos indistintamente. Cuando lanzas una pelota de beisbol, su energía cinética al dejar tu mano es exactamente igual al trabajo que realizaste para acelerarla. El calor es otra forma común de energía. Cuando metes una taza de leche al microondas para entibiarla, el aumento en la temperatura te indica cuánta energía electromagnética capturó el líquido. La energía que libera la combustión de la gasolina es igual al trabajo que se realiza para mover el automóvil por la calle más el calor generado por el motor. La energía consumida siempre es igual a la combinación del trabajo realizado y el calor acumulado,[1] ya sea que hablemos de tu cuerpo, tu automóvil o tu teléfono inteligente. Todos jugamos con las mismas reglas de la física.

La energía también puede ser almacenada en cosas que tienen el *potencial* de realizar trabajo o producir calor, como la gasolina en el tanque. Una liga estirada o el resorte de una ratonera lista para activarse tienen energía de deformación. Una bola de boliche colocada precariamente en un estante alto, que podría estrellarse en el suelo en cualquier momento, tiene energía potencial. Los enlaces que mantienen juntas las moléculas pueden almacenar energía química que se libera cuando las moléculas se rompen. Cuando las moléculas en medio kilogramo de nitroglicerina (fórmula química $4C_3H_5N_3O_9$) se descomponen en nitrógeno (N_2), agua (H_2O), metano (CO) y oxígeno (O_2) durante la detonación, liberan violentamente suficiente energía (730 kilocalorías)[2] como para lanzar a un hombre de 75 kilos cuatro kilómetros en sentido vertical (que sería trabajo), vaporizarlo (que sería calor) o una combinación de ambas. Esto nos lleva a nuestro último punto sobre la energía: puede transformarse de muchas formas —energía cinética, calor, trabajo, energía química, etcétera—, pero nunca perderse.

Las calorías y los joules son las dos unidades de medida estándar para la energía, ya sea la energía química almacenada en la comida, el calor de una fogata o el trabajo realizado por una máquina. Las calorías son las más comunes en Estados Unidos cuando hablamos de comida, pero nos las hemos arreglado para arruinar el uso estándar. Una caloría se define como la cantidad de energía que se requiere para elevar la temperatura de un mililitro de agua un grado Celsius.[3] Es una cantidad diminuta de energía; demasiado pequeña para ser útil cuando hablamos de comida (es como si midiéramos las distancias de las carreteras en centímetros). Por el contrario, cuando hablamos de "calorías" de los alimentos en realidad nos referimos a *kilocalorías,* es decir 1,000 calorías. Una taza de Cheerios secos contiene 100 calorías según la etiqueta nutricional de la caja, pero en realidad se refiere a 100 kilocalorías, es decir 100,000 calorías.

Entonces, ¿por qué no decimos "kilocalorías" o "kcal" en vez de abusar del término *caloría* y ya? Curiosamente, a finales del siglo XIX, cuando los científicos decidieron adoptar las "calorías" como unidad predilecta de medida de la energía de los alimentos, el influyente y visionario nutricionista estadunidense Wilbur Atwater decidió conservar una convención arcaica y ponerle mayúscula a "Calorías" cuando se refería a las kilocalorías.[4] Eso es como poner "Metro" en mayúsculas cuando hablas de kilómetros (no tiene sentido). Desde entonces arrastramos este confuso empleo de las calorías en nuestras etiquetas. Por supuesto ésta es sólo una raya más al tigre de la larga y vergonzosa historia de las medidas en Estados Unidos. Un país que insiste en usar cucharaditas, pulgada y grados Fahrenheit obviamente tiene profundos problemas psicológicos para discutir sobre sus unidades (por cierto, si viajas a un país civilizado y quieres convertir los joules de sus etiquetas de comida a calorías,[5] divídelos entre cuatro).

Puesto que el trabajo y la energía son dos caras de la misma moneda, podemos pensar que todo el trabajo que realizan nuestras células y toda la energía que consumen son dos formas de medir lo mismo. Podemos usar "metabolismo" y "gasto energético" en forma intercambiable. Por eso los biólogos evolutivos como yo, así como los médicos y los expertos en salud pública, están tan obsesionados con el gasto energético, que es la forma en la que medimos el metabolismo: es la medida fundamental de la actividad del cuerpo. La velocidad a la que la célula realiza su trabajo determina la tasa metabólica, la cantidad de energía usada por minuto. Si sumas el trabajo de todas las células de tu cuerpo obtienes tu tasa metabólica, la energía que gastas por minuto. Tu tasa metabólica es la potencia de tu orquesta celular (37 billones de músicos microscópicos que tocan una complicada sinfonía).

El sofisticado sistema metabólico que nos mantiene vivos, y que todos damos por hecho, es una maravilla de la evolución. Hicieron falta 1,000 millones de años —infinidad de generaciones, de salidas falsas y callejones sin salida— para que evolucionara en este planeta el esquema básico del sistema metabólico, incluso el de los seres unicelulares más sencillos, una eternidad de prueba y (sobre todo) error. Tomó otros 2,000 millones de años que evolucionaran los organismos multicelulares simples, con sus sistemas metabólicos integrados y su división del trabajo. Por el camino la vida enfrentó algunos desafíos importantes de química básica. Los aceites tuvieron que mezclarse con el agua. El oxígeno, una sustancia química que quema y mata, tuvo que ser aprovechado por los seres vivos. Las grasas y los azúcares, que almacenan más energía por gramo que la nitroglicerina, tuvieron que quemarse cuidadosamente como combustible sin hacer estallar a los organismos o hervirlos en su jugo.

Y esto no es lo más extraño. Todo el trabajo que realizan nuestros cuerpos es impulsado por microscópicos seres extraterrestres llamados mitocondrias que viven dentro de tus células. Las mitocondrias tienen su propio ADN y su propia historia evolutiva de 2,000 millones de años, que incluye haber salvado a la Tierra de un destino fatal. Y buena parte del trabajo que se realiza para que digieras tu comida ocurre gracias a un enorme ecosistema que vive en tus intestinos. Este microbioma está formado por billones de bacterias que viven en tu aparato digestivo, el largo y serpenteante conducto que conecta tu boca con tu trasero.

Todos somos quimeras andantes que realizan el milagro cotidiano de convertir alimento muerto en gente viviente. Es una historia que seguramente escuchaste antes, quizá despojada de toda la magia y servida fría en un libro de texto. Pero vale la pena prestarle atención una vez más, al menos porque es fundamental para que entiendas cómo la dieta afecta tu salud y cómo tu cuerpo quema energía: cómo funciona la vida.

EL SOYLENT GREEN DE VERDAD ESTÁ HECHO DE GENTE (O PODRÍA ESTARLO)

Al menos desde la época de los antiguos griegos y tan recientemente como el siglo XVII, la gente —incluyendo gente muy inteligente como Aristóteles— pensaba que las moscas, los ratones y otros organismos podían crecer espontáneamente a partir de objetos inanimados como el polvo y la carne podrida. Tenía sentido: un día tenías una pila de trapos viejos y algo de heno en el rincón del granero y al día siguiente había ratones. Los gusanos parecían salir a raudales de los viejos cadáveres sin que nadie los pusiera ahí. Sin nociones sólidas sobre el mundo microscópico o una experimentación rigurosa parecía una idea difícil de refutar; no terminó de morir sino hasta el revolucionario experimento de Louis Pasteur en 1859, para el cual hizo hervir caldo y demostró que nada crecía en él si mantenía fuera el polvo y los bichos (desde entonces pasteurizamos nuestra comida). Hoy la idea de la "generación espontánea" se le enseña a los niños como un ejemplo clásico de lo ignorante que era la gente y lo lejos que ha llegado la ciencia.

Por supuesto es absurdo sugerir que las moscas pueden emerger espontáneamente de un cadáver. Pero como hemos descubierto gracias a la investigación sobre el metabolismo del último siglo, la verdad es aún más extraña. Los animales, las plantas y todos los demás seres vivos somos básicamente "máquinas de generación espontánea" que construyen sus cuerpos y los de sus descendientes a partir de alimento, agua y aire. ¿Qué es una mosca, después de todo, sino una maquinita que construye moscas bebés[6] a partir de carne podrida?

En la clásica *Cuando el destino nos alcance*, una película de ciencia ficción de 1973 situada en un futuro distópico en Nueva York, al personaje de Charlton Heston le horroriza descubrir que la papilla verde que comen todos en realidad está hecha de humanos. En la dramática escena final grita, al tiempo que se lo llevan lejos, "¡Soylent Green está hecho de *gente*!". Saltemos al año 2018, cuando en un ejemplo de la vida que capitaliza el arte puedes comprar mezclas de alimentos marca Soylent: tubos de pasta viscosa llena de nutrientes que buscan reemplazar la comida normal para gente ocupada o sin amigos para el almuerzo. No tengo idea de cómo sepa, pero existe una variedad de Soylent Green. Ahora bien, estoy seguro de que el Soylent Green que compras en línea en estos días no *es* gente. Pero la cosa es que *podría* serlo: todo lo que tienes que hacer es comértelo.

Cada molécula de tu cuerpo, cada kilo de hueso y músculo, cada gramo de cerebro y de riñón, cada uña y pestaña, los cinco litros de sangre que corren por tus venas, *todo* está ensamblado a partir de componentes de los alimentos que has comido. La energía que te mantiene vivo y en movimiento también proviene de tu dieta. Lo de que *eres lo que comes* no sólo es una frase hecha muy gastada: así funciona la vida. A uno le dan escalofríos de pensar en la gran proporción de estadunidenses que literalmente son una pila de Big Macs reconvertidas que hablan y caminan. Mis hijos están construidos y accionados casi completamente por nuggets de pollo, pasta, yogur y zanahorias. Yo mismo corro en buena medida a punta de pretzels y cerveza. Pero ¿cómo funciona?

SIGUE LA PIZZA

Comencemos con el almuerzo. Estás sentado frente a una rebanada caliente y lustrosa de pizza de pepperoni (para este experimento mental los veganos pueden sustituir el queso y la carne por alternativas vegetales). Le das una mordida y empiezas a masticar esa suntuosa mezcla de pan, salsa, carne y queso que baila en tus papilas gustativas; el pan cruje en tus dientes; el olor flota hasta el fondo de tu paladar y llena tu nariz. Es una experiencia trascendental.

La alquimia acaba de comenzar. Masticar y mezclar los alimentos con la saliva es el primer paso en la digestión de tu comida y sus principales componentes, los macronutrientes. Hay tres categorías de macronutrientes: los carbohidratos, las grasas y las proteínas. Los carbohidratos son almidones, azúcares y fibra. Provienen fundamentalmente de las fracciones vegetales de tu comida: la corteza y la salsa de tomate de la pizza que estás comiendo. Las grasas (incluyendo los aceites) vienen de fuentes tanto vegetales como animales, en este caso el queso y el pepperoni de tu rebanada. Las proteínas se encuentran sobre todo en los tejidos animales y en las hojas, tallos y semillas de las plantas (incluyendo frijoles, nueces y granos). El pepperoni y el queso están llenos de proteínas, y lo mismo las hojas de albahaca que aromatizan la pizza. También hay proteínas en la corteza, incluyendo el muy calumniado gluten que la hace elástica.

Asimismo hay agua atrapada en la rebanada, así como rastros de otras sustancias como minerales, vitaminas y diversos elementos que necesita tu cuerpo. Pero los macronutrientes —carbohidratos, grasas y proteínas— son la principal atracción. Son lo que construye e impulsa tu cuerpo. Son la materia prima del metabolismo.

El diagrama de flujo de la figura 2.1 muestra a qué parte de tu cuerpo van los carbohidratos, las grasas y las proteínas, y qué hace cada uno. Imagina que es un mapa del Metro de macronutrientes; al principio es difícil de leer, pero una vez que sigues cada línea de origen a destino resulta mucho más fácil. Cada macronutriente tiene su propia línea, y cada línea hace tres paradas: digestión, construcción y quema. Como todo buen sistema de tránsito, hay ramales que pueden llevarte de una línea a otra. ¡En marcha!

Carbohidratos

En la dieta típica estadunidense los carbohidratos representan la mitad de las calorías que se consumen al día. De hecho, a pesar de la reciente popularidad de las dietas bajas en carbohidratos los humanos de todas las culturas y latitudes, incluyendo a cazadores-recolectores como los hadza, suelen obtener más calorías de los carbohidratos que de las grasas o las proteínas (capítulo 6). Después de todo somos primates, y los primates comen plantas, en particular frutas dulces y maduras. Los carbohidratos son nuestra principal fuente de combustible. Hemos dependido de ellos durante 65 millones de años.[7]

Los carbohidratos vienen en tres formas principales: azúcares, almidones y fibra. Los azúcares y los almidones se *digieren,* y o bien se usan para *construir* reservas de glucógeno o se *queman* para obtener energía (ver figura 2.1). También pueden convertirse en grasa, como veremos más adelante. La fibra es otro bicho, con un importante papel en la regulación de la digestión, la absorción de azúcares

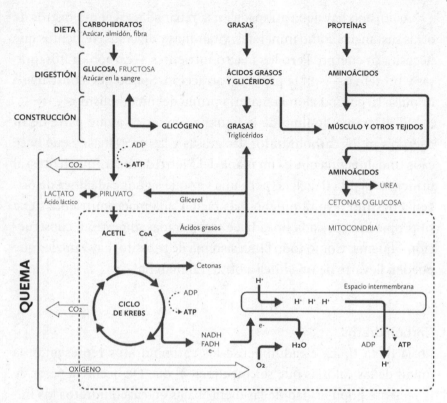

Figura 2.1. Mapa del Metro de los macronutrientes. Cada macronutriente (carbohidrato, grasa, proteína) tiene su propia ruta en el cuerpo, y cada uno hace tres paradas principales: digestión, construcción
y quema. Las flechas de un solo sentido indican caminos unidireccio-
nales. Las dobles indican caminos que corren en ambas direcciones. Se
omitieron algunas rutas para simplificar el diagrama. La digestión de
fibra que efectúa el microbioma produce ácidos grasos que se unirán
a la ruta de las grasas. Los azúcares se emplean para construir algunas
estructuras del cuerpo, como el ADN. No se muestran aquí las rutas
principales mediante las cuales los aminoácidos pueden convertirse en
glucosa o cetonas. La galactosa, el producto menos común de la digestión de los carbohidratos, también se omite.

e–: electrones. H+: iones hidrógeno.

y almidones en el aparato digestivo y la alimentación de billones de bacterias y otros seres que viven en nuestro microbioma intestinal. De hecho, el microbioma desempeña un papel esencial en la digestión de la fibra, y sin él estamos en problemas. Pero primero sigamos a los almidones y los azúcares.

Los azúcares son, sencillamente, carbohidratos pequeños: cadenitas de átomos de carbono, hidrógeno y oxígeno. Los más pequeños están formados por una sola molécula (de aquí el prefijo *mono* en su nombre técnico, monosacáridos; sacárido significa azúcar). Los monosacáridos son la glucosa, la fructosa y la galactosa. Los otros azúcares —la sacarosa, la lactosa y la maltosa— están formados por dos monosacáridos pegados y se llaman disacáridos ("dos azúcares"). La sacarosa (el azúcar de mesa) es una glucosa y una fructosa unidas. La lactosa (el azúcar de la leche) está hecha de glucosa y galactosa. La maltosa son dos glucosas.

Los almidones son simples grupos de moléculas de azúcar unidas en una larga cadena. Como hay tantas moléculas de azúcar juntas los almidones también se llaman polisacáridos ("poli" significa muchos) o carbohidratos complejos. La molécula de azúcar más común en el almidón vegetal es, por mucho, la glucosa; las moléculas de almidón vegetal pueden tener cientos de moléculas de glucosa de largo. El almidón es la forma que tienen las plantas de almacenar energía, y es por esto que se encuentra en grandes cantidades en los órganos de almacenamiento de energía de las plantas, como las papas o los camotes. Casi todo el almidón vegetal (el almidón de nuestra comida) es una mezcla de sólo dos polisacáridos llamados amilosa y amilopectina.

Sin importar de qué alimentos provengan, al digerirlos, los almidones y los azúcares se convierten en uno de tres monosacáridos. El almidón comienza a ser digerido en tu boca con una enzima de la saliva llamada amilasa que da inicio al proceso de romper las largas moléculas de amilosa y amilopectina en trozos más y más pequeños.

Las enzimas son proteínas que rompen moléculas o promueven reacciones químicas (sus nombres suelen terminar en *asa*). Las enzimas digestivas, como la amilasa, cortan las moléculas de alimento en trozos cada vez más pequeños. Los almidones han sido tan importantes durante la evolución humana que evolucionamos para fabricar más amilasa que cualquier otro simio, como discutiremos en el capítulo 6.

Una vez que tragas el suave bolo alimenticio éste termina en tu estómago, donde el ácido mata las bacterias y otros posibles polizones en tu comida. Después la mezcla es empujada del estómago hacia el intestino delgado, donde ocurre la mayor parte de la digestión. En el intestino delgado los almidones y los azúcares se encuentran con enzimas producidas por el intestino y el páncreas, que las desintegran aún más. El páncreas, un órgano de unos 12 centímetros de largo y con forma de chile delgado, descansa justo bajo el estómago y se conecta con el intestino delgado a través de un pequeño ducto. Tiene fama de producir insulina, pero también produce la mayor parte de las decenas de enzimas necesarias para la digestión (así como bicarbonato, que neutraliza los ácidos del estómago cuando entran al intestino). Tus genes controlan el ensamblaje de estas enzimas (en su forma y disposición particular) y los niveles de producción (si se hace mucho o poco de una enzima particular). Por ejemplo, si eres intolerante a la lactosa y no puedes digerir la leche significa que tus genes cerraron el armado y producción de la enzima lactasa, que es necesaria para romper el disacárido lactosa en sus componentes, glucosa y galactosa. Ninguna otra enzima puede hacer ese trabajo, así que la lactosa se dirige entera hacia el intestino grueso y provoca entre las bacterias un frenesí alimentario que produce mucho gas y los otros encantadores efectos de la intolerancia a la leche.

La digestión de los almidones y los azúcares continúa hasta que todos los polisacáridos y disacáridos se descomponen en mono-sacárido. Puesto que buena parte de los carbohidratos de tu dieta provienen del almidón, y el almidón está hecho totalmente de glu-cosa, cerca de 80 por ciento de los almidones y azúcares que comes[8] terminan en forma de glucosa. El resto se descompone en fructosa (cerca de 15 por ciento) o galactosa (cerca de 5 por ciento). Por su-puesto, si tienes una dieta alta en alimentos procesados llenos de azúcares (por ejemplo sacarosa, que es glucosa más fructosa) o jara-be de maíz de alta fructosa (que es cerca de 50 por cierto fructosa y 50 por ciento glucosa mezclada con agua) el porcentaje de fructosa puede ser un poco más alto en tu caso, y el porcentaje de glucosa un poco más bajo.

Los azúcares se absorben en las paredes del intestino y entran al torrente sanguíneo. Las paredes de nuestros intestinos están re-pletas de vasos, y el flujo sanguíneo hacia nuestro aparato digestivo aumenta más del doble[9] tras una comida para poder llevarse todos los nutrientes. El resultado es el famoso aumento del azúcar en la sangre (casi toda glucosa) tras los alimentos, particularmente si fue-ron altos en carbohidratos. Si lo que comes está procesado, es bajo en fibra y resulta fácil de digerir los carbohidratos se absorben rápi-damente, y los azúcares se precipitan hacia nuestra sangre y crean un pico enorme y abrupto de azúcar en la sangre. Se dice que esos alimentos tienen un alto índice glicémico, es decir, el aumento de la glucosa en la sangre medido dos horas después de tomar un alimen-to en particular, comparado con el aumento que experimentarías al ingerir glucosa pura. Los alimentos más difíciles de digerir (con más carbohidratos complejos, menos azúcar y más fibra) tardan más en absorberse y producen un aumento más largo y atenuado de azú-car en la sangre, así como un bajo índice glicémico. En el capítulo 6 hablaremos sobre dietas, pero existe evidencia de que los alimen-tos con bajos índices glicémicos pueden ser mejores para la salud.[10]

Los héroes anónimos de este trabajo digestivo son la fibra dietética y tu microbioma. La fibra es un tipo de carbohidrato (existen
muchas variedades de fibra) que nuestro cuerpo no puede digerir...
al menos no por sí mismo. Estas largas y resistentes moléculas son
lo que le otorga a las plantas parte de su fuerza y estructura. La fibra
de nuestros alimentos cubre las paredes intestinales como una cobija mojada, formando un filtro poroso que desacelera la absorción
de azúcares y otros nutrientes hacia el torrente sanguíneo. Por eso
el índice glicémico —la avalancha de azúcares hacia la sangre— es
25 por ciento mayor en el *jugo* de naranja, que no tiene mucha fibra,
que en un gajo que naranja, que sí la tiene.[11]

La fibra también alimenta el microbioma, el húmedo ecosistema de organismos que viven en nuestro aparato digestivo y nos ayudan a digerir la comida. La mayor parte del microbioma habita en
el intestino grueso o colon, donde desempeña un papel crucial en-
cargándose de la fibra y de otras cosas que no podemos digerir en el
intestino delgado. Apenas hemos comenzado a apreciar la importancia del microbioma, pero su escala es sorprendente. Con billones
de bacterias,[12] cada una con sus miles de genes propios, el microbioma es como un superorganismo de dos kilogramos de peso[13] que
vive en tu interior. Estas bacterias digieren buena parte de la fibra
que comemos empleando enzimas que nuestras propias células no
pueden fabricar y produciendo ácidos grasos de cadena corta que
nuestras células absorben y usan para obtener energía. Nuestro microbioma también digiere otras cosas que escapan al intestino delgado, contribuye con la actividad del sistema inmunitario, ayuda a
producir vitaminas y otros nutrientes esenciales y mantiene en buen
estado el aparato digestivo. Tiene efectos de gran alcance en nuestra salud, desde la obesidad hasta las enfermedades autoinmunita-
rias, y todos los días se descubre alguno nuevo. Lo que hoy sabemos
con certeza es que si tu microbioma no está contento tú no estás
contento.

La principal razón por la que comemos y ansiamos carbohidratos, su motivo para existir en lo que a nuestras células respecta, es ser el combustible de nuestros cuerpos. Los carbohidratos son energía.[14] Una vez que los azúcares se absorben en el torrente sanguíneo pueden tener uno de dos destinos: quemarse de inmediato o almacenarse para después (figura 2.1). Aquí entra la hormona insulina, producida por el páncreas. La mayor parte de las células necesitan insulina para absorber las moléculas de glucosa a través de sus membranas.

Quemar carbohidratos para obtener energía es un proceso de dos fases que discutiremos detalladamente más adelante. El azúcar en la sangre que no se quema de inmediato se guarda en reservas de glicógeno en tus músculos e hígado. El glicógeno es un carbohidrato complejo parecido al almidón de las plantas. Es relativamente fácil de aprovechar, pero relativamente pesado porque contiene la misma proporción de carbono que de agua (de aquí el término *carbohidrato*). Es como sopa enlatada: fácil de preparar pero pesada y estorbosa porque se almacena con todo y agua. Los humanos, como otros animales, hemos evolucionado con límites estrictos para la cantidad de glicógeno que pueden contener nuestros cuerpos. Una vez que se llenan esos baldes el azúcar en la sangre tiene que ir a otro lado. Y el único lugar que queda disponible es la grasa.

Cuando se satisfacen las necesidades energéticas de tu cuerpo y se llenan tus reservas de glicógeno el exceso de azúcar en tu sangre se convierte en grasa, como discutiremos más adelante. Las reservas de grasa son un poco más difíciles de usar como combustible; se necesitan más pasos intermedios para convertirlos en una forma que se pueda quemar. Pero la grasa es un sistema de almacenamiento de energía mucho más eficiente que el glicógeno, porque es densa y no retiene agua. Y como sabemos demasiado bien, prácticamente no existen límites para la cantidad de grasa que pueden almacenar nuestros cuerpos.

Grasas

Las grasas tienen un itinerario bastante simple: se *digieren* en forma de ácidos grasos y glicéridos y luego se vuelven a *construir* en forma de grasa en tu cuerpo, que eventualmente se *quema* para obtener energía. Pero el desafío es que las grasas son difíciles de digerir. No es más que química básica: el aceite y el agua no se mezclan. Las grasas (incluidos los aceites) son moléculas hidrofóbicas, es decir, que no se disuelven en agua. Pero como toda la vida en la Tierra, nuestros cuerpos tienen como base el agua. No se pueden descomponer grandes gotas de aceite en trocitos microscópicos usando únicamente agua; es como tratar de limpiar una olla grasosa sin usar jabón. ¿La solución evolutiva? La bilis.

Durante mucho tiempo se pensó que la bilis era uno de los cuatro humores que desempeñan un papel en nuestros estados de ánimo y temperamentos, un divertido ejemplo de cómo las personas listas podían creer cosas muy tontas. Gente muy inteligente, desde Hipócrates hasta los médicos y fisiólogos del siglo XVII, pensaban que demasiada bilis amarilla volvía agresiva a la gente. Si sospechaban que eran víctimas de un desequilibrio humoral los doctores sangraban a la gente con sanguijuelas, una de las razones por las que probablemente mataban más gente de la que salvaban hasta que llegó la medicina moderna, hace más o menos un siglo. Hoy sabemos que la bilis es la sustancia que nos ayuda a digerir la grasa.

La bilis es un líquido verde que produce tu hígado[15] y que se almacena en tu vesícula, una bolsita del tamaño de un pulgar que descansa entre el hígado y el intestino delgado y se conecta a ambos por pequeños conductos. Cuando las grasas entran al intestino delgado procedentes del estómago la vesícula arroja un chorrito de bilis en la papilla de alimentos. Los ácidos biliares (también llamados sales biliares)[16] actúan como detergentes y descomponen las gotas de grasas y aceites en pequeñas gotitas emulsificadas. Una vez que la grasa se emulsifica, se añaden a la mezcla enzimas llamadas "lipasas", producidas por el páncreas, que rompen estas gotas emulsificadas en trozos aún más pequeños: gotitas microscópicas llamadas micelas que miden una centésima del diámetro de un cabello humano. Estas micelas se forman, se rompen y vuelven a formarse como las burbujas en una bebida carbonatada. Cada vez que se rompen liberan los ácidos grasos y los glicéridos (que son ácidos grasos unidos a una molécula de glicerol) individuales que contenían. Éstos son los bloques de construcción fundamentales de las grasas y los aceites.

Los ácidos grasos y los glicéridos son absorbidos en la pared intestinal y vuelven a constituirse en forma de triglicéridos (tres ácidos grasos unidos como listones a una molécula de glicerol), la configuración estándar de las grasas en el cuerpo. Aquí el cuerpo enfrenta su siguiente desafío para la digestión de las grasas: como no se mezclan bien con el agua tienden a formar grumos en las soluciones base agua como la sangre. Los grumos en la sangre te matarían al obstruir los pequeños vasos de tu cerebro, pulmones y otros órganos. La evolución lo ha solucionado empacando los triglicéridos en contenedores esféricos llamados quilomicrones. Esto evita que las grasas se aglutinen, pero producen un paquetito demasiado grande para que lo absorban los vasos capilares hacia el torrente sanguíneo, que es a donde deben ir para distribuirse por todo el cuerpo.

Entonces, las moléculas de grasa, empacadas en forma de quilomicrones, se depositan en los vasos linfáticos. Estos vasos, parte sistema de vigilancia, parte sistema de recolección de basura, tienen su propia red por todo tu cuerpo; se encargan de recoger desechos, bacterias y otros detritos y de llevarlos a los nódulos linfáticos, el bazo y otros órganos del sistema inmunitario para que se encarguen de ellos. Están bien adaptados para recoger partículas grandes como los quilomicrones repletos de grasa. Los vasos linfáticos también recolectan todo el plasma que se escapa de tus vasos sanguíneos (casi tres litros diarios) y lo devuelve a tu sistema circulatorio, de modo que ofrece un portal de entrada al torrente sanguíneo. Unos vasos linfáticos especializados, llamados lácteos, embebidos en las paredes intestinales, absorben quilomicrones hacia el sistema linfático y los depositan directamente en el sistema circulatorio, antes de llegar al corazón.

Los quilomicrones, blancos y gordos, son tan grandes y abundantes después de una comida grasosa que pueden darle a la sangre un tono acremado. Pero con el tiempo son despedazados y sus contenidos arrastrados hasta las células expectantes, donde son almacenados o empleados. La lipoproteína lipasa, una enzima en las paredes de los vasos sanguíneos, primero descompone los triglicéridos en ácidos grasos y glicerol, que son absorbidos por las células en espera con ayuda de las bien bautizadas moléculas transportadoras de ácidos grasos antes de volver a ser ensambladas en forma de triglicéridos. La mayor parte de las grasas se almacena en células adiposas (adipocitos) y músculos, donde forman un tanque de combustible de reserva. Estos triglicéridos almacenados son la grasa que sentimos en nuestra barriga y muslos, o la que vemos en un suculento bistec marmoleado. Los problemas empiezan cuando nuestros cuerpos empiezan a almacenar grandes cantidades de grasa en nuestro hígado y otros órganos, lo que puede conducir a fallas hepáticas y muchos otros problemas de salud. No se conocen bien las causas del hígado graso, pero la obesidad es un importante factor de riesgo.[17]

Una pequeña fracción de las grasas que ingerimos se usa para construir estructuras como membranas celulares, las vainas de mielina que recubren nuestros nervios y partes de nuestros cerebros. Una porción de los ácidos grasos necesarios para construir estos tejidos no puede armarse a partir de otros, por lo que se consideran ácidos grasos esenciales: debes obtenerlos de tu comida. Por eso los productores de alimentos con frecuencia pregonan el contenido de ácidos grasos omega-3 (un ácido graso esencial) en su pescado, leche o huevos.

Como ocurre con los carbohidratos, el destino final de la grasa —la razón por la que la buscas con avidez y tu cuerpo se toma la considerable molestia de digerirla y almacenarla— es ser quemada como combustible. Todos los animales han evolucionado para almacenar la energía en forma de grasa porque contiene una cantidad increíble de energía en un pequeño paquete: 9 calorías por gramo. Es decir, lo mismo que el combustible para jet, cinco veces más que la densidad energética de la nitroglicerina y casi cien veces más que una típica pila alcalina.[18] Por fortuna el proceso de descomponer grasas para obtener energía es más lento que el de la dinamita. Algunas grasas se queman inmediatamente después de la digestión, recién llegadas del aparato digestivo. Pero la mayor parte del tiempo, entre comidas, tu cuerpo usa como combustible sus grasas almacenadas. Los triglicéridos que conforman tu almacén de grasa se descomponen en ácidos grasos y glicerol y se emplean para crear energía (figura 2.1), como veremos con detalle más adelante.

Proteínas

Las proteínas tienen un itinerario interesante. A diferencia de las grasas y los carbohidratos, las proteínas no son una fuente primaria de energía (a menos que seas carnívoro). El papel principal de las proteínas es construir y reconstruir diariamente tus músculos y otros tejidos a medida que se desgastan. Tu cuerpo sí quema algunas proteínas para obtener energía, pero es una contribución menor a tu presupuesto energético diario.

La digestión de las proteínas comienza en el estómago con una enzima llamada pepsina, que comienza a descomponerlas. Las células de las paredes de tu estómago producen una enzima precursora llamada pepsinógeno que el ácido del estómago transforma en la enzima pepsina, el Edward Manos de Tijera de todas las proteínas con las que entra en contacto. A medida que la comida abandona el estómago este proceso continúa en el intestino delgado con enzimas secretadas por el páncreas.

Todas las proteínas se digieren hasta llegar a sus bloques de construcción básicos: los aminoácidos. Los aminoácidos son una clase de moléculas con una forma parecida a una cometa: una cabeza y una cola. Todas tienen la misma cabeza: un grupo amino que contiene nitrógeno conectado a un ácido carboxílico. Los aminoácidos se distinguen por sus colas, que siempre están formadas por alguna configuración de átomos de carbono, hidrógeno y oxígeno. Existen cientos de aminoácidos en la Tierra, pero sólo se usan 21 para construir proteínas en las plantas y los animales. Nueve de éstos se consideran esenciales para los humanos, es decir, que nuestro cuerpo no puede fabricarlos por su cuenta; debemos obtenerlos a partir de nuestra dieta (no te preocupes; si sigues vivo quiere decir que de algún lado los sacas). Tu cuerpo puede fabricar el resto si es necesario, por lo general descomponiendo y reformulando otros aminoácidos. Pero nos estamos adelantando.

La siguiente parada para los aminoácidos es construir los tejidos y otras estructuras que conforman la máquina humana (figura 2.1). Una vez que digerimos las proteínas de nuestra rebanada de pizza y las convertimos en aminoácidos, los absorbemos a través de las paredes del intestino delgado, desde donde entran al torrente sanguíneo. Las células absorben los aminoácidos que circulan por la sangre y los usan para construir proteínas, que son cadenas de aminoácidos unidos. La construcción de proteínas a partir de aminoácidos es una de las tareas primordiales del ADN. Un gen no es más que una hebra de ADN conformada por una secuencia particular de aminoácidos para hacer una proteína[19] (algunos genes son reguladores, es decir, que ellos mismos no arman proteínas sino que activan o suprimen los genes que sí lo hacen). Las variantes en la secuencia de ADN (las hebras de As, Ts, Cs y Gs) pueden producir alineaciones distintas de aminoácidos y, así, proteínas ligeramente diferentes que contribuyen a las variaciones biológicas entre individuos. Los aminoácidos también se usan para hacer muchas otras moléculas, como la epinefrina, la hormona involucrada en la respuesta de lucha o huida, y la serotonina, uno de los neurotransmisores que usan nuestras neuronas para comunicarse.

Estos mismos tejidos y moléculas se descomponen con el tiempo.[20] A la larga vuelven a convertirse en aminoácidos y viajan por la sangre hasta el hígado. Aquí las cosas se ponen un poco complicadas. El grupo amino de los aminoácidos tiene una estructura muy similar, NH_2, al amoniaco. Del mismo modo que beber un limpiador de amoniaco te mataría sin duda, la acumulación de amoniaco por la degradación de aminoácidos resultaría fatal. Por suerte la evolución nos ha dotado de un mecanismo para convertir ese amoniaco en urea, que viaja por el torrente sanguíneo hasta los riñones para ser excretado con la orina. La urea de nuestra orina es lo que le da ese olorcito acre tan intenso, lo cual tiene sentido porque está hecha de amoniaco.

Orinamos el equivalente de 50 gramos de proteína al día. El ejercicio incrementa esa cantidad porque fomenta la descomposición de los músculos. Tenemos que comer suficientes proteínas para reemplazar las que perdemos todos los días si no queremos sufrir un déficit proteico. Si comemos más proteína de la que necesitamos los aminoácidos extra se convierten en urea y se van con la orina, así que si te excedes en el consumo de suplementos alimenticios podrías sólo estar fabricando orina cara.

La última parada en la línea del tren de las proteínas es quemar aminoácidos como combustible (figura 2.1). Una vez que se corta la cabeza que contiene nitrógeno, se convierte en urea y se despacha, las colas se usan para hacer glucosa (en un proceso llamado gluconeogénesis, que literalmente significa "hacer azúcar nueva") o cetonas, y ambas pueden usarse para obtener energía, como veremos más adelante. Las proteínas suelen ser una fracción menor del presupuesto energético diario, pues representan cerca de 15 por ciento de nuestras calorías diarias.[21] Pero si nos estamos muriendo de hambre se convierten en un suministro de energía de emergencia de vital importancia, un poco como echar los muebles a la chimenea para calentar tu casa. Los personajes esqueléticos de los campos de concentración son un ejemplo terrorífico de este proceso llevado al extremo en el que sus cuerpos se consumieron a sí mismos en un esfuerzo desesperado por mantenerse con vida.

ARDE, BABY, ARDE

Todos los caminos de nuestro mapa metabólico conducen, con el tiempo, al mismo lugar: combustible. Las moléculas de carbohidratos, grasas y proteínas almacenan energía química en los enlaces que las mantienen juntas. Romper esos enlaces libera esa energía y nosotros la usamos para mover nuestro cuerpo.

En todos los sistemas biológicos, incluidos nuestros cuerpos, la energía tiene una forma común fundamental: el trifosfato de adenosina, ATP. Las moléculas de ATP son como microscópicas pilas recargables, que se "cargan" al añadir una moléculas de fosfato a una molécula de difosfato de adenosina, ADP (nótense el "tri" y el "di" de sus nombres, que indican que el ATP tiene tres fosfatos contra dos del ADP). Un gramo de ATP contiene unas 15 calorías de energía (ésas son calorías, no kilocalorías), y el cuerpo humano sólo contiene unos 50 gramos de ATP en un momento dado. Eso quiere decir que cada molécula pasa de ADP a ATP y de regreso[22] unas 3,000 veces al día para hacer funcionar nuestro cuerpo. Así, quemar carbohidratos, grasas y proteínas consiste en el proceso de transferir la energía química de las moléculas de azúcares, grasas y aminoácidos al enlace químico que contiene el tercer fosfato en las moléculas de ATP. Cuando usamos energía para producir energía en realidad estamos haciendo ATP.

Comencemos con una molécula de glucosa, la forma de energía predominante que usan nuestros cuerpos (la historia es básicamente la misma para la fructosa y la galactosa).[23] Esta molécula de glucosa puede provenir directamente de los carbohidratos que acabamos de comer o del glicógeno almacenado que se ha reconvertido en glucosa. Como empezamos a discutir al final de la sección sobre carbohidratos, quemar azúcares para obtener energía es un proceso de dos etapas. Primero, la glucosa ($C_6H_{12}O_6$) se convierte en una molécula llamada piruvato ($C_3H_4O_3$) en un proceso de diez pasos accionado por dos moléculas de ATP, pero que produce cuatro moléculas de ATP, lo que resulta en una ganancia neta de dos ATP. Es un proceso relativamente rápido y lo empleamos para impulsar explosiones breves de energía, como una carrera de 100 metros o una sesión de pesas en el gimnasio, intensa pero corta.

Esta primera etapa del metabolismo se llama anaeróbica porque no requiere oxígeno, como puedes apreciar cuando ves las Olimpiadas en la televisión: los corredores de élite casi no parecen respirar, y los pesistas aguantan la respiración. Si no hay suficiente oxígeno presente, ya sea porque no estamos respirando en forma efectiva o (lo que es más probable) porque nuestros músculos están trabajando demasiado duro y demasiado rápido para que el suministro de oxígeno le siga el paso a todo el piruvato que se produce, el piruvato se convierte en lactato. El lactato puede reconvertirse en piruvato para ser usado como combustible, pero si se acumula también puede transformarse en el temido ácido láctico, que hace que nuestros músculos ardan cuando nos ejercitamos muy intensamente y nos esforzamos al límite.

La segunda etapa, el metabolismo aeróbico, es donde necesitamos oxígeno. Si hay suficiente oxígeno en la célula el piruvato producido al final de la primera etapa es llevado a una cámara dentro de la célula llamada mitocondria. En una célula típica hay decenas de mitocondrias, y se les conoce como las plantas de energía de la célula porque la mayor parte de la producción de ATP sucede en su interior. Aquí es donde ocurre la magia, la coreografía química que nos mantiene con vida. Dentro de las mitocondrias el piruvato se convierte en acetil coenzima o acetil-CoA, que compite con el ATP por el título de la sustancia química más importante de la que tal vez nunca oíste hablar u olvidaste por completo. El acetil CoA es como un vagón de tren lleno de pasajeros —átomos de carbono, hidrógeno y oxígeno— pero sin una locomotora que los jale. Entonces viene el oxalacetato, que se sujeta al acetil CoA y comienza a jalarlo a lo largo de una vía circular llamada el ciclo de Krebs.[24] El tren hará ocho paradas, y en cada una bajarán o subirán algunos de los carbonos, hidrógenos y oxígenos pasajeros. Las idas y venidas de estos átomos generan dos ATP. Para la última parada sólo queda la locomotora de oxalacetato, que se sujeta a otro acetil CoA, y el ciclo se repite.

Es importante señalar que cuando suben o bajan del tren del ciclo de Krebs algunos pasajeros son asaltados: las moléculas NADH y FADH los despojan de sus electrones. Estas moléculas de NADH y FADH se escabullen por los callejones de las mitocondrias y descargan los electrones que hurtaron en un complejo receptor especial de la membrana: una puerta en la pared. Las mitocondrias son estructuras de pared doble, como un termo; entre la membrana interna y la externa existe un pequeño espacio llamado espacio intermembrana. Cuando los electrones robados se depositan en el complejo de la membrana interna, unos iones de hidrógeno con carga positiva (de los que hay un abundante suministro) persiguen los electrones cargado negativamente y terminan atrapados en el espacio intermembrana. Los iones de hidrógeno son como peces atrapados en un dique: fluyen a través de la membrana interior, jalados por el electrón, sólo para verse atrapados en el atiborrado interior del espacio intermembrana.

Con todos estos iones de hidrógeno con carga positiva juntos se produce una fuerza electroquímica que los saca de equilibrio, ya sea fuera o dentro de la membrana interior. Pero sólo hay una forma de que los iones de hidrógeno escapen del espacio de la membrana interior: un portal especial en la membrana interior que tiene la estructura de un torniquete. Los iones de hidrógeno fluyen por el torniquete, impulsados por la carga eléctrica. Cuando el torniquete gira obliga al ADP y a las moléculas de fosfato a unirse, produciendo ATP. Aquí es donde ocurre la acción: se producen 32 ATP. La compleja coreografía de los electrones y los iones de hidrógeno bailando por la membrana interior, llamada fosforilación oxidativa, es el principal generador de energía para tu cuerpo.

¿Y qué pasa con la molécula de glucosa misma, con los átomos de carbono, oxígeno e hidrógeno con los que comenzamos? Recuerda que lo que usamos para cargar nuestro ATP es la energía en los enlaces que mantienen unidos estos átomos, *no* los átomos mismos.[25] Así pues, los átomos de carbono y de oxígeno, que constituyen hasta 93 por ciento de la masa de una molécula de glucosa, se transforman en dióxido de carbono (CO_2) durante la conversión de glucosa a piruvato y en el ciclo de Krebs. Los hidrógenos se unen al oxígeno al final de la fosforilación oxidativa, formando agua, H_2O. Comemos carbohidratos sólo para terminar exhalándolos, llenando el aire que nos rodea con esqueletos de papas podridas; la fracción restante termina como gotas de agua en el océano de nuestro cuerpo.

QUEMAR GRASA, ENGORDAR, VOLVERTE KETO

Usamos exactamente los mismos pasos de la respiración aeróbica para quemar grasas. En vez de comenzar con una molécula de glucosa empezamos con una molécula de triglicéridos. Puede provenir sin escalas de la pizza que acabamos de comernos, haber sido almacenada dentro de un quilomicrón o estar recién liberada de nuestras abundantes reservas de grasa. Sin importar su fuente, los triglicéridos se descomponen en ácidos grasos y glicerol y se convierten en acetil CoA (el glicerol se transforma en piruvato; figura 2.1). E igual que la glucosa, los átomos de carbono, oxígeno e hidrógeno que conforman esos ácidos grasos y gliceroles se exhalan como CO_2 o se convierten en agua. Dejando de lado la pequeña proporción que se convierte en agua, la grasa que quemas deja tu cuerpo por el aire, excretada por tus pulmones. Exhalas lo que comes.

Si quemas mucha grasa, ya sea porque estás en una dieta extremadamente baja en carbohidratos o muriéndote de hambre, parte del acetil CoA que generas se convertirá en moléculas llamadas cetonas. La mayor parte de la producción de cetonas ocurre en el hígado. Las cetonas son como la versión viajera del acetil CoA, y pueden desplazarse por el torrente sanguíneo hasta otras células, reconvertirse en acetil CoA y usarse para generar ATP. Como muchos otros ejemplos de conversión metabólica, casi toda la producción de cetonas ocurre en el hígado, pero se emplean en todo el cuerpo. Ésta es la ruta que aprovechan las populares dietas cetónicas, que promueven un sistema de ingesta de grasas y proteínas pero prácticamente cero carbohidratos. Cuando se cierra casi por completo el tren de los carbohidratos todo el tráfico pasa a las rutas de las grasas y las proteínas.

Puesto que la cetonas viajan por la sangre, terminan por aparecer en tu orina. Las personas muy curiosas o muy aburridas pueden comprar en la mayor parte de las farmacias tiras para detectarlas; no se necesita receta. La presencia de cetonas en la orina indica que el cuerpo se encuentra en "cetogénesis", un estado en el que depende en gran medida de las grasas para obtener energía.

Una vez que te familiarices con las rutas de la grasa y la glucosa en la figura 2.1, te resultará evidente por qué dietas cetogénicas extremadamente bajas en calorías, como la dieta Atkins o la dieta paleo, tan de moda ahora (y que como veremos en el capítulo 6 está lejos de ser paleolítica) pueden conducir a una enorme pérdida de grasa. Si no consumes carbohidratos, la única forma de generar acetil CoA es quemando grasas. Por supuesto también puedes quemar proteínas al convertir los aminoácidos en cetonas o glucosa (algunos aminoácidos incluso forman moléculas que pueden introducirse justo en medio del ciclo de Krebs, como un niño que salta a una cuerda en movimiento). Pero las proteínas suelen ser un actor secundario en términos de calorías diarias. La grasa es el principal combustible cuando estamos en dietas bajas en carbohidratos, y si comes menos calorías de las que quemas el déficit se compensará quemando la grasa almacenada para obtener energía. Parte de esta grasa se procesará en forma de cetonas antes de ser quemada. Por ejemplo, el cerebro es particularmente melindroso y en general sólo usa glucosa para mantener su metabolismo, pero si no hay glucosa disponible optará por quemar cetonas.

El lado oscuro de la conversión de grasas en energía es que las vías corren en doble sentido. Como puedes ver en la figura 2.1, una molécula de azúcares (glucosa o fructosa) puede convertirse en acetil CoA y saltar a la vía de los ácidos grasos en vez de entrar al ciclo de Krebs. Y ¡voilà! Conviertes el azúcar en grasa. El mismo proceso se usa para convertir grasa en acetil CoA, sólo que en reversa.

De hecho, como cualquier sistema de tránsito flexible, nuestras rutas metabólicas han evolucionado para responder a las condiciones del tráfico y para enviar moléculas a sus destinos más sensatos.[26] ¿Tienes más azúcares de los que necesitas? Manda la glucosa y la fructosa extra para conversión en glicógeno. ¿Los almacenes de glicógeno están llenos? Manda el exceso de azúcares al acetil CoA. Si el tren del ciclo de Krebs está abarrotado porque la demanda de energía es baja, comienza a mandar acetil CoA a la grasa. Y en la grasa siempre hay mucho espacio disponible. Cuando los almacenes de glicógeno se llenan ya no puedes guardar el exceso de proteínas, pero en lo que respecta a la grasa no hay límites para la aglomeración.

Y por eso debemos sospechar de cualquier dieta que apunte a un nutriente específico como el héroe o el villano de la pérdida de peso.

Nada es inocente si se come en exceso. Todas las calorías que no se quemen, sin importar si provienen de los almidones, los azúcares, las grasas o las proteínas, terminarán por ser tejido extra en tu cuerpo. Si estás embarazada o tratando de ganar masa en el gimnasio ese tejido puede ser útil para fabricar nuevos órganos o más músculo. Pero si no, esas calorías adicionales, no importa cuál sea su origen dietético, terminarán convertidas en grasa. Esto es lo primero que tenemos que entender para empezar a hablar sobre la complejidad de la dieta y la salud metabólica en el mundo real. Hablaremos mucho más sobre dietas y sobre las evidencias de que disponemos para lo que funciona y lo que no en los capítulos 5 y 6.

VENENOS VEGETALES

¿Es mejor vivir en una ignorancia feliz y romántica? Puedo entender el atractivo: es más fácil levantarse todos los días si sientes que la Madre Naturaleza quiere recibirte con un cálido abrazo, que el mundo natural, e incluso los demás seres humanos, son esencialmente benévolos. El dolor y la muerte pueden ser inevitables, pero sólo porque somos seres torpes, falibles y fuera de sincronía con las armonías que rigen el universo. Si sólo nos entregáramos al flujo kármico, si fuéramos de naturaleza generosa, el mundo sin duda nos correspondería. Si sólo pudiéramos volver a un estado de naturaleza, como nuestros ancestros cazadores-recolectores...

¿Verdad?

Noche de cine en la sabana. Todo el campamento hadza está reunido en la oscuridad en torno a la computadora portátil de Brian, que reproduce un documental sobre la naturaleza. Todos están encantados. Cada vez que un nuevo protagonista animal aparece a cuadro se produce una algarabía entre la multitud. *¡Ooooohhh! ¡Miren el ñu! ¡Ay, mira, es una jirafa enorme!* Entonces aparece una escena nocturna a orillas de un abrevadero. Los elefantes llegan a beber, desesperados por algo de agua en el punto más crítico de la temporada de secas. Pero cerca de allí acechan unos leones. La manada ataca a un elefante bebé y le muerde la nuca; el pequeño corre despavorido, alzando su trompita y lanzando balidos de dolor. La multitud está absorta, yo incluido. Los elefantes adultos tratan de ahuyentar a los leones, pero no lo logran. Hay demasiados, y atacan como ninja, uno tras otro, profundizando cada vez las heridas que sangran. El fin llega pronto. *¡Un bebé elefante!* Dios mío, el horror. Está claro que la Naturaleza se equivocó. Se supone que no deben ocurrir cosas tan repugnantes como ésta.

Los hadza estallan en gritos de alegría. *¡Ja! ¡Los leones los atraparon!* Me quedo pasmado. *¿Qué clase de psicópata le va a los leones?*[27]

Pero luego lo entiendo. Sentir pena por los elefantes es un lujo de los habitantes de las ciudades que experimentan la naturaleza en la pantalla de televisión. Cuando creces y vives en la naturaleza todos los días entiendes que ella no tiene el menor interés por acogerte. No hay ningún drama majestuoso que ocurre exclusivamente en beneficio de tu crecimiento espiritual. No, por el contrario, eres parte de una desordenada mezcla de especies, algunas malintencionadas, otras indiferentes, pero ninguna de ellas es tu amiga. Los hadza odian a los elefantes porque son enormes e irascibles y de vez en cuando matan a un integrante de su campamento. Les tienen a los elefantes tanto cariño como a las serpientes, y los hadza *odian* a las serpientes.

Los hadza no lloran por los animales que cazan, igual que tú no lloras por tu yogur para el desayuno. No son cínicos o insensibles, pero saben cómo es la vida. Ser parte del ecosistema implica comerse unos a otros, ya seas una planta o un animal. Los perros salvajes que olfatean tu rastro en la brisa y te siguen no sienten el menor remordimiento cuando llega el momento de desgarrarte las entrañas. Son negocios; nada personal. Entender la vida en un sistema real, funcional, exige que abandonemos las mitologías románticas con las que nos alimenta Disney mientras crecemos al amparo de nuestras ciudades y suburbios.

Ver el mundo a través de las lentes de la evolución es una llamada de atención igual de perturbadora. Lo que Darwin vio claramente por primera vez fue que todas las especies compiten por recursos limitados: luchan por conseguir comida sin convertirse ellos mismos en la cena. En la naturaleza no hay "malos" ni "buenos"; somos *nosotros* los que asignamos juicios culturales a un reparto de personajes en realidad amorales e indiferentes. Incluso las cosas que parecen hacerse en nuestro beneficio ocurren por motivos evolutivos ulteriores que son esencialmente egoístas. Las frutas, esos regalos de los árboles, repletas de dulce carne, no son más que un astuto medio para dispersar semillas. Los perros han evolucionado para aprovecharse de nuestras emociones[28] y obligarnos a quererlos porque los humanos somos una excelente fuente de comida para el perro. ¿Y las plantas exuberantes que llenan nuestro planeta de vida? Llevan 500 millones de años envenenándonos silenciosamente.

La vida requiere energía, y el primer sistema de producción de combustible que evolucionó en nuestro planeta fue la fotosíntesis. Las primeras bacterias que aprovecharon la luz del sol dependían del hidrógeno y el azufre, no del agua, para llevar a cabo la fotosíntesis. Luego, hace unos 2,300 millones de años, en algún estanque somero de una joven Tierra rocosa, evolucionó una nueva receta para la fotosíntesis[29] que convertía el agua (H_2O) y el dióxido de carbono (CO_2) en glucosa ($C_6H_{12}O_6$) y oxígeno (O_2). La luz del sol proveía la energía necesaria para esta conversión, energía que se almacenaba en los enlaces moleculares de la glucosa.

Este nuevo tipo de fotosíntesis, llamada oxigénica porque produce oxígeno como producto de desecho, fue una revolución. La vida que empleaba fotosíntesis oxigénica, absorbiendo CO_2 y agua y escupiendo oxígeno, colonizó el planeta. Tendemos a pensar en el oxígeno como en un bien, algo que hace posible la vida, pero su verdadera naturaleza química es devastadora. Se roba electrones y se enlaza a otras moléculas, que altera por completo y con frecuencia hace pedazos. El oxígeno es Shiva el destructor, que extermina todo lo que toca, ya sea lentamente (la oxidación) o de forma violenta (el fuego).

Al principio el nuevo oxígeno que producían las plantas fue absorbido por el hierro en el polvo y las rocas, creando gigantescas "bandas rojas" en la corteza terrestre. Luego fue el océano el que absorbió tanto oxígeno como pudo. Y después la atmósfera comenzó a llenarse, pasando de cero a más de 20 por ciento a medida que las plantas fotosintéticas de todo el mundo eructaban esta desagradable sustancia de forma constante e indiferente. Los crecientes niveles de oxígeno aniquilaron a casi todos los seres vivos, un evento conocido como la Gran Catástrofe del Oxígeno. La vida en la Tierra se encontraba al borde de la extinción total.

ALIENS EN NUESTRO INTERIOR:
LAS MITOCONDRIAS Y LA DICHA DEL O₂

En las escalas inaprehensibles del tiempo evolutivo, incluso los acontecimientos improbables se vuelven rutina. Pensemos en las probabilidades de ser alcanzado por un rayo, que para los estadunidenses son de 1 en 700,000 al año.[30] Si vives 70 años tus probabilidades siguen siendo reconfortantemente bajas, de 1 en 10,000. Pero ¿qué pasaría si vivieras 3,000 millones de años y pudieras ver toda la historia de la vida en la Tierra? En esa escala de tiempo sería de esperar que te cayera un rayo unas 4,200 veces.

Las cifras son aún más difíciles de entender cuando pensamos en la evolución de hordas y hordas de bacterias microscópicas y otros microorganismos unicelulares. En unos gramos de agua "limpia" puede vivir más de un millón de bacterias,[31] y nuestro planeta contiene unos 1,380 millones de kilómetros cúbicos de agua.[32] Eso nos da una cifra total de bacterias acuáticas en este planeta (ignorando las terrestres) de más o menos 40×10^{27}, es decir, un 40 seguido por 27 ceros. Incluso si solamente se replicaran una vez al día ocurrirían 14×10^{30} replicaciones al año. ¿Qué probabilidades existen de que emerja una mutación al azar que transforme una ruta metabólica de modo que convierta una sustancia química previamente inservible en una fuente de alimento? Incluso si las probabilidades fueran de 1 en 100 billones podríamos esperar que cada año ocurrieran más de 100,000 *billones* de mutaciones como ésta. A lo largo de los millones de años de los que dispone la evolución este tipo de mutaciones son casi inevitables.

Durante los eones en los que la joven Tierra fue llenándose lentamente de oxígeno venenoso se presentó una oportunidad. Entre la infinidad de miles de billones de bacterias que vivían, mutaban y se reproducían en escalas de tiempo de miles de millones de años, algunas se toparon por causalidad con una solución improbable, una forma de aprovechar el oxígeno para producir combustible: la fosforilación oxidativa. Transportar electrones dentro y fuera del espacio intermembrana les permitió a estas bacterias invertir el proceso de fotosíntesis: usar el oxígeno para romper los enlaces de glucosa y liberar la energía solar almacenada en su interior. Los productos de desecho eran CO_2 y agua... los ingredientes de la fotosíntesis.

Fue un hito en la evolución. El metabolismo aeróbico abrió una frontera nueva e inexplorada, una estrategia nueva para la vida. Las bacterias que usaban oxígeno se dispersaron por el planeta y se diversificaron en nuevas especies y familias. Pronto estuvieron en todos lados.

Luego ocurrió otro acontecimiento improbable. En el inhóspito mundo de la vida temprana, donde las células se devoraban unas a otras, las prósperas bacterias aeróbicas eran una deliciosa entrada nueva en el menú. Cuando una célula devora a otra (ya sea una amiba en un charco del patio que se come a un paramecio o una célula inmunitaria en tu sangre que mata a una bacteria invasora), lo que hace es tragarse a su presa: introduce a la víctima dentro de su membrana para desmembrarla y quemarla como combustible. Tras ser devoradas así incontables millones de bacterias aeróbicas a lo largo de cientos de millones de años, un puñado (tal vez sólo una o dos) lograron escapar de la destrucción. Contra todo pronóstico sobrevivieron, intactas, en el interior de su huésped. Eran diminutos Jonás en el vientre de la ballena.

Y funcionó extraordinariamente bien.

Estas células quiméricas tenían ventajas sobre otras en los océanos de la Tierra media. Con una bacteria especializada en la producción de energía a bordo, estas células híbridas les ganaron a otras en la competencia por convertir energía en descendientes. El motor bacteriano interno se volvió la norma. Todos los animales que viven hoy en la Tierra, desde los gusanos hasta los pulpos y los elefantes, son herederos de este gran salto hacia delante. Como todos los demás animales, llevamos en el interior de nuestras células a los descendientes de estas bacterias aeróbicas salvadoras: nuestras mitocondrias.

La revolucionaria idea de que las mitocondrias evolucionaron a partir de bacterias simbióticas fue propuesta por la visionaria bióloga evolutiva Lynn Margulis.[33] Desde el siglo xix los investigadores habían reconocido la semejanza visual entre las mitocondrias y las bacterias al verlas a través del microscopio, y habían especulado con la posibilidad de un origen bacteriano de las mitocondrias, pero fue Margulis la que le inyectó vida y rigor a la idea. A finales de la década de 1960 escribió un revolucionario artículo sobre la teoría. Lo rechazaron decenas de revistas que opinaban que era demasiado escandaloso, pero ella perseveró. Durante las décadas siguientes resultó claro que la escandalosa idea de Margulis era correcta.

Las mitocondrias dentro de nuestras células conservan su propio anillito de ADN, un revelador vestigio de su pasado bacteriano. Y nosotros las alimentamos y las cuidamos diligentemente como si fueran mascotas amadas; nuestros corazones y pulmones están dedicados a la tarea de proporcionarles oxígeno a nuestras mitocondrias y limpiar sus desperdicios de CO_2. Sin ellas y sin la magia de la fosforilación oxidativa no podríamos mantener las extravagancias energéticas que damos por hecho. La vida jamás habría evolucionado en la increíble colección de especies de la que hoy somos testigos.

El oxígeno es el ingrediente principal de la fosforilación oxidativa precisamente porque es un ladrón de electrones, la misma característica que lo vuelve tan destructivo. El oxígeno es el receptor final de electrones en lo que se conoce como la cadena de transporte de electrones, la brigada de baldes que lleva los electrones en la membrana interior de las mitocondrias e introduce los iones de hidrógeno en el espacio intermembrana. Sin oxígeno, la cadena de transporte de electrones se detiene, el ciclo de Krebs se retrae y las mitocondrias se apagan. Cuando los electrones saltan al oxígeno al final de la cadena de transporte de electrones, atraen iones de hidrógeno y forman agua, H_2O. Tus mitocondrias producen más de una taza de agua al día (unos 300 mililitros) a partir del oxígeno que respiras.

EN SUS MARCAS, LISTOS, FUERA

Al nivel básico de los macronutrientes y las mitocondrias, las rutas metabólicas y la producción de ATP, todos los animales (incluidos los humanos) somos esencialmente lo mismo. La figura 2.1 se aplica igual de bien a las cucarachas, las cabras y los californianos. Y sin embargo, en los casi 2,000 millones de años que han transcurrido desde que entraran en escena el metabolismo aeróbico y las mitocondrias, ha evolucionado una asombrosa diversidad de seres vivos, los cuales usan el mismo esquema metabólico. Los metabolismos se han acelerado y ralentizado, retocado y remodelado para dar lugar a la infinidad de formas en las que los animales se mueven, crecen, se reproducen y se reparan a sí mismos. Como vimos en el capítulo anterior, estos cambios metabólicos han modelado a nuestra especie de forma esencial.

Ahora que entendemos los rasgos metabólicos básicos que comparten todos los animales, exploremos qué formas les ha dado la evolución. Visitemos todos los lugares a los que pueden llevarnos estas máquinas devoradoras de oxígeno y descubramos cómo funcionan cotidianamente en el mundo real. ¿Cuánta energía quemamos realmente día a día, y en qué? ¿Cuánta energía se necesita para caminar un kilómetro, luchar contra un resfriado o gestar un bebé? ¿De verdad podemos "acelerar" nuestro metabolismo con café, dietas o súper alimentos? ¿Cómo obtiene nuestro cuerpo la cantidad justa de combustible para satisfacer nuestras necesidades diarias? ¿Y por qué se desgastan y se descomponen nuestras maquinarias metabólicas? ¿La muerte es el costo inevitable que debemos pagar por quemar energía, el pacto con el diablo que nos da la oportunidad de caminar entre los vivos?

Y lo más importante, ¿hasta dónde tengo que correr para escapar de la culpa de comerme una buena dona?

Capítulo 3

¿Cuánto me va a costar?

En lo profundo del bosque, a una media hora de Boston, en los terrenos de una plataforma de lanzamiento de misiles desmantelada que data de la época de la Guerra Fría, se oculta una variedad de criaturas extrañas y nerds de rostros serios que se afanan por descubrir los misterios de la vida. Es la estación de investigación Harvard, mezcla de vieja granja de Nueva Inglaterra y laboratorio de científico loco. Entre el remolino de colores de las hojas otoñales se pavonean por sus pasturas unos emús que parecen dinosaurios gruñones y los ualabíes saltan entre la hierba. Las cabras y las ovejas que pastan sobre la ladera parecen típicos rebaños campiranos hasta que te fijas en las cajitas negras que llevan en sus collares, registrando todos sus movimientos como si fueran las grabadoras de vuelo de un 747. Dentro de los bajos edificios de cemento verás gallinas de Guinea que corren en diminutas caminadoras o ranas que saltan en plataformas miniatura para medir sus aceleraciones. Por los pasillos vuelan murciélagos y aves, cuyas rápidas maniobras son observadas por cámaras infrarrojas de alta velocidad y por estudiantes de posgrado que han consumido demasiada cafeína.

Era finales del verano de 2003. Iba a la mitad del doctorado en mi querida Harvard, y mi objetivo era aprender todos los pormenores de la medición del gasto energético para mi tesis. Todavía recuerdo mis primeras semanas de trabajo en la estación de investigación; me sentía como el becario nuevo e incauto en un laboratorio secreto estilo James Bond, pero si el programa 007 se ocupara de animales en vez de villanos. *Las cabras están en el prado norte, la caminadora está pasando esa puerta, los análisis de oxígeno están en el carrito. Buena suerte, trata de no romper nada y no te olvides de limpiar la caca de cabra.* Algunos días resultaba difícil distinguir el aprendizaje por inmersión y por ahogamiento. Lo adoraba.

Había pasado toda la mañana poniendo al perro Oscar en la caminadora y midiendo la energía que quemaba al caminar y trotar. Para mi estudio, los perros tenían que usar sobre la cabeza una máscara de plástico transparente de gran tamaño —un casco de astronauta improvisado con una botella de gaseosa de 3 litros— para canalizar su aliento hacia el analizador de oxígeno. Oscar era una mezcla de pitbull rescatado de un refugio, y era el leal compañero de una colega, Monica. Le gustaban las caminadoras con una pasión que rayaba en la locura (también ayudaba que untara el interior de la máscara con salchichas). La oficina de Monica estaba a unos metros del laboratorio de la caminadora, y tenía que asegurarse de que Oscar estuviera dentro y con la puerta cerrada cada vez que había otro perro haciendo pruebas para que no tuviera un arranque de celos.

Lo que comenzó como el inofensivo proyecto de medir los costos de caminar y correr en humanos, perros y cabras se fue convirtiendo en una obsesión profesional por la medición de gastos energéticos. Pronto me encontraba de camino a California para un proyecto de medición de gastos energéticos en chimpancés al caminar en dos o cuatro patas. Siguió uno con humanos que corrían con los brazos doblados contra el pecho para tratar de determinar la ventaja energética de columpiar los brazos (es diminuta). Dave Raichlen, Brian Wood y yo pasamos los veranos de 2010 y 2015 en campamentos hadza con un laboratorio metabólico portátil midiendo el costo de todas las actividades hadza que se nos ocurrieron: caminar, trepar árboles, abrir panales de abeja, desenterrar tubérculos... Tan sólo el año pasado trabajé con Masahiro Horiuchi y otros colegas en Japón para calcular la energía que consumimos con cada latido y cada respiración.

Tal vez pienses que estos intereses esotéricos me han convertido en un excéntrico, incluso un paria. Pero resulta que en universidades de todo el mundo hay laboratorios dedicados a medir gastos energéticos. Es un campo de la biología y la medicina muy dinámico y bastante ecléctico. Incluso tenemos conferencias anuales. Pero confesar que no estoy solo en mi obsesión únicamente la vuelve más atípica. ¿Por qué querría *cualquiera* consagrar su carrera a medir cuánto nos cuestan estas cosas?

En la economía de la vida, las calorías son la divisa. Los recursos siempre son limitados, y la energía que se gasta en una tarea no puede usarse para otra. La evolución es un contador inmisericorde: lo único que importa, al final de una vida, es cuántos descendientes vivos ha producido un organismo. Los organismos que gastan sus calorías de manera insensata a ojos de la selección natural se reproducirán menos. La siguiente generación estará repleta de descendientes de aquellos que gastaron en forma cuidadosa y estratégica: los que demostraron ser mejores para obtener energía y para asignar esas calorías en manera efectiva. Puesto que las tendencias fisiológicas y conductuales son heredadas, estos descendientes tenderán a gastar sus calorías igual que lo hicieron sus padres. Así, la siguiente generación juega una nueva ronda, pero esta vez la competencia es más dura, porque los competidores menos efectivos han sido eliminados. A lo largo de los eones los organismos que perduran son los que tienen estrategias exquisitamente bien afinadas para obtener y gastar sus calorías. Cada especie representa una estrategia metabólica particular, calibrada a su entorno. Cada organismo es el último movimiento en el infinito tablero de la vida.

¿Quieres saber cómo la evolución ha ajustado la fisiología de una especie? ¿Quieres entender cómo se priorizan o clasifican las distintas tareas cuando las circunstancias son difíciles? Sigue las calorías.

A HOMBROS DE GIGANTES

Nada es más obvio que la necesidad de comer y respirar, pero la ciencia del metabolismo tardó mucho en desarrollarse. Alguien —o con más frecuencia algunos— tardó años en desentrañar cada uno de los detalles que explicamos en el capítulo 2, cada palabra y cada flecha de la figura 2.1. Es una historia que se remonta a más de dos siglos.

Los primeros avances en la ciencia del metabolismo ocurrieron a mediados y finales del siglo XVIII, cuando investigadores en Europa y Estados Unidos descubrieron el papel del oxígeno y de los alimentos. Los científicos de la época, como cualquier otra persona en la historia, sabían que los humanos y otros animales necesitan comer y respirar para sobrevivir. La gente incluso había entendido que hay una conexión entre el fuego y el metabolismo, al notar que los humanos y otros mamíferos generan calor corporal. Pero los detalles sobre cómo ocurría el proceso eran desconocidos. Nadia sabía *cuál* de los componentes del aire necesitábamos exactamente, o *cómo* usaban el alimento nuestros cuerpos. No se sabía nada de lo que explicamos en el capítulo 2.

No ayudó que las primeras investigaciones metabólicas hubieran comenzado con una perspectiva del mundo que estaba completamente de cabeza. Por allá del siglo XVII, cuando dio arranque la Ilustración y nació la ciencia occidental, el consenso general era que no obteníamos *nada* importante a partir del aire. Por el contrario, los científicos pensaban que el calor corporal (lo mismo que el calor del fuego) consistía en una sustancia, que llamaron "flogisto", que abandonaba el cuerpo. Se pensaba que el flogisto era el componente esencial[1] del material combustible, que lo hacía inflamable y que lo abandonaba al quemarse. El aire absorbía el flogisto, pero no podía contener más que cierta cantidad. Por eso las velas se apagaban cuando se les colocaba una vasija encima: una vez que el aire en el interior se saturaba de flogisto ya no podía liberarse más y la vela no podía quemarse.

No fue sino hasta 1774 que el químico Joseph Priestley descubrió el oxígeno. Lo llamó "aire desflogisticado", pensando que el oxígeno era una forma purificada de aire, libre de flogisto. Priestley le enseñó la sustancia a su colega[2] químico Antoine Lavoisier durante una visita a París. Ambos estaban fascinados por la ciencia de la combustión. Lavoisier, considerado por muchos el padre de la química moderna, rechazó la idea de que el aire de Priestley estaba "desflogisticado". Sostenía, por el contrario, que el gas era una sustancia por derecho propio, y la bautizó "oxígeno" o "formador de ácidos" por su predilección de robar electrones y generar ácidos (las mismas propiedades que hacen al oxígeno tan esencial en la cadena de transporte de electrones). Lavoisier fue el primero en reconocer que el fuego consumía oxígeno. Tuvo la corazonada de que los organismos vivos hacían lo mismo.

En 1782 Lavoisier y su amigo Pierre-Simon Laplace llevaron a cabo un ingenioso experimento que condujo a un avance fundamental en la ciencia metabólica. Pusieron un conejillo de Indias en un pequeño contenedor de metal[3] y lo introdujeron (con la tapa cerrada, pero con agujeros para respirar) en un gran balde lleno de hielo hasta la mitad. Luego terminaron de cubrir con hielo el contenedor del conejillo de Indias y abrieron un desagüe en el fondo del balde. Al medir la cantidad de agua que escurría del balde pudieron medir el calor que emitía el animal. Lavoisier y Laplace calcularon la tasa de calorías quemadas contra la cantidad de CO_2 que producía el conejillo de Indias y descubrieron que era la misma proporción que la de la madera al quemarse o la cera de las velas. Lavoisier concluyó que la *respiration est donc une combustion*: el metabolismo es, en esencia, una combustión.

Imagina cuántas cosas más habría podido descubrir Lavoisier si no lo hubieran guillotinado durante el frenesí de la Revolución francesa sólo unos años después.

Se necesitaron décadas de experimentos minuciosos para demostrar que la cantidad de calor que se genera cuando se queman los alimentos en el fuego es precisamente el mismo que cuando se queman en el cuerpo, y que las cantidades de oxígeno que se consume y de CO_2 que se produce también son idénticas. Una vez establecidas estas reglas fundamentales los científicos probaron dos aproximaciones generales para medir el gasto energético: podían medir el calor producido (llamado calorimetría directa) o medir el consumo de oxígeno y la producción de CO_2 (llamado calorimetría indirecta). En términos prácticos es mucho más fácil medir gases que medir calor, así que para finales del siglo xix los pioneros en el joven campo de la nutrición y la energética usaban la medición del consumo de oxígeno y la producción de CO_2 como medidas principales de las calorías quemadas por humanos y animales.

Cien años más tarde, es el mismo enfoque que yo usaba para medir el gasto de energía de Oscar mientras trotaba en la caminadora. Como puedes ver en la figura 2.1, quemar carbohidratos, grasas y proteínas consume oxígeno y produce CO_2. Medir el consumo de oxígeno y la producción de CO_2 es el enfoque estándar para medir las calorías. El oxígeno y el CO_2 no son energía en sí mismos, pero están tan estrechamente vinculados con la generación de ATP y el gasto energético que son medidas confiables y precisas del metabolismo.

Ahora vamos a las letras chiquitas. Puesto que el oxígeno y el CO_2 son medidas indirectas del gasto energético, hay algunos detalles importantes que debemos considerar al usarlos para medir el metabolismo. Primero, se necesitan unos minutos de actividad antes de que el cuerpo alcance un estado constante de consumo de energía y producción de CO_2. Si sueles hacer ejercicio ya lo sabes: tu respiración y pulsaciones cardiacas tardan un rato en alcanzar su ritmo promedio. Las ráfagas breves de actividad, como las carreras cortas o el levantamiento de pesas, no duran lo suficiente como para alcanzar este estado estable y dependen del metabolismo anaeróbico, que no consume oxígeno, lo cual los vuelve difíciles de medir. Además, la cantidad de energía que se quema dado un volumen fijo de oxígeno consumido o CO_2 producido cambia un poco dependiendo de si estás quemando más carbohidratos, proteínas o grasas. Por suerte, la combinación de combustibles puede calcularse a partir de la proporción de consumo de oxígeno contra la producción de CO_2 (lo que se llama la tasa de intercambio respiratorio o cociente respiratorio) para obtener una medición precisa del gasto energético.

A pesar de estos desafíos los investigadores han analizado los costos energéticos de una sorprendente variedad de actividades humanas. Estas medidas se usan como referencia para todos los aparatos de ejercicios y todas las calculadoras en línea que te han dicho cuántas calorías quemaste. No importa si lo tuyo es la bicicleta elíptica, correr con tu reloj inteligente o pedalear como loco en tu clase de spinning; el cálculo de calorías que arrojan estos aparatos está basado en las mediciones de consumo de oxígeno y producción de CO_2 de algún grupo de prueba que hizo ejercicio en un laboratorio. Al menos se supone que en eso se basan las cifras; no hay una policía metabólica que se asegure de que las compañías no inventen sus números.

Con frecuencia el gasto energético se reporta en equivalentes metabólicos o MET (por sus siglas en inglés). Un MET se define como 1 kilocaloría por kilogramo de masa corporal por hora, que es más o menos el costo energético en reposo. El Compendio de Actividad Física, recopilado por Barbara Ainsworth y su equipo cada pocos años, es la referencia definitiva para quienes quieran saber el costo calórico de una actividad particular. Contiene los valores MET de más de 800 actividades, desde las cotidianas ("escribir a máquina: eléctrica, manual o computadora", 1.3 MET) hasta las inesperadas ("pescar con una lanza, de pie", 2.3 MET), y desde los vagamente curiosos ("actividad sexual, general, esfuerzo moderado", 1.8 MET) hasta las desconcertantemente específicas ("caminar, para atrás, a 5.6 km/h, cuesta arriba, con una inclinación de 5 grados", 6.0 MET). En el cuadro 3.1 incluyo algunas actividades comunes y sus costos.

Cuadro 3.1. Costos energéticos de diversas actividades

1 MET= 1 kilocalorías por kg de peso corporal por hora

ACTIVIDAD	MET	NOTAS
Reposar	1.0	Dormir es un poco menos, 0.95 MET
Estar sentado	1.3	Lo mismo para leer, ver la televisión o trabajar en la computadora
Estar de pie	1.8	Con las dos piernas
Yoga	2.5	Estilo hatha
Caminar	3.0	A 4 km/h en una superficie firme y plana
Hacer deporte	6.0-8.0	Futbol, basquetbol, tenis y otros deportes aeróbicos
Tareas domésticas	2.3-4.0	Limpiar, lavar la ropa, trapear, etc.
Alta intensidad	10-13	Entrenamiento militar o de la marina, boxeo, remar vigorosamente, etc.

IR POR AHÍ: LOS COSTOS DE CAMINAR, CORRER, NADAR Y ANDAR EN BICICLETA

"Siete cuarenta y cinco, caminando."

Todavía no eran ni las ocho de la mañana y el sol ya pegaba fuerte. Lo que comenzó como una mañana fresca en Hadzaland se iba convirtiendo en otro día ardiente. Acompañaba a un grupo de mujeres hadza en su incursión diaria por alimento. Ese día buscaban bayas kongolobi: esferitas duras del tamaño de un chícharo, casi pura semilla con una delgada capa de carne agridulce.

Dejamos el campamento un poco antes de las siete de la mañana. Durante una media hora las mujeres y yo caminamos rápidamente en una fila desordenada siguiendo el borroso rastro que había dejado en el camino alguna camioneta. El rastro subía de las planicies del extremo oriental del lago Eyasi hacia las rocosas colinas Tli'ika, aprovechando un atajo hacia la aldea de Domanga que seguían los pocos viajeros que tenían alguna razón para ir allá y un transporte con buena suspensión. Los camiones pasaban por aquí algunas semanas, el tráfico suficiente para evitar que las hierbas doradas y los duros matorrales borraran por completo el rastro. Un brazo del camino que serpenteaba hasta la cumbre de las colinas Tli'ika conducía al campamento Sengeli, y los hadza que vivían allí con frecuencia lo usaban como camino de ida y vuelta a casa.

"Siete cincuenta de la mañana, caminando."

Cruzamos un océano interminable de doradas hierbas secas; dejamos atrás arboledas de acacias, enormes baobabs y densos bosquecillos de arbustos secos y leñosos hasta que finalmente llegamos a una floresta de arbustos de kongolobi y las mujeres dejaron el rastro de la camioneta y se dispersaron. Con gran habilidad arrancaron puñados de bayas y las guardaron en sus congas. Llevaban las congas, rectángulos coloridos de tela delgada del tamaño de toallas de playa, amarradas sobre los hombros para formar bolsas profundas que descansaban sobre las caderas. Mi tarea del día era seguir a

Milé, una mujer de 64 años de edad, durante su recolección. Milé había accedido a que la siguiera y tomara notas, con el acuerdo tácito de que yo trataría de no estorbar ni ser demasiado molesto.

Estos seguimientos focales, como se llaman, son el sustento de la antropología; dichas observaciones, sumadas a lo largo del tiempo, ofrecen un retrato detallado de la vida en una comunidad particular. El truco es ser discreto para que el día transcurra sin perturbaciones. Hacer ruido con los cuadernos de notas o desmayarse por un golpe de calor se consideran malos modales. Yo tengo buena condición y llevaba una botella de agua y una barra de granola en mi mochila; no me preocupaba mucho la extenuación. Y tomaba notas tal como me indicó Brian Wood, que ha hecho decenas de estos seguimientos y es un antropólogo de verdad: llevaba una grabadora en mi mano derecha y, exactamente cada cinco minutos, susurraba en ella lo que hacía Milé en ese instante.

"Siete cincuenta y cinco, caminando."

Mi único problema era que me sentía cada vez más cohibido. No sólo me encontraba al acecho, en silencio, observando a todos como si fuera el chaperón en un baile de escuela católica, sino que cada cinco minutos le hablaba a una grabadora de voz como si fuera el peor espía del mundo. Cuanto más silencioso trataba de ser, más ridículo me sentía de susurrarle a una cajita negra en el inmenso vacío de la sabana africana. Y además casi siempre se trataba de la misma nota: *caminando*.

Ser hadza es caminar. Y caminar. Y caminar. Todos los días. Las mujeres hadza caminan en promedio unos 8 kilómetros al día; los hombres hadza, unos 13. Una mujer de la edad de Milé ha caminado más de 160,000 kilómetros a lo largo de su vida, suficiente para darle cuatro veces la vuelta a la Tierra. Si un hombre hadza llega a la séptima década puede haber caminado los 385,000 kilómetros que nos separan de la luna.

"Ocho de la mañana, caminando."

Cuando finalmente volvimos al campamento, unas horas después, Brian me preguntó cómo me había ido con mi seguimiento. Respondí que *fantástico.* Todo bien. Sin problemas. Me daba vergüenza mencionarle mi fastidio de tomar notas que repetían *caminar* una y otra vez. Sin duda hablaba mal de mí como adulto y como antropólogo. Brian y yo nos hicimos amigos durante el posgrado en Harvard, y aunque ambos estábamos en el departamento de Antropología habíamos recibido formaciones muy distintas. Mientras yo me encontraba en la estación de investigación poniendo perros y cabras en caminadoras y aprendiendo sobre fisiología metabólica, Brian vivía con los hadza y aprendía el oficio de la antropología de campo: los seguimientos focales, las entrevistas, la ecología de la recolección. Ahora, años después, en medio de una temporada de campo con los hadza, yo intentaba por todos los medios no ser el eslabón débil. No quería admitir que me sentía como un idiota usando la grabadora. Los antropólogos serios y dedicados no permitirían que algo parecido a la vanidad afectara su trabajo.

Pero más tarde, durante la cena, cuando Brian, Dave Raichlen y yo hablábamos sobre los acontecimientos del día y hacíamos planes para el siguiente, lo confesé todo. Me sentía un poquito… *raro,* expliqué, al tener que repetir "caminando" cada cinco minutos en la grabadora como si fuera un chiflado que vaga por Penn Station hablando por un iPhone descompuesto.

—Sí… no necesitas hacer eso —dijo Brian.

¿¡Qué!? No registrar lo que sucede en intervalos precisos de cinco minutos parecía una seria violación al Código de Observación Antropológica, si es que tal cosa existe. Regla 1: tomar notas cada 5 minutos. Regla 2: no morirse (echas a perder las notas). Regla 3: no violar la regla 1.

Brian me explicó cómo lo hacía él: cada vez que se saltaba un registro de cinco minutos en las notas podía asumirse que estabas caminando. Caminar era la actividad por *default,* como respirar. No hacía ningún daño anotar cuando alguien lo hacía, pero resultaba mucho más importante y útil anotar cuando se detenía. Para un investigador de campo experimentado como Brian la lógica resultaba evidente.

—Con los hadza *siempre* estás caminando.

Caminar es un rasgo tan central de la vida hadza que fue la primera actividad que medimos cuando Dave, Brian y yo comenzamos el proyecto de energética hadza en 2009. Durante nuestra primera temporada de campo con ellos medimos los gastos energéticos diarios totales con agua doblemente marcada, y también llevamos con nosotros un respirómetro portátil. Era muy pesado y costaba el doble que mi automóvil, pero entraba en un maletín y era espléndido para medir el consumo de oxígeno y la producción de CO_2. Los par-

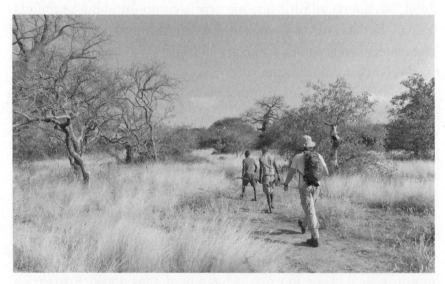

Figura 3.1. Caminando. Trabajar y vivir con los hadza requiere caminar bastantes kilómetros. Aquí seguimos a dos hombres hadza que rastreaban un impala al que le habían disparado dos horas antes. A pesar de que hicieron su mejor esfuerzo siguiendo las tenues huellas y las salpicaduras de sangre seca jamás lo recuperaron.

ticipantes debían usar una máscara de plástico delgado sobre nariz y boca, como las máscaras de oxígeno que suelen encontrarse en los hospitales. La máscara tenía un delgado tubo que se conectaba a la unidad de sensor, del tamaño de un libro grueso y que se sujetaba al pecho mediante un arnés. Era un pequeño laboratorio metabólico.

Despejamos un sendero plano alrededor del campamento para las pruebas de caminata. Los hombres y mujeres hadza caminaban por entre 5 y 7 minutos a velocidad constante mientras la máscara y la unidad del sensor calculaban su tasa de gasto energético (kilocalorías por minuto) a partir de las mediciones de consumo de oxígeno y producción de CO_2. Descubrimos que los hadza gastan tanta energía caminando como cualquier otra persona:

$$\text{Costo de caminar (kilocalorías por milla)} = 0.36 \times \text{peso (libras)}$$

Esta ecuación proviene de un extenso metaanálisis realizado por Jonas Rubenson y colegas en el que combinaron datos de 20 estudios diferentes. Nuestros datos de los hadza coincidían perfectamente con esta muestra mucho mayor.[4] Al parecer una vida de caminar no te vuelve más eficiente.

Usando la ecuación para el gasto de la caminata puedes calcular que una persona promedio de 150 libras (68 kilos) quema 54 kilocalorías para caminar una milla ($0.36 \times 150 = 54$). Una persona más pequeña, de unas 100 libras (45 kilos), quemaría 36 kilocalorías (éstos son los costos por arriba y por debajo de los costos del reposo, que discutiremos más adelante). Si queremos factorizar el esfuerzo de cargar una mochila o un bebé sólo añadimos el peso de esos artículos al término "peso" antes de multiplicar por 0.36. Así, una persona de 180 libras (80 kilos) que carga una mochila de 20 libras (10 kilos) tiene un peso total de 200 libras (90 kilos) y quemará unas 73 calorías al caminar una milla.

Correr es más costoso que caminar. El mismo estudio de Ruben-son y colegas analizó datos de 23 estudios sobre el gasto de energía al correr y descubrió que el costo de correr una milla se incrementa con el peso de este modo:

Costo de correr (kilocalorías por milla) =
0.69 × peso (libras)

Así, una persona de 150 libras (68 kilos) que corre una milla puede esperar quemar 102 kilocalorías (0.69 × 150 = 102). Puesto que 68 ki-los es un peso típico para un adulto, una buena regla empírica es que caminar cuesta 50 kilocalorías por milla y correr 100 kilocalo-rías por milla. Correr es el doble de caro que caminar, pero no tie-ne nada que ver con el costo de nadar. Los estudios de nadadores de élite realizados por Paola Zamparo,[5] Carlos Capelli y colegas sitúan el costo de nadar en:

Costo de nadar (kilocalorías por milla) =
1.98 × peso (libras)

Esto equivale casi tres veces al costo de correr. En comparación, an-dar en bicicleta es mucho más barato:[6]

Costo de andar en bicicleta (kilocalorías por milla) =
0.11 × peso (libras)

Que es apenas una tercera parte del costo de caminar. Pero esto es a 15 millas por hora (24 kilómetros por hora). Los costos de andar en bicicleta aumentan en forma exponencial con la velocidad, y tam-bién se ven afectados por factores como el viento, la superficie del camino y el diseño y la presión de los neumáticos (que afecta la re-sistencia al rodamiento). Por supuesto, la economía de la bicicleta

aventaja por mucho hasta al más ecológico de los automóviles de
gasolina. Un automóvil híbrido, que pesa unos 1,300 kilogramos,
quema un galón de gasolina (28,800 kilocalorías) para avanzar 55
millas, es decir, que el costo por libra (0.175 kilocalorías por milla) es
cerca de 60 por ciento mayor que viajar en bicicleta.

Para terminar nuestro tour por los viajes impulsados con energía humana analicemos los costos de trepar. Ya seas un hombre hadza que se sube a un baobab para recolectar miel de una colmena en
el dosel, un escalador en algún risco alpino o un contador que sube
las escaleras de su oficina, el costo del ascenso se incrementa con el
peso corporal[7] de este modo:

$$\text{Subir (kilocalorías por pie)} =$$
$$0.0025 \times \text{peso (libras)}$$

A primera vista el costo de trepar puede parecer bajo, pero observa que, a diferencia de los costos de caminar, correr, nadar y andar
en bicicleta, la ecuación para subir da el costo por cada *pie* que aumenta la elevación; los otros se muestran como costos por *milla*.
En realidad trepar es unas 36 veces más caro por distancia cubierta
que caminar, y sin duda es el tipo de avance humano más costoso.
Por supuesto, caminar o correr colina abajo es *menos* caro que caminar por terreno llano, siempre y cuando el descenso no sea tan
pronunciado que resulte muy penoso. Por suerte, en el caso de las
pendientes que solemos encontrarnos en senderos y banquetas (con
inclinaciones de menos de 10 por ciento) los costos adicionales de ir
de subida son más o menos equivalentes a la energía que se ahorra
al ir de bajada. Los costos de ir de subida y de bajada pueden igno-
rarse si estás calculando los totales para un paseo en el que la elevación neta obtenida es insignificante.

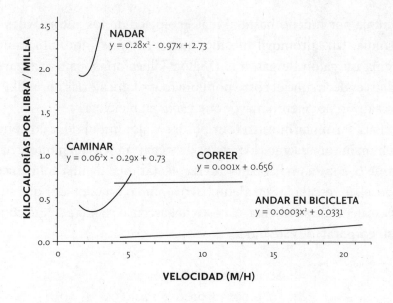

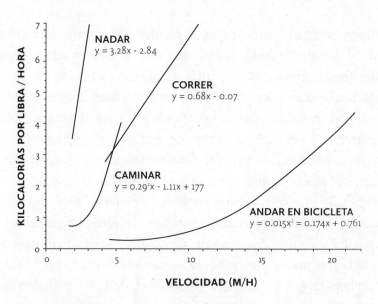

Figura 3.2. Los costos energéticos (kilocalorías por libra de peso corporal) del viaje con energía humana. La gráfica superior indica la energía quemada por milla recorrida, la inferior muestra la energía quemada por hora.

Efectos de la velocidad, el entrenamiento y la técnica

Tú sabes por experiencia que cuanto más rápido caminas, corres, pedaleas, trepas o nadas, más duro respiras y más energía quemas. También da la impresión de que los atletas de élite flotan sin esfuerzo, mientras que los mortales no paramos de resoplar. De hecho, la velocidad afecta el costo energético de dos formas distintas, pero los efectos no siempre coinciden con nuestras percepciones. Y el entrenamiento y la técnica son mucho menos importantes de lo que crees.

La forma principal en la que la velocidad afecta el costo es muy directa: cuanto más rápido nos movemos, más rápido tienen que hacer nuestros músculos el trabajo de mover nuestros cuerpos, y más rápido quemamos calorías. Si correr un kilómetro cuesta 100 kilocalorías quemaremos 600 kilocalorías por hora corriendo a 6 km/h (un ritmo de un kilómetro cada 6 minutos). En otras palabras, la tasa a la que quemamos energía (kilocalorías por minuto, o kilocalorías por hora) aumentará en forma directa con la velocidad. El aumento en el gasto energético por minuto para caminar, correr, nadar y pedalear se muestra en la figura 3.2.

Se trata de una idea intuitiva (ir más rápido implica gastar más rápido), pero hay una consecuencia sorprendente: sin importar qué tan rápido corras, quemas la misma cantidad de calorías por kilómetro. Es decir, quemas el mismo número de calorías si corres tres kilómetros a tu paso más veloz que si trotas tranquilamente, sólo que cuando aumentas la velocidad quemas las calorías más rápido (y terminas antes). Nos resulta más difícil correr rápido porque la fatiga tiene que ver con cuánto nos esforcemos (por ejemplo, las calorías por minuto), y no sólo con la cantidad total de calorías quemadas. En el capítulo 8 discutiremos la resistencia y la fatiga. Por ahora es suficiente con saber que nuestro "kilometraje" para correr no cambia con la velocidad.

Pero no ocurre lo mismo con la natación, la caminata o el ciclismo. En estas actividades la velocidad también afecta nuestro kilometraje, la energía quemada por kilómetro. Este efecto es evidente en las relaciones sinuosas entre la velocidad y la energía por milla en la figura 3.2. Pensemos por ejemplo en la caminata. Caminar a nuestro ritmo más económico, unos 4 km/h,[8] quema cerca de 30 kilocalorías para una persona de 68 kilogramos. Podemos pensar que se trata de una velocidad energéticamente óptima, puesto que consume la menor cantidad de energía por kilómetro. Caminar más rápido, a 6 km/h, quemará aproximadamente 40 por ciento más de energía, unas 40 kilocalorías por kilómetro. Alrededor de los 8 km/h el costo de caminar excede el costo de correr; a esa velocidad de hecho es más barato *correr* que caminar.

Hemos evolucionado para ser muy sensibles a estos cambios en el costo de la caminata. Si pones a alguien en una caminadora y vas aumentando la velocidad poco a poco, pasará naturalmente de caminar a correr muy cerca de la velocidad de transición metabólica a la que correr resulta más barato.[9] Si les pides a los sujetos del estudio que caminen por una pista a su ritmo normal, u observas a la gente caminando por la calle, verás que se mantienen muy cerca de la velocidad energéticamente óptima.[10] Nuestras velocidades de caminata habituales también dependen de nuestros objetivos y nuestro entorno. La gente en las ciudades grandes y frenéticas[11] y los hadza que se procuran el alimento suelen caminar un poquito más rápido que su velocidad energéticamente óptima. Al parecer, bajo ciertas circunstancias estamos dispuestos a gastar un poquito más de energía por kilómetro para ahorrar tiempo y cubrir más terreno. Como otros animales, hemos evolucionado para usar nuestra energía de forma muy estratégica.

Los costos de la caminata (kilocalorías/km) aumentan con la velocidad a causa de la mecánica inherente a la marcha.[12] Con cada paso nos elevamos y caemos, llevando nuestro centro de gravedad a una trayectoria de montaña rusa. Ese movimiento hacia arriba y hacia abajo se vuelve más difícil conforme más rápido nos movemos.

Cuando hacemos la transición a la carrera, nuestras piernas dejan de ser pilares rígidos para convertirse en resortes que nos hacen rebotar a cada paso. Seguimos subiendo y bajando con cada zancada, pero los mecanismos de resorte de la carrera producen una relación fija entre el costo y la velocidad. Los costos por kilómetro de andar en bicicleta y nadar aumentan con la velocidad, pero por razones distintas a las de la caminata. Cuando nadas o pedaleas obligas a tu cuerpo a moverse a través de un fluido (agua o aire), y la resistencia te hace perder energía. Cuanto más rápido te mueves, más te detiene la resistencia. El efecto es extremadamente fuerte en la natación: si incrementas tu velocidad apenas de 2 a 3 kilómetros por hora la energía quemada por kilómetro aumenta 40 por ciento. En el ciclismo, los costos de pelear con la resistencia del aire no son muy evidentes por debajo de unos 15 km/h (que es una de las razones por las cuales ésta no es un problema cuando corremos). Pero por arriba de 15 km/h el efecto de la resistencia se vuelve muy notorio. Un ciclista de unos 70 kilogramos gastará 15 kilocalorías más por kilómetro para incrementar su velocidad de 15 a 30 km/h; pasar de 30 a 50 le costará 25 kilocalorías más por kilómetro. Y todo esto suponiendo que no haya viento, que afecta la resistencia al incrementar o reducir el flujo de aire en relación con el ciclista. Pedalear a 30 km/h con un viento en contra de 15 km/h provocará la misma resistencia que ir a 50 km/h en el aire quieto.

Sorprendentemente, el entrenamiento y la técnica sólo tienen efectos modestos en los costos de transportarse. Los estudios con corredores de élite arrojan resultados mixtos; algunos muestran que los atletas entrenados queman menos energía por kilómetro, pero otros no reportan ninguna diferencia. Otros estudios han adoptado un enfoque más controlado, al entrenar a sus sujetos a lo largo de semanas o meses y medir el gasto energético todo ese tiempo. Estos estudios no siempre muestran un efecto cuantificable en el costo por kilómetro, e incluso en los estudios que sí encuentran una diferencia el efecto suele ser muy pequeño, de entre 1 y 4 por ciento.[13] Un efecto de esa magnitud podría resultar importante a los más altos niveles de competencia, en los que las carreras se ganan o se pierden por fracciones de segundo, pero seguramente es imperceptible para las personas promedio.

La técnica y el equipamiento tienen los mismos efectos mediocres. En el estudio de Capelli y colegas sobre la energética de la natación se reportan los mismos costos por kilómetro para los atletas que nadan en estilo libre, dorso o mariposa (el nado de pecho fue llamativamente más caro). Al parecer puedes nadar en casi cualquier estilo sin que afecte demasiado el costo por vuelta. Lo mismo ocurre con la carrera. Internet está lleno de consejos serios y detallados sobre cómo debes sostener los brazos mientras corres, pero básicamente son una estupidez, al menos en términos de energética. Puedes caminar o correr con los brazos doblados contra el pecho, tras la espalda o sobre la cabeza, y la quema de calorías apenas aumenta entre 3 y 13 por ciento.[14] La última moda en tecnología para correr es el tenis Nike Vaporfly, que a cambio de 250 dólares promete reducir tus tiempos cerca de 4 por ciento. Es una impresionante pieza de ingeniería, pero para un atleta de 70 kilogramos un ahorro de 4 por ciento sólo resulta en 2.5 kilocalorías por kilómetro, equivalente a la energía de un M&M. Esta reducción posiblemente no signifique mucho a menos que compitas al más alto nivel. Puesto que el costo por kilómetro se incrementa en forma directa con el peso, el estadunidense promedio con sobrepeso vería una mejoría mucho más marcada en los costos de la carrera (y en todo lo demás) si perdiera unos cuantos kilos. Cada punto porcentual de pérdida de peso corporal significa un porcentaje similar de disminución en la energía quemada por kilómetro.

Kilómetros por dona

Podemos usar las ecuaciones que calculan los costos de caminar, correr y trepar para poner en perspectiva la energía que gastamos en diferentes actividades. Por lo general, los costos de la actividad física son decepcionantes. Tomemos como ejemplo a un adulto típico de 70 kilogramos. Incluso si cumple su meta diaria de 10,000 pasos al día (unos 8 kilómetros) esto sólo representa unas 250 kilocalorías, más o menos la misma cantidad que hay en una botella de gaseosa de 600 ml (240 kilocalorías) o media hamburguesa (270 kilocalorías).[15] Subir un piso de escaleras (un ascenso de unos tres metros) quema unas 3.5 kilocalorías, menos energía de la que obtienes al comer un M&M. Tendrías que correr 5.5 kilómetros para quemar las calorías en una dona glaseada de chocolate (340 kilocalorías)[16] y más de 13 kilómetros para quemar el equivalente a una malteada grande (840 kilocalorías).

Por supuesto, los costos son más altos para esfuerzos más extremos. Un atleta de 70 kilos que corra un maratón quemará unas 2,690 kilocalorías. Un triatlón Ironman (4 kilómetros de natación, 112 kilómetros de bicicleta y 42 kilómetros de carrera) quemará unas 8,000 kilocalorías, asumiendo una velocidad promedio de 40 km/h en el tramo en bicicleta y un nado rápido. Correr los 160 kilómetros del ultramaratón de los Estados Occidentales quemará unas 16,500 kilocalorías, esto ignorando los costos de las elevaciones. Caminar el Sendero de los Apalaches con una mochila de 15 kilos quemará unas 140,000 kilocalorías.

¿Y qué hay de Milé y las otras mujeres hadza, que caminan todos los días y llevan comida a casa? Los hombres y las mujeres hadza tienden a ser de menor estatura que los adultos en el mundo industrializado. Las mujeres hadza pesan en promedio 45 kilos. Y aun así, una hadza típica, que anda 8 kilómetros diarios, quemaría unas 63,000 kilocalorías al año sólo de caminar. Es mucha energía.

Pero es menos de lo que cuesta gestar un bebé.

UN CUERPO EN DESCANSO

Ninguna de las funciones básicas que realizan nuestras células para mantener nuestro cuerpo con vida y funcionando se detiene cuando comenzamos a movernos. Por el contrario, siguen operando en el fondo, quemando energía; son los gastos inevitables de permanecer vivo. Las estimaciones de los gastos energéticos generados por las ecuaciones anteriores para actividades como caminar, andar en bicicleta, nadar y trepar son los costos *adicionales* a estos costos fijos. Con frecuencia ignoramos los costos invisibles cuando hablamos sobre ejercicio y gasto de energía, pero son mucho más altos que cualquier actividad que puedas hacer en el gimnasio.

El gasto energético fijo tiene varios nombres: tasa metabólica basal, gasto energético basal, gasto energético en reposo y tasa metabólica estándar, entre otros. Estas distinciones reflejan sutiles diferencias en la forma de medir estos gastos metabólicos. Los investigadores no siempre tienen cuidado con los términos que usan, abonando a la confusión. La tasa metabólica basal o TMB (así como sus muchas variantes) es la medición mejor definida: la tasa de gasto energético medida temprano en la mañana con el sujeto recostado, despierto pero tranquilo, con el estómago vacío (sin haber comido en las seis horas previas) y a una temperatura agradable. Si no se satisface uno o más de estos criterios la medición suele llamarse gasto energético en reposo o alguna otra variante, acompañado de una explicación de las condiciones en las que se hizo la medición.

La tasa metabólica basal (así como sus muchas variantes) es la energía que tu cuerpo quema cuando no está haciendo ningún trabajo físico, digiriendo alimentos o esforzándose por mantenerse tibio. La mejor forma de pensar sobre él es, pues, la suma del gasto energético de tus órganos conforme realizan sus distintas tareas. Cuanto más grande seas, más grandes serán tus órganos y más trabajo realizan al día. No es extraño, entonces, que la TMB (en kilocalorías al día) se incremente con el peso corporal[17] (en libras) de este modo:

Bebés (0 a 3 años): TMB = 27 × peso − 30
Niños (3 años hasta la pubertad): TMB = 10 × peso + 511
Mujeres: TMB = 5 × peso + 607
Hombres: TMB = 7 × peso + 551

Existen dos razones por las que necesitamos distintas ecuaciones para bebés, niños, mujeres y hombres. La primera es que el tamaño corporal tiene un efecto no lineal sobre la tasa metabólica. La energía gastada por kilogramo es mucho mayor para los organismos pequeños (incluyendo humanos pequeños) que para los grandes, como discutiremos más adelante. Es por eso que la inclinación para los bebés en la ecuación anterior (27) es cuatro o cinco veces más grande que para los hombres (7) y las mujeres (5). La segunda es que nuestro metabolismo cambia conforme maduramos y nuestros cuerpos pasan de la fisiología del *crecimiento* a la de la *reproducción*. La composición corporal también cambia durante la pubertad, cuando las mujeres acumulan más grasa que los hombres. La grasa no gasta tanta energía como otros tejidos, así que, en promedio, las calorías quemadas por kilogramo son menores para las mujeres (5) que para los hombres (7).

Estas ecuaciones de TMB nos dan una idea de las necesidades energéticas fijas del cuerpo, pero sólo son estimados muy generales. Tu TMB bien podría estar 200 kilocalorías al día por arriba o por abajo del valor predicho por las ecuaciones anteriores. Buena parte de esta variación tiene que ver con tu composición corporal. Si la mayor parte de su peso es grasa, tu TMB probablemente se encuentre por debajo del valor predicho. Si la mayor parte de tu peso es tejido magro, seguramente estarás por arriba. Ésa es una de las principales razones por las que la gente nota que sus metabolismos "se vuelven más lentos" conforme envejecen: tendemos a intercambiar músculos por grasa de la edad madura en adelante.

Incluso para el tejido magro hay mucha variación en las calorías

que se queman al día. Algunos de tus órganos son bastante silenciosos en términos metabólicos. Otros queman suficiente energía cada
día como para emprender una carrera de 5 kilómetros. La variación
individual en los tamaños de los distintos órganos, en particular las
proporciones relativas de músculo y masa orgánica, pueden tener
un efecto considerable en la TMB.

Estás por presenciar un detrás de cámaras de las vidas metabólicas secretas de tus órganos.

Músculo, piel, grasa y hueso

Los órganos más grandes son los más silenciosos. Para un adulto
estadunidense típico el músculo representa 42 por ciento del peso
corporal pero sólo 16 por ciento de la TMB, unas 280 kilocalorías al
día (más o menos 13 kilocalorías/día por kilo). Tu piel pesa unos 5
kilos, pero sólo quema 30 kilocalorías al día; tu esqueleto pesa un
poco más pero quema aún menos. Las células adiposas son más activas de lo que te imaginas: fabrican hormonas e intercambian glucosa y lípidos para mantener el suministro energético del cuerpo. Y
aun así, cada kilogramo de grasa quema sólo unas 4.5 kilocalorías al
día, para un total de unas 85 kilocalorías al día para un adulto típico de 70 kilogramos de peso con 30 por ciento de grasa corporal.[18]

Corazón y pulmones

Tu corazón es una bomba hecha de músculo. Tiene su propio sistema eléctrico, que es la razón por la que los sacerdotes aztecas podían arrancar el corazón del pecho de las víctimas de sacrificio y
el órgano seguía latiendo. Con cada latido el corazón bombea en el
cuerpo unos 70 mililitros de sangre a través de la aorta. Esto suma
unos cinco litros por minuto, casi toda la sangre de tu cuerpo. ¡Y
esto es en reposo! Durante el ejercicio el rendimiento del corazón

puede triplicarse fácilmente. Y sorprendentemente todo este trabajo tiene el bajísimo costo de unas 2 calorías por latido.[19] No *kilocalorías,* sólo 2 calorías (0.002 kilocalorías). Con un ritmo cardiaco en
reposo de 60 latidos por minuto tu corazón quema unas 8 kilocalorías por hora, el equivalente en energía de dos m&m. El corazón representa cerca de 12 por ciento de la TMB. Los pulmones, por su lado,
son más del doble de grandes pero sólo queman unas 80 kilocalorías
al día, o cerca de 5 por ciento de la TMB.

Riñones

Los riñones son el equipo de limpieza doméstica de tu cuerpo: in-
cansables, esenciales y poco reconocidos. Además de regular con
precisión la cantidad de agua de tu cuerpo se encargan de la colosal tarea de limpiar los desechos y las toxinas, filtrando 180 litros
de sangre al día. Millones de coladores microscópicos (las nefronas)
limpian cada gota de sangre unas treinta veces al día, bombeando y
extrayendo sales y otras moléculas para eliminar las sustancias dañinas y conservar las benéficas. Y aun así, la gente gasta cantidades
fabulosas de dinero y de tiempo (sobre todo en el retrete) con "lim-
pias" de moda que prometen purificar el cuerpo y eliminar las toxinas. La mayor parte de estos productos sólo le dan más trabajo a
los riñones (en serio: deja de tomarlos). Los riñones también realizan una importante tarea metabólica llamada gluconeogénesis, que
convierte el lactato, el glicerol (proveniente de la grasa) y los aminoácidos (de las proteínas)[20] en glucosa (figura 2.1). Todo este trabajo metabólico consume mucha energía. Tus dos riñones sólo pesan
unos 250 gramos, pero queman unas 140 calorías al día, que representa 9 por ciento de la TMB.

Hígado

El hígado es el héroe secreto de nuestro cuerpo. Esta fábrica metabólica de kilo y medio está involucrada en casi todos los procesos
indispensables para la vida, incluyendo cada una de las rutas principales de la figura 2.1. Es el principal sitio de almacenamiento de
glicógeno, y hace casi todo el trabajo de conversión de glucosa en
glicógeno y de glicógeno otra vez a glucosa. Convierte la fructosa en
grasa para almacenar o en una forma combustible de glucosa. El hígado descompone los quilomicrones sin utilizar y almacena la grasa
o la reempaqueta en otros contenedores de lipoproteínas (incluyendo las lipoproteínas de baja densidad, o LDL, y las lipoproteínas de
alta densidad, o HDL, que aparecen en tus estudios de colesterol). El
hígado es la sede principal de la gluconeogénesis, que convierte las
grasas y los aminoácidos en glucosa cuando hace falta, y transforma
la cabeza de los aminoácidos, que contienen nitrógeno, en urea para
que sea excretada en la orina. El hígado también es la sede primaria de la cetogénesis. Ah, y también descompone una amplia variedad
de toxinas, desde el alcohol hasta el arsénico (pero si quieres seguir
con tu desintoxicación a base de jugo de uva y jarabe de maple, allá
tú...). Todo este incesante trabajo metabólico quema unas 300 kilocalorías al día, 20 por ciento de la TMB.

Aparato digestivo

Como cualquier otro animal con una boca y un ano claramente
delimitados,[21] los humanos no somos más que un tubo muy elabo-
rado. Ese tubo es tu aparato digestivo, que corre desde tu boca hasta
tu estómago, luego a través de tus intestinos delgado y grueso y termina en tu ano. Es la planta de procesamiento que digiere la comida y la convierte en nutrientes, como discutimos en el capítulo 2. El
aparato digestivo humano pesa cerca de un kilogramo y quema unas
12 kilocalorías por hora, pero eso es en reposo y con el estómago

vacío. La digestión cuesta mucho más, cerca de 10 por ciento de las calorías consumidas, es decir, entre 250 y 300 calorías al día para un adulto típico. No se sabe exactamente qué fracción de la energía que se quema en los intestinos puede atribuírsele a los billones de bacterias que conforman nuestro microbioma. Un estudio reciente con ratones realizado por Sarah Bahr, John Kirby y colegas[22] sugiere que las calorías que quema el microbioma podrían representar hasta 16 por ciento de la TMB en humanos; esto significaría que el gasto de energía en reposo en el aparato digestivo (unas 12 kilocalorías por hora) es responsabilidad casi exclusiva de las bacterias gastrointestinales. Se necesita más investigación para determinar si este cálculo es correcto, pero nos da alguna idea de la energía diaria que gastan nuestras amiguitas microscópicas.

Cerebro

El cerebro y el hígado comparten el título de "órgano más caro del cuerpo". Tu cerebro pesa menos de un kilo y medio, pero quema unas 300 kilocalorías al día, que representan 20 por ciento de la TMB. El alto costo del tejido cerebral es la principal razón por la que los cerebros grandes son inusuales entre los animales. Es raro que la evolución prefiera canalizar mucha energía hacia el cerebro, en vez de directamente hacia la supervivencia y la reproducción, y esto sólo ocurre en circunstancias especiales. El cerebro también es una *prima donna* de alto mantenimiento. Funciona básicamente a base de glucosa (pero puede quemar cetonas si está en apuros). Las neuronas, las células grises que hacen el trabajo de la cognición y el control, enviando y recibiendo señales, no se ocupan mucho de su propia limpieza. Son las células gliales (la materia blanca), diez veces más numerosas que las neuronas, las que hacen buena parte del trabajo de soporte, transportando nutrientes y limpiando los desperdicios.[23]

La mayor parte del trabajo que realiza el cerebro se encuentra totalmente oculta a nuestra experiencia consciente. El cerebro está siempre ocupado, enviando y recibiendo señales para regular y coordinar todos los aspectos de nuestra vida, desde la temperatura corporal hasta la reproducción. El pensamiento representa una diminuta proporción de este trabajo, y por lo tanto los costos de la cognición son pequeños. Los estudios que miden los gastos energéticos antes y después de los desafíos mentales sólo han encontrado efectos minúsculos. Los jugadores de ajedrez experimentados que se enfrentan a un oponente superior (un programa de computadora) y los sujetos que participan en una tarea de memorización difícil incrementan sus tasas metabólicas apenas unas 4 kilocalorías por hora,[24] el equivalente energético de un solo M&M.

Pero aunque *pensar* es increíblemente barato, *aprender* es bastante caro en términos energéticos. Aprender es un proceso físico que ocurre en el cerebro. Las neuronas, con sus sinuosas dendritas y axones que se extienden como ramas de árbol, forman nuevas conexiones (llamadas sinapsis) con otras neuronas para construir nuevos circuitos neuronales. Al mismo tiempo se "podan", o rompen, otras sinapsis y circuitos. Nuestros cerebros forman, refuerzan y podan sinapsis a lo largo de todas nuestras vidas (ocurre ahora mismo en tu cerebro, que forma nuevos recuerdos al leer este libro), pero el periodo más activo, por mucho, es la infancia, donde absorbemos como esponjas el mundo que nos rodea. El trabajo de Christopher Kuzawa y colegas[25] ha demostrado que en los niños de tres a siete años el cerebro representa más de 60 por ciento de la TMB, tres veces más que en los adultos. Durante estos años críticos se canaliza tanta energía hacia el cerebro que de hecho se desacelera el crecimiento en el resto del cuerpo.

MÁS ALLÁ DE LA TMB

Tus órganos trabajan tanto durante todo el día que es natural que la TMB represente la mayor parte de las calorías que quemas diariamente, cerca de 60 por ciento para la mayoría de las personas. De todos modos, éstos son los costos mínimos, la energía que quemamos cuando estamos descansando cómodamente. Por supuesto, la vida rara vez es cómoda y tranquila. No evolucionamos para pasar el día en la cama. Nuestros cuerpos están construidos para salir al mundo, luchar contra las infecciones, pelear contra el frío y el calor, crecer y tener hijos.

La termorregulación

Los mamíferos y las aves evolucionaron para operar en caliente. Todos los días quemamos mucha más energía que los reptiles, los peces y otros animales de sangre fría, y esta tasa metabólica acelerada nos permite crecer y reproducirnos más rápidamente (como explico un poco más adelante). Pero hay un inconveniente: el complejo caldo metabólico de reacciones químicas que nos mantiene con vida sólo puede funcionar dentro de un estrecho rango de temperaturas. Si tu temperatura corporal sube o baja unos pocos grados de su estado normal (37 °C) puedes morir.

Todas las aves y los mamíferos tienen una zona termoneutral, un rango de temperaturas ambientales en las que la temperatura corporal se mantiene sin ningún esfuerzo. Para los humanos la zona termoneutral se encuentra entre 23 y 33 °C.[26] Si parece un rango muy amplio es porque posiblemente no sales desnudo con frecuencia. Con ropa formal (camisa abotonada, pantalones, abrigo deportivo) la zona termoneutral se desplaza hacia temperaturas más frías, de entre 18 y 23 °C. Seguramente ésa es la temperatura que tratas de mantener en tu casa. Los humanos somos unos maestros para crear microentornos termoneutrales cerca de nuestra piel mediante la ropa y las construcciones. Nuestro aislante natural, la grasa, también puede provocar que cambie nuestra zona termoneutral. Los adultos obesos tienen un rango termoneutral unos grados por debajo de los adultos sin obesidad.[27]

Cuando nos da frío nuestros cuerpos tienen dos formas de producir más calor. Primero podemos quemar un tipo especial de grasa llamado tejido adiposo pardo o grasa parda, que constituye una pequeñísima proporción de tu grasa corporal. La grasa parda crea calor modificando el sistema de transporte de electrones en sus mitocondrias: se permite que los protones retenidos en el espacio intermembrana se filtren de regreso a través de la membrana sin producir ATP. La energía que se capturaría en el ATP se pierde en forma de calor. La gente que vive en el Ártico suele tener TMB 10 por ciento mayores[28] que quienes viven en climas más templados, posiblemente gracias a la actividad de la grasa parda. La segunda forma en la que podemos generar calor es temblando, que no es más que una contracción muscular involuntaria. La exposición a condiciones de frío moderado, como permanecer en shorts y camiseta en un cuarto a 18 °C, puede elevar tu tasa metabólica 25 por ciento por encima de tu TMB (unas 16 kilocalorías adicionales para la mayor parte de la gente). Cuando estamos en un frío extremo, temblar puede provocar que nuestra tasa metabólica en reposo se multiplique por tres,[29] un efecto mucho mayor al de la quema de grasa parda.

Demasiado calor también puede ser fatal. Los humanos hemos evolucionado para resistir el calor convirtiéndonos en los animales más sudorosos del planeta. Sin embargo, los costos energéticos del sudor no se han medido con precisión, y creemos que son muy pequeños. El principal costo de soportar el calor parece ser el de mantenerse hidratado y evitar los golpes de calor, ambas cosas bastante desafiantes.

Función inmunitaria

Como nos quedó claro a todos a partir de la epidemia de COVID-19, el mundo está lleno de patógenos desagradables. Pero el acceso temprano al cuidado médico efectivo —uno de los triunfos de la modernización— ha conducido a una especie de amnesia cultural. Tendemos a olvidar lo aterradoras que son las enfermedades infecciosas. Entre los hadza las infecciones agudas matan a cuatro de cada diez niños[30] antes de que cumplan 15 años. Las cifras son igual de sombrías en otras sociedades de cazadores-recolectores y de agricultores de subsistencia. Los padres y madres de países desarrollados que tienen el descaro de privar a sus hijos de medicamentos y vacunas deberían hablar con algunas madres hadza.

Nos encontramos bajo el ataque constante de bacterias, virus y parásitos que estarían encantados de usar nuestros cuerpos como prostíbulos acuosos. Allá afuera, en el mundo orgánico y mugroso que no sabe de instalaciones sanitarias y desinfectantes, la enfermedad es inevitable. Tengo un amigo que trabaja en lo profundo de los bosques lluviosos de Indonesia estudiando orangutanes y gibones. Inspirado por los observadores de aves que mantienen un registro de todas las especies que atisban a lo largo de los años, él lleva una "lista de especies" de todas las enfermedades tropicales que ha contraído. No es una lista corta. Cada vez que regresa a casa de una temporada de campo le toca, sin falta, una dosis de Flagyl para matar a todas las bestias que han convertido sus intestinos en una fraternidad. Cuando tomas Flagyl no puedes ingerir alcohol, cosa que a mi amigo le parece la peor parte del asunto.

Para responder a las infecciones, las células del sistema inmunitario proliferan y fabrican una amplia gama de moléculas. Todo este trabajo metabólico quema calorías. Un estudio con 25 varones universitarios estadunidenses[31] que se reportaron a una clínica de salud estudiantil descubrió que sus TMB eran en promedio 8 por ciento mayores de lo normal. El estudio excluyó a los muchachos que tenían fiebre; elevar la temperatura del cuerpo para matar a los seres causantes de una infección —una antigua defensa mamífera— aumentaría aún más la TMB.

Michael Gurven y colegas, en su trabajo con los tsimané en la región rural de Bolivia, han medido el costo diario de la defensa inmunitaria en poblaciones sin las ventajas antisépticas de la modernización.[32] Los tsimané viven en aldeas pequeñas y apartadas de la selva amazónica. Tienen una economía mixta: cazan y recolectan alimentos silvestres, pero también cultivan a mano llantén, arroz, yuca y maíz. Unos pocos, los que viven en las aldeas más cercanas a las ciudades, hacen trabajos manuales a cambio de dinero. Para todos, la vida diaria consiste en estar al aire libre, en la selva y el río, interactuando con el mundo natural y una multitud de bacterias, virus y parásitos ansiosos por encontrar un huésped. Por supuesto, las tasas de infección son altas. Cerca de 70 por ciento de la población tiene en cualquier momento dado una infección parasitaria (en general gusanos), y su conteo de glóbulos blancos (las células del sistema inmunitario que el cuerpo ha reunido para enfrentar la infección) es diez veces mayor que la que vemos en los adultos estadunidenses. Toda esta actividad del sistema inmunitario quema energía. Las TMB de los adultos tsimané son entre 250 y 350 kilocalorías más altas que las de poblaciones industrializadas.

En el caso de los niños, los costos de pelear contra las infecciones tienen serios efectos sobre el crecimiento. Sam Urlacher, un estudiante de posdoctorado en mi laboratorio en Duke, ha pasado años trabajando con niños en la población shuar de Ecuador. La vida diaria para los shuar es muy parecida a la de los tsimané, una mezcla de caza, recolección y agricultura sencilla en la selva amazónica. Como los tsimané, los shuar tienen altas tasas de infección. Sam descubrió que los niños shuar de entre 5 y 12 años de edad tienen TMB cerca de 200 kilocalorías mayores[33] que los niños en Estados Unidos y Europa, una diferencia de 20 por ciento. La energía que demanda el combate contra las infecciones le arrebata calorías al crecimiento. Cuando nuestro sistema inmunitario responde a una infección produce diversas moléculas (inmunoglobulinas, anticuerpos y otras proteínas) que circulan en la sangre, señales de las batallas que está librando contra bacterias, virus y parásitos. Sam descubrió que los niños shuar con más de estos marcadores en la sangre crecieron más lentamente que aquellos con menor número. El costo de la respuesta inmunitaria, en términos tanto de calorías como de crecimiento, es probablemente una de las principales razones por las que las poblaciones indígenas como los shuar, los tsimané y los hadza tienden a ser de baja estatura.

Crecimiento y reproducción

Una de las leyes fundamentales de la naturaleza es que la masa y la energía no pueden crearse o destruirse, sólo moverse de un lado a otro y transformarse de una forma a otra. Construir un humano no es diferente: ya sea una madre gestando un feto o los niños desarrollándose por sí mismos, el crecimiento requiere alimento y energía. Más precisamente, el contenido de energía de los tejidos que se añaden tiene que corresponder al contenido de energía de los nutrientes empleados para la construcción. Así, pues, ¿cuánto cuesta una libra de carne?

Nuestros cuerpos están hechos de un conjunto de proteínas, grasas y carbohidratos, los mismos macronutrientes de los que nos alimentamos. El contenido de energía de estos bloques fundamentales es el mismo que el de nuestra comida: 4 kilocalorías por gramo de carbohidrato (como el glicógeno) o proteína (como el músculo) y 9 kilocalorías por gramo de grasa (véase capítulo 2). El tejido vivo también contiene una buena cantidad de agua (cerca de 65 por ciento de su peso), que no tiene calorías. Conforme los niños crecen el contenido energético del nuevo tejido, que es una mezcla de aproximadamente 75 por ciento de tejido magro y 25 por ciento de grasa, equivale más o menos a 3,300 kilocalorías por kilo. A esto tenemos que añadirle la energía que se consume en la tarea de descomponer los nutrientes de nuestra dieta y volver a armarlos en forma de tejido, que representa unas 1,500 kilocalorías por kilo. El costo de crecer es, pues, de unas 4,800 calorías por kilo.[34]

El tipo de tejido que se agrega también afecta el costo. Si se añade una proporción más alta de grasas el costo sube, mientras que el tejido magro (como el músculo) cuesta menos, porque el contenido de energía de la grasa es más del doble que la proteína. Una forma de entender la diferencia es observar la energía que quemamos al perder peso: la imagen especular del crecimiento. La energía que gastamos para perder peso tiene que ser igual al contenido de energía del tejido que se pierde. Puesto que el tejido del que nos deshacemos al perder peso es básicamente grasa, la regla general es que se necesitan unas 7,700 calorías para quemar un kilogramo.

Para las madres, el costo del crecimiento sólo es una fracción del costo del embarazo y la lactancia. Un bebé recién nacido pesa, en promedio, entre 3 y 4 kilogramos. El costo de generar a ese bebé es apenas de unas 17,000 kilocalorías. Pero la madre también gana tejido propio (el aumento de peso durante el embarazo suele ser de entre 10 y 15 kilogramos) y tiene que pagar el costo metabólico diario de mantener vivo todo ese tejido nuevo: el feto más ella misma. El costo total de un embarazo saludable de nueve meses es de unas 80,000 kilocalorías.[35] Es 27 por ciento más energía de la que gasta al año en caminata la típica mujer hadza.

La lactancia es aún más cara. La producción de leche en el caso de las madres cuyos bebés se alimentan únicamente de leche materna (no consumen ningún otro alimento) cuesta unas 500 kilocalorías al día, que suma unas 180,000 kilocalorías al año, más que caminar la Senda de los Apalaches. Parte de esa energía proviene de la grasa almacenada durante el embarazo (unas 7,500 kilocalorías por kilogramo perdido). Justo como ocurre en el embarazo, la mayor parte de esa energía se destina a la TMB del bebé y otros gastos; sólo una pequeña proporción se destina al crecimiento de nuevos tejidos.

EL JUEGO DE LA VIDA

Pero considerar que el crecimiento y la reproducción únicamente son costos omite un aspecto fundamental: las calorías no sólo se gastan, se invierten. En lo que a la evolución respecta, la vida consiste en el juego de convertir energía en descendientes. Más energía para la reproducción significa más descendientes, que es como se gana el juego: inundando la nueva generación con más copias de tus genes que los demás. Disponer de más energía para el crecimiento y la reproducción también puede significar tener descendientes más grandes, con más probabilidades de sobrevivir hasta reproducirse ellos mismos. Cualquier otro gasto —defensas inmunitarias, cerebros, digestión— sólo vale la pena en la medida en que mejore la capacidad de canalizar energía hacia la reproducción en el largo plazo.

Así pues, es natural que la historia de vida —el ritmo del crecimiento, la reproducción y el envejecimiento— esté estrechamente vinculada con la tasa metabólica. Los dos grandes saltos en evolución metabólica, de reptiles de sangre fría a aves de sangre caliente y luego (e independientemente) a mamíferos de sangre caliente, están directamente vinculados con cambios en la forma en la que estos animales crecen y se reproducen.[36] Los mamíferos y las aves evolucionaron para tener metabolismos turbocargados que queman diez veces más calorías al día que sus ancestros reptiles.[37] En cada caso esta radical aceleración metabólica resultó favorecida por la selección natural porque aumentó la energía disponible para el crecimiento y la reproducción. Los mamíferos crecen cinco veces más rápido que los reptiles[38] y canalizan cerca de cuatro veces más energía hacia la reproducción. Las aves tienen tasas igualmente altas de crecimiento y rendimiento reproductivo.

La naturaleza juega al ajedrez, no a las damas. Hay tantas estrategias exitosas en el juego de la vida como especies en el planeta. La mejor jugada depende de las condiciones locales y de las estrategias de los que te rodean. Las estrategias de alta energía tienen ventajas evidentes, pero las estrategias de baja energía, de aversión al riesgo, también pueden resultar ganadoras. Los reptiles, los peces, los insectos y otros grupos de sangre fría y metabolismos lentos siguen siendo increíblemente exitosos a pesar de las ventajas de los mamíferos y las aves. Los primeros miembros de nuestro grupo, los primates, evolucionaron con una tasa metabólica y una historia de vida mucho más lenta hace unos 65 millones de años (véase capítulo 1). Resultó ser un movimiento muy sagaz. Se redujeron el crecimiento y la reproducción de corto plazo, pero la tasa metabólica ralentizada también extendió el ciclo de vida y mejoró el éxito reproductivo total. Los primates perdieron en el arranque, pero ganaron el maratón y se convirtieron en uno de los grupos de mamíferos más exitosos y prolíficos.

La tasa metabólica también determina la historia de vida de los seres emparentados. Para cada uno de los principales grupos de vertebrados —mamíferos placentarios (primates y no primates), marsupiales, reptiles, aves, peces y anfibios— la tasa metabólica aumenta con el tamaño corporal en una curva característica (figura 3.2). Tal como vimos antes con la TMB humana, las calorías diarias se incrementan abruptamente entre los animales pequeños, pero aumentan más lentamente en las especies más grandes. Ésta es la ley del metabolismo de Kleiber, bautizada en honor de uno de los precursores de la nutrición,[39] el suizo Max Kleiber, quien, en compañía de otros, describió la relación entre la tasa metabólica y el tamaño corporal en la década de 1930. Usando mediciones de TMB para una diversidad de especies Kleiber sostuvo que la tasa metabólica aumenta con la masa corporal a ¾ de potencia, es decir, la masa$^{0.75}$.

Casi un siglo después, sabemos que ocurre lo mismo con los gastos energéticos diarios, y no sólo la fracción que se gasta en la TMB. Distintos grupos difieren en la altura de la curva (por ejemplo, los reptiles tienen curvas más bajas que los mamíferos) pero todos tienen un exponente (la forma de la curva) de alrededor de 0.75, como se muestra en la figura 3.3.

Como vemos en esa figura, el gasto energético diario es una función del tamaño corporal: los animales grandes queman más calorías al día. Pero un exponente de menos de 1 significa que los animales pequeños queman mucha energía más *por kilogramo* de tejido que los animales grandes. Por razones que aún no entendemos bien, las células de los animales pequeños trabajan más duro y queman energía más rápidamente que las de los animales grandes. Cada célula de ratón quema diez veces más energía que una célula de caribú.

Las tasas de crecimiento y reproducción siguen estas mismas curvas características. En las aves, los mamíferos (primates y otros) y los reptiles, las tasas de crecimiento y reproducción se incrementan con la masa corporal en exponentes cercanos al de 0.75 de Kleiber, que van desde 0.45 hasta 0.82.[40] Esto quiere decir que, en relación con su tamaño corporal, los animales pequeños crecen más rápido y se reproducen más que los animales más grandes. Una hembra de caribú de 100 kilogramos producirá una cría de 6 kilos cada año, equivalente a 6 por ciento de su propio peso corporal. En el mismo lapso, una hembra de ratón de 30 gramos producirá unas cinco camadas de siete crías cada una, equivalente a 500 por ciento de su peso corporal. La diferencia se corresponde bastante bien con la tasa de metabolismo celular del ratón, que es diez veces mayor. Las tasas de crecimiento también se corresponden: los ratones multiplican su peso al nacer por 30 en sólo 42 días; los caribús llegan a alcanzar 15 veces su peso al nacer y les toma dos años. Las tasas metabólicas no son lo único que determina las tasas de crecimiento y reproducción, pero parece claro que establecen las condiciones generales.

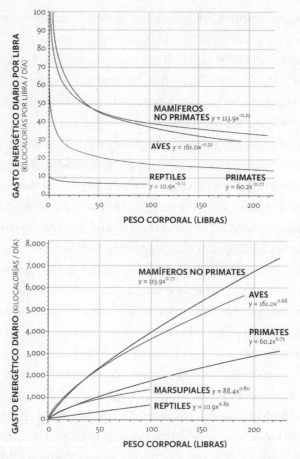

Figura 3.3. Gastos energéticos diarios en mamíferos no primates (NP), aves, primates y reptiles. Las aves y los mamíferos no primates queman mucha más energía diaria que los primates, los marsupiales y los reptiles. Los animales más grandes queman más energía al día (gráfica superior). Pero los animales más pequeños queman mucha más energía por libra que los grandes (gráfica inferior), tal como sostiene la ley de Kleiber. Las especies con mayores gastos energéticos por libra tienden a crecer más rápido, a reproducirse más y a morir a edades más tempranas que aquellos con bajos gastos energéticos por libra. Los primates (incluyendo a los humanos) queman mucha menos energía al día que otros mamíferos, lo cual es consistente con las lentas historias de vida y las largas vidas de los primates.

MIL MILLONES DE LATIDOS

Las tasas metabólicas también parecen determinar cuánto tiempo nos toca transitar por este plano terrenal. Si observamos a los perros, gatos, hámsteres y otros animales de nuestras vidas notaremos una gran variabilidad en la esperanza de vida de las distintas especies. A los hámsteres les va bien si viven tres años; un gato puede vivir casi 20. Para los humanos es razonable aspirar a cumplir unos 80 o más. Ninguno de nosotros tiene la esperanza de alcanzar los 200 años de edad, una longevidad normal para una ballena boreal; incluso si evitamos los accidentes y las enfermedades sucumbiremos, inevitablemente, por "causas naturales". Pero ¿por qué es *natural* morirse, y por qué es *natural* que algunas especies vivan siglos y otras sólo meses?

La biología de la muerte es un área de investigación muy activa y vibrante, pero desde hace tiempo los investigadores reconocen una posible conexión con el metabolismo: cuanto más despacio quema energía una especie, más tiende a vivir. Es una observación muy antigua. En *Sobre la longevidad y la brevedad de la vida*,[41] del 350 a.n.e., Aristóteles comparó la vida con una vela encendida y observó que "el nutrimento, es decir, el humo, que [una llama pequeña] tarda un largo tiempo en gastar, es usado rápidamente por una llama grande". Puesto que las células de las especies pequeñas queman energía más rápidamente el vínculo con la tasa metabólica también ayuda a explicar por qué tienden a tener vidas más breves. Aristóteles lo notó también, al escribir que "es una regla general que los más grandes viven más que los más pequeños". Estaba equivocado en cuanto al mecanismo (pensaba que los animales envejecían porque se secaban), y por supuesto no tenía idea de la ley de Kleiber, pero ya había allí una intuición de que la muerte está estrechamente vinculada con el metabolismo.

Max Rubner, un gigante de la ciencia del metabolismo de finales del siglo XIX e inicios del XX, fue el primero en armar el rompecabezas en forma de una teoría coherente del metabolismo y el envejecimiento. Al comparar las tasas metabólicas y la longevidad de conejillos de Indias, gatos, perros, vacas y caballos Rubner observó que la energía total que gastaba cada animal por gramo[42] de tejido a lo largo de toda su vida permanecía casi constante a pesar de las enormes diferencias en tamaño corporal y metabolismo. Rubner propuso que las células poseen algún límite intrínseco al gasto de energía durante la vida. Cuando se acaba su cuota mueren, como una vela a la que se le acaba la cera. Esta teoría sobre la "tasa de vida" fue refinada e impulsada por el biólogo estadunidense Raymond Pearl,[43] uno de los pioneros en el estudio del envejecimiento allá por la década de 1920.

La teoría de la tasa de vida de Rubner resultaba esclarecedora y concordaba con los datos, pero terminó perdiendo popularidad. Hoy sabemos, gracias a un corpus mucho más rico de datos sobre metabolismo e historias de vida, que especies con tasas metabólicas similares con frecuencia tienen longevidades muy distintas. Y las tasas metabólicas más rápidas no siempre van aparejadas con vidas más cortas. Las aves pequeñas, por ejemplo, tienden a tener tasas metabólicas más rápidas que los mamíferos del mismo tamaño, pero por lo general viven más.

En la década de 1950 se popularizó una explicación más promisoria entre el aparente vínculo entre longevidad y metabolismo: la teoría del envejecimiento por radicales libres. Propuesta originalmente por Denham Harman, un investigador estadunidense con estudios de medicina y química, la teoría de los radicales libres propone que el envejecimiento[44] es la acumulación de daños producidos por subproductos tóxicos de la fosforilación oxidativa. En la cadena de transporte de electrones, la culminación del proceso de fabricación de ATP en las mitocondrias (capítulo 2), las moléculas de oxígeno se transforman ocasionalmente en radicales libres (también llamados especies reactivas del oxígeno), que son moléculas de oxígeno que han perdido un electrón. Estas especies mutantes del oxígeno son voraces y le arrancan electrones a las moléculas que las rodean, provocando así daños al ADN, los lípidos y las proteínas. Harman sostenía que el envejecimiento es la acumulación de daños (a veces llamado estrés oxidativo o daño oxidativo) provocados por estos radicales libres. Puesto que los radicales libres son un subproducto inevitable de la fabricación de ATP, se deduce que las tasas metabólicas de nuestras células (que también son sus tasas de producción de ATP) determinan qué tan rápido envejecemos y morimos.

La teoría de los radicales libres también podría explicar muchos casos en los que la tasa metabólica y la longevidad divergen. Han evolucionado diversos mecanismos para neutralizar los radicales libres y reparar el daño que provocan, pero como cualquier otra tarea metabólica estas estrategias requieren energía; nada es gratis. Dependiendo del nicho en el que evolucionaron las especies pueden invertir más o menos energía en reparar el daño oxidativo. Un ratón, bajo la amenaza constante de ser presa de una diversidad de depredadores, pudo haber evolucionado para canalizar más energía en la reproducción y menos en la reparación del daño oxidativo en preparación para un futuro que tal vez no llegue nunca. Una golondrina, por su lado, puede tener una tasa metabólica similar, pero puesto que está mejor equipada para evadir a los depredadores podría haber evolucionado para dirigir más recursos hacia el mantenimiento y la reparación, y cosechar así los beneficios de una mayor longevidad.

La teoría del envejecimiento por radicales libres tiene sus problemas. Para empezar, los estudios de consumo de antioxidantes en humanos y otros animales no siempre muestran los efectos esperados sobre el lapso de vida. La dificultad para encontrar vínculos fuertes y claros entre el metabolismo y la longevidad[45] ha llevado a algunos investigadores a preguntarse si siquiera existe.[46] Para ser tan inevitable, la muerte ha demostrado ser un tema de estudio biológico un poco inaprehensible. Las respuestas definitivas aún están allá afuera.

Y sin embargo, las semejanzas en tasa metabólica y longevidad son difíciles de ignorar. Los estudios de laboratorio con monos, ratones y otras especies han mostrado que reducir la tasa metabólica restringiendo la cantidad de alimento les otorga vidas más largas[47] a los individuos, y los estudios de restricción calórica en humanos han tenido resultados prometedores. Las variaciones en expectativa de vida entre mamíferos, aves y reptiles coinciden con lo que cabría esperar de las diferencias de tasa metabólica vinculadas al tamaño. Las células de ratón queman energía diez veces más rápido que las células de caribú, y sus vidas son unas diez veces más cortas (incluso cuando mueren de "causas naturales"). Como discutimos en el capítulo 1, los primates sólo queman la mitad de calorías diarias que otros mamíferos placentarios (figura 3.3), lo que corresponde con las largas vidas que disfrutamos los humanos y otros primates. Otras especies de baja energía también viven vidas largas. Los tiburones de Groenlandia, de sangre fría, pueden vivir 400 años.[48] Como ocurre con las tasas de crecimiento y reproducción, el metabolismo no es el único factor que determina la longevidad de los animales, pero parece determinar las tendencias generales.

Ya sea que la relación entre metabolismo y mortalidad resulte pura coincidencia o (como yo sospecho) exista una conexión más profunda, hay algo extraño y hermoso en el hecho de que la longevidad y la tasa metabólica cambien con el tamaño en tantos grupos de animales. Puesto que el corazón tiene que bombear suficiente sangre a todos los tejidos del cuerpo para satisfacer la demanda de nutrientes y oxígeno, los ritmos cardiacos (las pulsaciones por minuto) coinciden con las tasas metabólicas celulares:[49] son más rápidas en las especies más pequeñas y más lentas en las más grandes. Pero, puesto que los animales pequeños también mueren antes que los animales grandes, el número total de latidos a lo largo de una vida se conserva en distintas especies, desde las diminutas musarañas hasta las imponentes ballenas. A todos nos tocan cerca de 1,000 millones de latidos.[50]

LA ENDEMONIADA ARITMÉTICA
DEL GASTO ENERGÉTICO DIARIO

Los costos de caminar, correr, digerir, respirar, reproducirse y todo lo demás han sido tan exhaustivamente estudiados que uno pensaría que calcular nuestro gasto energético diario es un sencillo problema de aritmética: calculas tu TMB y le sumas los costos de las actividades diarias. Estarías en muy buen camino, pero aun así te equivocas. De hecho resulta sorprendentemente difícil determinar el gasto energético diario, y tras más de medio siglo de intentarlo aún lo hacemos mal. El problema, como discutimos en el capítulo 1, es que nuestros cuerpos no son máquinas simples. Nuestros motores metabólicos son productos dinámicos y adaptables de la evolución. El gasto diario no es sólo la suma de sus partes.

La idea simplista sobre el metabolismo data de la época de posguerra en Estados Unidos y Europa. Con las hambrunas y otras atrocidades de la Segunda Guerra Mundial frescas en la mente de todos, los investigadores se interesaron por determinar los requerimientos nutricionales humanos diarios. Tenían a su disposición mucha información sobre gastos energéticos humanos; desde principios del siglo XX gente como Frank Benedict y su colega J. Arthur Harris comenzaron a reunir grandes conjuntos de datos.[51] Pero nadie había hecho mediciones del gasto energético diario total —los datos que realmente quería obtener— porque nadie había descubierto cómo medirlo. Lo que tenían, en cambio, eran mediciones de la TMB. Todos sabían que la TMB sólo era un componente del gasto diario total, pero el resto permanecía en el misterio. De modo que hicieron lo que cualquiera en su situación: suposiciones.

Al usar mediciones de laboratorio de costos energéticos para varias actividades, los nutricionistas de la Organización Mundial de la Salud construyeron un sistema para estimar el gasto diario. Para empezar, estimas la TMB de una persona a partir de su peso, altura y edad empleando ecuaciones parecidas a las que vimos antes. Luego determinas qué hace una persona durante el día: cuánto duerme, cuántas horas pasa caminando, sentada, trabajando y haciendo otras tareas. A cada tarea se le asigna un costo energético expresado como un múltiplo de la TMB, llamado coeficiente de actividad física o CAF. Los CAF son esencialmente las mismas cifras que la TMB del cuadro 3.1.[52] Al combinar el calendario diario de actividades con los costos de cada una, obtienes un nivel de gasto diario expresado como un múltiplo de la tasa metabólica basal. Por ejemplo, si una persona pasó 12 horas durmiendo (1.0 CAF) y 12 horas lavando ropa y otras tareas domésticas ligeras (2.0 CAF) su gasto promedio para estas 24 horas sería de 1.5 CAF, es decir, una y media veces su tasa metabólica basal. Si multiplicas 1.5 por su TMB estimada obtienes una evaluación de su gasto energético diario.

Este enfoque, llamado método factorial, era rudimentario pero parecía arrojar resultados razonables. Y hoy goza de cabal salud: la Organización Mundial de la Salud aún lo emplea[53] para determinar las necesidades calóricas diarias de las poblaciones con las que trabaja, y son los cálculos que están detrás de todas las calculadoras que te dicen tus necesidades calóricas diarias a partir de una combinación de altura, peso, edad (usados para estimar tu tasa metabólica basal) y tu nivel de actividad física (usada para asignarte un valor CAF promedio).

A décadas de haber sido diseñado, el método factorial sigue cumpliendo su objetivo de origen: suponer. Las estimaciones factoriales del gasto diario son más o menos cercanas porque la TMB puede predecirse a partir del tamaño corporal y la edad. Puesto que la TMB constituye la mayor parte de la energía que se quema al día, si tienes un buen cálculo de ella podrás hacer una estimación razonable del gasto diario total.

Pero las estimaciones razonables que arroja el método factorial ocultan su principal defecto: suponen que el gasto energético diario no es más que la TMB más los costos de la actividad física y la digestión. Esta idea se ha vuelto tan prevalente y aceptada que resulta difícil imaginar otra perspectiva. Es lo que les enseñan a todos los estudiantes de nutrición y metabolismo, lo que aprenden todos los aspirantes a doctores en la universidad y el credo que guía todos los programas de pérdida de peso. Como discutiremos en el capítulo 5, no es tan sencillo. En términos generales, el problema es que tu nivel de actividad diaria no influye casi nada en la cantidad de calorías que quemas al día.

No te molestes en preguntar

La siguiente gran innovación para la determinación de los gastos energéticos fue, como muchas grandes innovaciones, un fracaso total y un enorme paso atrás. Comenzó con una premisa aún más sencilla que el método factorial: si queremos saber cuánto come la gente al día, ¡preguntémosle! Sonaba razonable (seguro puedes recordar lo que comiste ayer), y sería extremadamente sencillo reunir datos de millones de personas. No habría necesidad de conocer alturas, pesos o edad, de monitorear actividades diarias, calcular valores de CAF ni nada por el estilo. Sólo se le pediría a la gente que llenara una encuesta.

La idea no es totalmente absurda. Puesto que la mayoría de las personas se encuentra en equilibrio energético la mayor parte del tiempo (las calorías que ingieren corresponden a las calorías que queman todos los días), obtener datos sólidos sobre el consumo de alimentos debería ofrecer, en principio, una buena medición del gasto diario. Pero, como la mayor parte de los planes que dependen de la honradez y el conocimiento propio de los humanos, estaba condenado al fracaso.

Resultó que la gente es sorprendentemente mala para llevar el registro de lo que come. Cuando le das a alguien un cuestionario de hábitos alimenticios y le preguntas por su dieta las respuestas no siempre son confiables. Es como preguntarle a alguien cuántas veces ha tenido pensamientos impuros con Brad Pitt: todos reportamos menos. En un estudio reciente de 324 hombres y mujeres de cinco países los adultos reportaron comer 29 por ciento menos, en promedio, de lo que realmente comieron.[54] Es el equivalente de olvidarse de una comida completa *todos los días.* Los cuestionarios alimenticios no son más que generadores de números aleatorios, y los datos que ofrecen sobre el consumo diario de calorías no sirven para nada. La única forma de *empeorarlos* es considerarlos datos reales y diseñar programas nutricionales con base en ellos.

Así pues, en 1990 la Administración de Alimentos y Medicamentos (FDA, por sus siglas en inglés) de Estados Unidos basó el programa de nutrición pública en encuestas dietéticas. Se estaban implementando nuevas reglamentaciones que requerían poner etiquetas nutricionales en los empaques de alimentos, y la FDA quería algún parámetro para la ingesta energética diaria que pudiera incluir en estas etiquetas. Empleando datos de la gigantesca Encuesta Nacional de Examen sobre la Salud y la Nutrición encontraron que las mujeres reportaron consumir entre 1,600 y 2,200 kilocalorías diarias, y los hombres entre 2,000 y 3,000. Así, el promedio aproximado para los adultos sería de entre 2,000 y 2,500 kilocalorías al día. Para desalentar el consumo excesivo y tener un número cómodo para trabajar redondearon a 2,000, y ése es el número con el que nos quedamos. Ahora sabes quién tiene la culpa, si pensabas que el estadunidense típico ingiere una dieta de 2,000 kilocalorías.[55]

La balada de Nathan Lifson

En la década de 1950, más o menos por la misma época en la que los investigadores estaban desarrollando el método factorial, Nathan Lifson, fisiólogo de la Universidad de Minnesota,[56] exploraba un enfoque muy distinto para calcular el gasto energético diario. Lifson nació en Minnesota en 1911 e hizo toda su carrera de más de 50 años en la Universidad de Minnesota —donde obtuvo su licenciatura en 1931 y su doctorado en 1943— excepto por un periodo de dos años en San Diego, donde al parecer aprendió a odiar el sol y el calor. Su licenciatura coincidió con los grandes avances en la ciencia del metabolismo de Kleiber y sus coetáneos, así que tiene sentido que a Lifson le interesara la medición de los gastos energéticos diarios.

Para entender la innovación de Lifson tenemos que comenzar con la observación de que el cuerpo es, esencialmente, un gran balde de agua (cerca de 65 por ciento de ti es H_2O). De hecho nuestro cuerpo es como un lago, con afluentes y desagües. Los átomos de hidrógeno y oxígeno de nuestra agua se encuentran en tránsito constante: entran al cuerpo en nuestra comida y bebida y lo abandonan como orina, heces, sudor y el vapor de agua de nuestro aliento.

En sus primeras investigaciones Lifson descubrió que los átomos de oxígeno de nuestra agua tienen una forma alternativa[57] de abandonar el cuerpo. Cuando se forma dióxido de carbono (CO_2) durante el metabolismo de alguna molécula a base de carbono (véase el capítulo 2), uno de los átomos de oxígeno de la nueva molécula de CO_2 se obtiene a partir del agua del cuerpo. Este átomo de oxígeno luego se exhala en el CO_2 de nuestra expiración. En resumen: el hidrógeno deja el cuerpo sólo en forma de agua; el oxígeno lo deja como agua y como CO_2.

Lifson se dio cuenta de que si pudiera rastrear la proporción de átomos de hidrógeno y de oxígeno que abandonan el cuerpo podría calcular la tasa de producción de CO_2. Y puesto que no puedes quemar energía sin fabricar y exhalar CO_2 Lifson sabía que si podía medir el coeficiente de producción de este gas mediría el gasto energético. Lo mejor de todo era que los sujetos no tendrían que estar atrapados en una cámara metabólica; siempre y cuando pudiera rastrear el flujo de hidrógeno y oxígeno con una muestra de orina ocasional los sujetos podían hacer lo que se les antojara.

El truco estaba en seguir los átomos de hidrógeno y oxígeno en el agua del cuerpo. A Lifson se le ocurrió usar isótopos,[58] que son átomos que tienen la cantidad normal de protones pero un número inusual de neutrones. Por ejemplo, el oxígeno normal tiene ocho protones y ocho neutrones, mientras que el isótopo oxígeno-18 tiene ocho protones y diez neutrones. El deuterio es un isótopo del hidrógeno que tiene un neutrón (el hidrógeno normal no tiene ningún neutrón). En el agua que bebes todos los días hay pequeñas cantidades de estos isótopos, que no son dañinos (sólo algunos isótopos son radiactivos y emiten una radiación dañina conforme decaen en otros tipos de átomos).

Lifson trabajó con ratones para rastrear, por medios de estos isótopos, el flujo de los átomos de oxígeno e hidrógeno que abandonaban el cuerpo. Los isótopos actuaban como átomos normales de oxígeno y de hidrógeno dentro del cuerpo, pero podía usarlos como marcadores. Si 10 por ciento de los hidrógenos en el agua del cuerpo del sujeto eran deuterio el lunes, pero sólo 5 lo eran el miércoles, sabría que la mitad del agua corporal del lunes había sido expulsada y reemplazada con H_2O normal. Luego podía usar esas mediciones para calcular la tasa a la que se perdían átomos de hidrógeno. El mismo método le indicaba la tasa de pérdida de átomos de oxígeno. La diferencia entre estas dos proporciones tenía que reflejar la tasa de producción de CO_2. Los estudios de Lifson con ratones demostraron que las mediciones isotópicas coincidían perfectamente con la producción de CO_2 medida en la cámara metabólica.

Como no puedes quemar calorías sin fabricar CO_2 el método de Lifson ofreció una medición precisa del gasto energético diario.

Lo mejor era que los sujetos no tenían que sentarse en una cámara: siempre y cuando proporcionaran muestras de orina o de sangre cada ciertos días para medir sus niveles de isótopos, podían hacer su vida normal. Lifson había inventado lo imposible: un método confiable para medir el gasto energético diario de la vida normal.

Sólo estaba el detallito del costo. La cantidad de isótopos que se requiere para la medición es proporcional al tamaño del cuerpo. Así pues, los estudios en ratones y otros mamíferos pequeños eran relativamente baratos, pero representaban un desafío para el trabajo con humanos. En 1995 la cantidad de isótopos que se necesitaba para un humano de 70 kilogramos costaba el equivalente a más de 250,000 dólares actuales.[59] En la década de 1970 unos creativos investigadores de fisiología animal, entre ellos Ken Nagy y Klaas Westerterp, usaron los métodos de Lifson con aves y lagartos silvestres. Nagy incluso se asoció con la primatóloga Katharine Milton para medir los gastos energéticos diarios de los monos aulladores silvestres. Pero fuera de un puñado de estudios en especies pequeñas, el método de Lifson no se popularizó.

Tuvo que pasar otra década de avances en la producción y la medición de isótopos para llevar el costo de los estudios en humanos a un rango más manejable. Para la década de 1980 el deuterio y el oxígeno-18 sólo costaban 1 por ciento que en las décadas de 1950 o 1960. La década de 1980 también marcó el inicio de la pandemia global de obesidad, y los investigadores estaban deseosos de tener un método para medir el gasto energético fuera del laboratorio. Dale Schoeller, por entonces en el Laboratorio Nacional de Argonne en Chicago, se encontró con el trabajo de Lifson cuando revisaba un estudio que empleó el oxígeno-18 para medir el contenido de agua corporal. Cuando se dio cuenta de que tanto la tecnología como los costos habían cambiado lo suficiente como para volverlo costeable, Schoeller se dedicó a adaptar el método de Lifson para uso humano. Él publicó el primer estudio de agua doblemente marcada en humanos en 1982.[60] Había nacido un nuevo campo en la investigación del metabolismo humano.

Pronto resultó claro que mucho de lo que se creía saber sobre el gasto energético era incorrecto. El método de Lifson había llevado la ciencia del metabolismo humano a una nueva era. Para entonces, a casi 30 años de su primera publicación sobre el método, Lifson era profesor emérito y casi retirado, y era demasiado tarde en su carrera para que se uniera a una nueva época de descubrimientos. Pero vivió lo suficiente para ver cómo su contribución revolucionó la investigación del metabolismo y le valió algo del reconocimiento que merecía. En las primeras etapas del estudio en humanos, Schoeller habló por teléfono con Lifson, que se puso feliz al saber que su idea había cobrado alas y apoyó la idea con gran entusiasmo. En 1986 Andrew Prentice, de Cambridge, convocó a un simposio de la Sociedad Británica de Nutrición sobre el método de agua doblemente marcada con Lifson como invitado de honor. El año siguiente le concedieron el prestigioso Premio Rank de nutrición por su descubrimiento. Murió dos años más tarde.

LA REVOLUCIÓN DEL AGUA DOBLEMENTE MARCADA

Con el método de Lifson —más comúnmente llamado el método del agua doblemente marcada— finalmente pudimos obtener mediciones precisas del gasto energético diario de las personas mientras hacen sus actividades cotidianas. Hoy en día, a laboratorios como el mío les cuesta unos 600 dólares medir el gasto energético diario usando agua doblemente marcada. En las tres décadas que transcurrieron desde que Schoeller adaptó el método para humanos se ha medido a miles de personas de todo el mundo y todas las edades. Entonces, ¿cuál es la conclusión? ¿Cuántas calorías gastamos al día? Depende, por supuesto, pero no de los factores que te imaginas.

Los principales indicadores del gasto energético diario son el tamaño y la composición de tu cuerpo. Las personas más grandes están hechas de más células, y más células haciendo más trabajo metabólico queman más calorías diarias. Como vimos antes, algunos de nuestros órganos y tejidos queman más calorías que otros. Y lo que es más importante, las células adiposas queman mucha menos energía diaria que el tejido magro, es decir, las células que conforman nuestros músculos y otros órganos. Si las células adiposas constituyen una mayor proporción de tu peso corporal quemarás menos calorías al día que una persona que pesa lo mismo, pero es más delgada. Puesto que las mujeres tienden a tener más grasa corporal que los hombres suelen quemar menos calorías al día que los hombres del mismo peso.

En la figura 3.4 grafiqué datos de cientos de mediciones de hombres, mujeres y niños[61] usando agua doblemente marcada para mostrar el gasto energético diario en función del peso corporal. Como puedes ver en esta gráfica, el gasto energético diario (en kilocalorías diarias) aumenta con el peso corporal (que está en libras) formando una curva, algo parecido a lo que revela la ley de Kleiber sobre el gasto energético en relación con el tamaño de las distintas especies (figura 3.3).

Las ecuaciones de la figura 3.4 ofrecen estimaciones confiables del gasto energético diario para todos los humanos, desde bebés hasta viejos, de cuerpos flacos y fornidos. Puedes introducir tu peso corporal en la ecuación apropiada y calcular tu gasto energético diario aproximado. Pero observa la función *ln* en cada ecuación; significa que tienes que tomar el logaritmo natural del peso antes de multiplicar el resultado por 786 (mujeres) o 1,105 (hombres) y restar el valor adecuado de intersección. Si tus habilidades matemáticas están un poco oxidadas puedes optar por encontrar dónde caes en la gráfica de la figura 3.4 para determinar tu gasto energético diario estimado. Una mujer de unos 60 kilogramos tiene un gasto energé-

tico estimado de 2,300 kilocalorías al día. Para un hombre de 70 kilogramos el gasto energético diario esperado es de 3,000 kilocalorías
al día.

El efecto del tamaño corporal en el gasto es muy sorprendente.
La forma de su relación con el tamaño se parece a la curva decreciente de la ley de Kleiber que vemos entre las especies (figura 3.3).
En los niños el gasto diario aumenta vertiginosamente con el tamaño corporal. Sus células queman mucha más energía al día que las
personas más viejas y grandes. Si alguna vez abrazaste a un bebé y
sentiste cómo su corazoncito late locamente en su pecho ya tienes
alguna noción de lo duro que trabaja su cuerpo. Cada kilogramo en
el cuerpo de un niño de tres años quema unas 77 kilocalorías al día.
Esta cifra se reduce paulatinamente a lo largo de la infancia y la adolescencia y se estabiliza en unas 33 kilocalorías por kilogramo al día
hacia nuestro cumpleaños número 20.

La curva en la relación entre peso corporal y gasto energético
diario significa que debemos tener cuidado al comparar el gasto
energético entre individuos. Con frecuencia la gente (incluyendo a
investigadores y doctores, que deberían tener esto claro) sencillamente divide el gasto energético entre el peso para comparar las tasas metabólicas de personas de diferentes tamaños. El supuesto que
subyace a este enfoque es que el gasto energético por kilogramo debería ser el mismo para todos. Pero no funciona así. Puesto que la
relación entre tamaño y gasto traza una curva (figura 3.4), las personas más pequeñas gastan *inherentemente* más energía por kilogramo
que las más grandes. Así es como funcionan la biología y la aritmética. Si comparamos los gastos energéticos diarios (o las TMB, ya que
estamos en esto) simplemente dividiendo la tasa metabólica entre el
tamaño corporal obtendremos la impresión, errónea, de que las
personas pequeñas y las grandes son dramáticamente diferentes,
cuando de hecho se apegan a la misma relación fundamental.

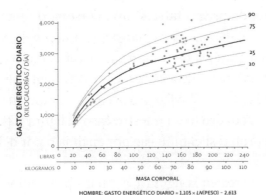

HOMBRE: GASTO ENERGÉTICO DIARIO = 1,105 × LN(PESO) − 2,613

MUJER: GASTO ENERGÉTICO DIARIO = 786 × LN(PESO) − 1,582

Figura 3.4. Gasto energético diario humano (kilocalorías al día). Las líneas de tendencia, fuertemente curvadas, y las ecuaciones arrojan el gasto energético diario esperado para un peso corporal determinado. Para calcular tu gasto diario estimado localiza tu peso en el eje de las × (horizontal) y síguelo verticalmente hasta la línea de tendencia. Luego síguela horizontalmente hacia la izquierda, hasta el eje y (vertical) para encontrar tu gasto estimado. También puedes usar las ecuaciones. Para los niños de menos de 10 kilogramos usa la gráfica para mujeres. Cada punto gris representa el peso y gasto promedio de una de las 284 poblaciones estudiadas con el método de agua doblemente marcada que se emplearon para elaborar esta gráfica. Hay una importante variabilidad; no es extraño que el gasto diario de un individuo se desvíe +/− 300 kilocalorías al día del valor esperado. Las líneas claras muestran los percentiles 10, 25, 75 y 90 para el gasto energético.

Una mejor forma de preguntarse si una persona o una población tienen una tasa metabólica particularmente alta o baja es graficarlos en una imagen como la de la figura 3.4 y ver cómo se comparan con la línea de tendencia. Ésta es la misma estrategia que usan los pediatras cuando grafican la edad o el peso de un niño en un cuadro de crecimiento. El cuadro (o en nuestro caso la figura 3.4) le permite al doctor comprobar si el niño cae por encima o por debajo de lo esperado.

Los puntitos grises en la figura 3.4 son los promedios poblacionales para las 284 poblaciones de hombres y mujeres del estudio. La gruesa línea negra es la línea de tendencia para el gasto energético diario para un tamaño corporal determinado. Como ocurre con cualquier promedio, la mitad de la población cae por encima de esa línea de tendencia y la mitad por debajo. Podemos decir que las poblaciones que caen por encima de la línea de tendencia tienen gastos energéticos diarios más altos de lo esperado, y las que caen por debajo, menores de lo esperado.

Una cosa que podemos notar en la figura 3.4 es la magnitud de la variación de los gastos energéticos diarios, incluso tras considerar el tamaño corporal. Muchas poblaciones caen por encima o debajo de la línea de tendencia —su gasto diario *esperado*— por 300 kilocalorías diarias o más. Esto es algo que no te cuentan las calculadoras de TMB y gastos energéticos portátiles o en línea: hay muchísima variación en las tasas metabólicas, incluso tras considerar el tamaño corporal y el sexo. Cuando les das tu información y te arrojan una cifra de gasto energético o TMB diario —o encuentras tu gasto diario esperado en la figura 3.4— tienes que tomar este número con una pizca de sal: la cifra real podría desviarse por varios cientos de kilocalorías. La idea de que algunas personas tienen metabolismos "rápidos" y otras "lentos" no es un invento de las revistas de moda. Es cierto.

Hace tiempo creíamos entender por qué la gente tenía distintos gastos energéticos diarios. "Ah, claro", pensábamos, "sólo tenemos que sumar las kilocalorías gastadas en la actividad física, la función de los órganos, el crecimiento, la termorregulación, la digestión y todo lo demás, y calcular el gasto energético diario de una persona." Y por supuesto es cierto; ese gasto energético debe incluir todos esos costos. Pero la revolución del agua doblemente marcada ha servido como llamada de atención, un sorprendente aterrizaje en la realidad. En vez de sólo sumarse, como la cuenta del súper al llegar a la caja, todas las piezas del gasto diario —la actividad, la función inmunitaria, el crecimiento y lo demás— interactúan entre sí y se afectan mutuamente en formas dinámicas y complejas. El gasto energético diario no es una sencilla suma de las partes.

LA NUEVA CIENCIA DEL METABOLISMO HUMANO

La larga historia de la ciencia del metabolismo le otorga a este campo una sensación de familiaridad y certeza. Se remonta a más de dos siglos, hasta el trabajo visionario de Lavoisier y sus contemporáneos ilustrados. La era dorada del descubrimiento a cargo de pioneros como los dos Max (Rubner y Kleiber) y otros ocurrió hace casi cien años. Los métodos más comunes para estimar los gastos energéticos —el método factorial y las encuestas nutricionales— existen desde hace décadas. Es fácil creer que ya lo sabemos todo sobre la forma en la que nuestros cuerpos queman energía.

Pero existe una increíble diversidad metabólica entre individuos, poblaciones y especies que las ideas ortodoxas sobre el gasto energético no pueden explicar. La variación metabólica entre especies, incluida la nuestra, no se reduce a la ley de Kleiber. La gente y las poblaciones difieren en la energía que queman cada día, pero la sencilla aritmética del método factorial no registra lo que hacen nuestros cuerpos.

¿Por qué los humanos quemamos entre 2,500 y 3,000 kilocalorías al día? ¿Por qué algunos quemamos más energía diaria de lo esperado para nuestro tamaño y otros menos? ¿Cómo afecta el metabolismo nuestra salud y longevidad? ¿Y cómo son afectados nuestro gasto energético y nuestra salud metabólica por factores como el estilo de vida, las rutinas diarias, la actividad y la dieta?

El resto de este libro se ocupa de estas grandes preguntas. Ya armados, gracias a los dos últimos capítulos, con una sólida comprensión sobre cómo opera la maquinaria metabólica de nuestro cuerpo, lancémonos a una nueva era de descubrimiento en la ciencia del metabolismo humano. Comenzaremos en un lugar improbable, un pueblito de la República de Georgia que se extiende a los pies de la cordillera del Cáucaso, junto a la que alguna vez fuera la Ruta de la Seda.

Cómo los humanos evolucionaron para ser los simios más lindos, aptos y *gordos* de todos

Muy temprano, una fresca y húmeda mañana de julio, desperté en mi tiendita de campaña, salí cautelosamente de mi saco de dormir y abrí la cremallera de la puerta, húmeda de rocío. Los confines del domo de nailon amarillo dieron lugar a una visión panorámica: colinas de bosques oscuros y pastizales verde pálido. Mi tienda y varias más se encontraban desperdigadas por el desaliñado patio de la casa de dos dormitorios y cocina que compartía nuestro concurrido grupo de arqueólogos, geólogos y paleoantropólogos. Estábamos a la mitad de nuestra temporada de campo anual, excavando herramientas de piedra y fósiles de *Homo erectus.*

En algún punto bajo, demasiado lejano para escucharlo, el río Pinasaouri corría junto a las antiguas casas de baño que alguna vez acogieron a los viajeros y comerciantes que recorrían la Ruta de la Seda. Del otro lado del valle, las tumbas de piedra desmoronadas de los invasores mongoles salpicaban los campos de la lejana colina. Sobre ellos, encaramados en un punto alto de la cresta, yacían los restos de una orgullosa ciudad medieval. Y en la tierra bajo esas ruinas descansaban los huesos fosilizados de antiguos parientes nuestros, de 1.8 millones de años de edad. El paisaje entero era un monumento en capas a nuestra impermanencia. Ola tras ola de ambición y locura.

Algo comenzó a alzarse conmigo, una marea oscura y agitada.

Alcancé a trompicones los límites de nuestro pequeño claro y vomité sobre los arbustos. La mano de un dios vengativo atenazó mi cuerpo y lo exprimió con violencia para exorcizar el mal de su interior. Con las manos sobre las rodillas y los ojos húmedos arrojé una sustancia caliente y espumosa. A la primera erupción le siguieron réplicas menos violentas y convulsas. Azotaron mi cuerpo una sucesión de arcadas; sentía como si los ojos estuvieran a punto de salírseme de las órbitas y quedar colgando del nervio óptico. Por suerte, tras un rato, todo terminó. Exprimido y arrugado como un viejo tubo de pasta de dientes, me limpié la boca con el dorso de la mano y me puse lentamente de pie.

Una calma profunda y perfecta sigue a estas abominaciones, un breve descanso del dolor de cabeza, las náuseas y la sensación de muerte inminente que provocan las resacas *de verdad.* En ese momento de claridad pude reflexionar sobre mi posición. Las insólitas circunstancias y accidentes históricos que le dieron forma a ese mágico lugar. Mi suerte de haber llegado hasta allí. Ah, pero fui desagradecido. Malcriado. No tenía suficiente con estar allí; tenía que sobrepasarme, permitir que el primer vaso de vino en la cena de la noche anterior diera paso a una borrachera bajo las estrellas. Pero no estaba solo. Comencé a caminar hacia la larga mesa comunitaria en la terraza de la casa compartida y vi cómo algunos de mis compañeros de parranda, con cara de sueño, se enfrentaban valientemente a su té y su pan.

Conforme caminaba hacia ellos tuve la vaga sensación de que todo cambiaba, de que aprovechaba este momento para crecer y madurar, y para dejar atrás estas estupideces autodestructivas. Con un aliento tan ácido como batería de auto repetí en silencio la plegaria de todos los idiotas del mundo: *No lo vuelvo a hacer.* Ésta no era mi primera parranda. Sabía que no había muchas probabilidades de enderezar mi camino, pero allí, parado en el tranquilo ojo del huracán, me sentía optimista. Después de todo éramos un grupo de gente inteligente, científicos que comenzábamos nuestra carrera, con doctorados de importantes instituciones académicas de todo el mundo. Teníamos la inteligencia y el temperamento para ganar puestos muy competidos en los programas de posgrado de primer nivel y de llegar hasta aquí, uno de los enclaves de fósiles más emocionantes del planeta. Sin duda, podíamos reunir suficiente sentido común como para moderarnos y ser cuidadosos, para asegurar nuestra propia preservación. Sí, ninguno había demostrado ningún talento para el autocontrol; pero, bueno, seguro podíamos cosechar los frutos de nuestra inteligencia natural humana y de nuestra empresa colectiva sin dejar que la curiosidad y el hedonismo nos destruyeran...

La idea se desvaneció a medio terminar, como una nube. Debía desayunar algo. Había fósiles por descubrir y no iban a excavarse solos. Me derrumbé en la larga banca, cerca de los demás, tomé una rebanada de pan con manos temblorosas y le embadurné mantequilla y miel. Tomé un trago de té. Podía sentir cómo volvía la resaca, como el lejano galope de una horda mongola.

Se trataba de mi peregrinaje anual al sitio del Paleolítico inferior de Dmanisi, en la República de Georgia. Cada verano del doctorado me tomaba un descanso de las caminadoras y el metabolismo, y emprendía el viaje hasta el pueblito de agricultores de Patara Dmanisi, en las faldas de la cordillera del Cáucaso. Estos descansos de un mes del trabajo de tesis no se recomiendan si quieres tener éxito en tu posgrado, pero eran demasiado interesantes y divertidos como para perdérmelos. Lo que no entendía por entonces era lo profundamente relacionado que estaba el sitio con mi investigación en energética humana, y cómo encarna un periodo crítico en nuestra evolución metabólica. Nuestra despedida del mundo de los simios, los primeros pasos evolutivos hacia algo mucho más humano, se encuentran aquí. Y el elixir que nos mueve consistió en cambios en la forma en la que obtenemos alimentos y quemamos calorías. Cambios con los que seguimos lidiando el día de hoy.

UN LUGAR IMPROBABLE

Para ser uno de los sitios más importantes de la evolución humana, Dmanisi es un lugar bastante modesto. Todos los otros sitios de fósiles de este periodo, hace unos dos millones de años, se encuentran en los páramos pedregosos del este y el sureste de África, que cualquier que haya hojeado alguna vez un *National Geographic* reconocerá: la garganta de Olduvai, el Gran Valle del Rift, las cuevas de Sudáfrica. Dmanisi, por el contrario, es una zona fértil y boscosa, y Georgia, un país fantástico y orgulloso con una rica historia, le resulta lejano y desconocido a la mayor parte de la gente fuera de la región. Y sin embargo, su geografía es precisamente lo que lo vuelve tan importante.

El linaje humano se separó del de los chimpancés y los bonobos hace unos siete millones de años (figura 4.1). Pero durante los primeros cinco millones nuestros ancestros permanecieron en África, circunscritos a un conjunto particular de hábitats en los que sus habilidades simiescas resultaban efectivas. Luego, hace unos dos millones de años, saltamos la valla ecológica. Los homínidos (las especies en la rama humana del árbol genealógico de los simios) se volvieron lo suficientemente listos y adaptables como para prosperar donde fuera. Las poblaciones crecieron y se dispersaron por toda África y hacia Eurasia, para abarcar desde Sudáfrica hasta Marruecos e Indonesia. Éste fue el rompimiento radical con el pasado simiesco y el paso decisivo hacia algo mucho más humano. Dmanisi es la primera instantánea borrosa que tenemos de este periodo crítico. Con 1.8 millones de años de edad se trata del sitio de homínidos fósiles más antiguo fuera de África. Las piedras y los huesos bajo el suelo capturan los primeros atisbos evolutivos de aquello que nos hace humanos. Y la ventaja evolutiva clave que volvió tan exitosos a estos homínidos e impulsó su expansión global fue un cambio en la forma en la que obtienen y queman energía.

Mi primer viaje a Dmanisi comenzó como una conversación con Ofer Bar-Yosef, el inescrutable y canoso profesor de arqueología paleolítica de Harvard que es famoso por sus excavaciones de entierros neandertales en el Medio Oriente. En mi carácter de estudiante de primer año de doctorado, de rostro lozano y repleto de entusiasmo, me dijeron que, si quería hacer trabajo de campo arqueológico el siguiente verano, más me valía dar con él. Encontré a Ofer una tarde cuando salía de su oficina en el Museo Peabody de Arqueología y Etnología. Me invitó a caminar con él hacia Harvard Square, donde debía recoger unas fotos (todavía era la época de la película fotográfica).

—Caminemos y hablemos. Nadie gasta tiempo —me explicó con su acento israelí. Por supuesto estuve de acuerdo.

Durante nuestra caminata me explicó que tenía contactos en dos sitios en los que yo sería bien recibido para hacer trabajo de campo: una cueva neandertal en el sur de Francia y Dmanisi. El sitio francés era más grande, mucho más organizado y de más fácil acceso. "Y la comida es mejor en Francia", añadió. Pero el trabajo en Georgia sonaba más interesante. Sólo un año antes se habían descubierto dos cráneos humanos en el sitio y ya estaba haciendo olas en el campo de la evolución humana. Tras discutir un poco, Ofer accedió a organizar las cosas para que fuera. Le pregunté si había algo en particular que debiera planear, algo que necesitara para ir a Georgia que no figurara en la típica lista para un verano de trabajo de campo. Ofer se detuvo, se giró hacia mí y me tomó la medida a través de sus gruesas gafas.

—Tal vez un hígado extra.

EXTRAÑOS EN UNA TIERRA EXTRAÑA

Hace exactamente 1.85 millones de años un volcán de dimensiones colosales hizo erupción y produjo un cataclismo que cimbró la tierra y oscureció el cielo a muchos kilómetros de distancia, en las colinas bajas que más tarde acogerían el pueblito de Patara Dmanisi.

La lava fluyó a lo largo de kilómetros por el cercano valle de Mashavera, llenándolo y aniquilando a su paso el río Mashavera. Cuando alcanzó el Pinasaouri, un pequeño afluente, retrocedió y bloqueó también este río. La lava se enfrió en forma de un bloque de basalto negro que en algunas secciones alcanza treinta metros de alto. Conforme el río Pinasaouri volvió a fluir bajo esta presa de basalto se formó un nuevo río.

Los años se convirtieron en milenios y al menos otras dos erupciones más llenaron los cielos de ceniza. Los animales que rondaban la zona —una colección que incluía especies hoy extintas de avestruces, jiráfidos, caballos, gacelas, tigres dientes de sable, lobos, osos y rinocerontes— sin duda se asfixiaron con las cenizas y se preguntaron, en la medida de sus posibilidades, qué mierda estaba pasando. Al caer a tierra, las cenizas tapizaron el paisaje, incluyendo el estrecho promontorio estrujado entre el río Mashavera, ahora lleno de basalto, y el lago Pinasaouri. Con el tiempo estas cenizas se convirtieron en suelo.

Durante todo este tiempo, decididas bandas de *Homo erectus*, miembros primitivos del género humano, vivieron sus vidas en los sinuosos bosques que rodeaban el lago Pinasaouri. Eran una especie invasora, la vanguardia de una expansión demográfica que llevaba miles de años emergiendo de África y dispersándose por el resto del Viejo Mundo. Pero ninguno de ellos conocía su origen africano, ni ningún origen que no fuera este lugar. Con un cerebro de la mitad de tamaño del nuestro es probable que no pensaran mucho en esta clase de asuntos académicos.

Los homínidos de Dmanisi, de 1.5 metros de altura y 50 kilogramos de peso, deben de haber sido presas suculentas para las hienas, lobos y tigres dientes de sable que rondaban esos bosques. Pero sobrevivieron con ayuda de su ingenio y de sencillas herramientas de piedra, e incluso fueron con más frecuencia depredadores que presas. Los huesos de otros animales en el sitio muestran los inconfundibles surcos y rasguños que se producen al destazar presas con herramientas de piedra. Los homínidos de Dmanisi y sus parientes no eran como los vegetarianos simiescos que los precedieron, confinados a los bosques africanos. Eran cazadores-recolectores.

Si tenían suerte llegaban a vivir 30 o 40 años, aunque seguramente morían mucho más jóvenes. De vez en cuando la lluvia arrastraba sus cadáveres, así como los restos masticados y dispersos de otros animales muertos, hacia un barranco cercano. Con el tiempo el barranco se llenaría de sedimentos y sepultaría sus restos a pocos metros de la superficie.

Con el paso de los eones, los ríos Pinasaouri y Mashavera se abrieron paso por el grueso basalto para recuperar sus valles y una vez más dejaron a su paso una delgada cresta enclavada entre ambos. Los homínidos de Dmanisi habían desaparecido hacía mucho, reemplazados por oleadas de nuevos homínidos. Es probable que más tarde habitaran el área poblaciones de *Homo erectus,* de mayor tamaño, aunque aún no hemos encontrado sus huesos. Las herramientas de piedra nos dicen que hubo neandertales que establecieron enclaves en el valle, a unos kilómetros de allí, hace 40,000 años. Poco después llegarían los humanos modernos. En los primeros siglos de la era cristiana se construyó una iglesia de piedra en lo alto del promontorio. Una ciudad medieval, rodeada por un muro de piedra, creció a su alrededor, y la gente prosperó. Entonces llegaron hordas invasoras. A partir del 1080 d.n.e., más o menos, arrasaron con la ciudad cada par de siglos, como si se tratara de un brutal tiempo compartido mongol. Para el siglo xv la ciudad, alguna vez orgullosa, fue abandonada, y sólo permanecieron en el área los campesinos del valle.

El sitio de Dmanisi se descubrió por un afortunado accidente. En 1982 los arqueólogos que excavaban la ciudad medieval cavaron en el suelo de los alrededores y desenterraron un molar de rinoceronte fósil. Al darse cuenta de que se habían topado con los restos de un antiguo mundo perdido alertaron a sus colegas del Museo Nacional de Tbilisi. Un equipo de paleontólogos georgianos comenzó a trabajar el sitio, con la mirada puesta en los fósiles. Un año más tarde se descubrieron herramientas de piedra, y en 1991 se excavó el primer fósil de homínido, una mandíbula. Los paleoantropólogos de todo el mundo se sintieron intrigados, aunque a la vez escépticos. Pero en el año 2000 los georgianos reportaron el hallazgo de dos nuevos cráneos, así como dataciones confiables[1] del basalto de Mashavera. Tenían entre sus manos el sitio homínido más antiguo fuera de África, hogar de fósiles completos y hermosos. Aquí se encontraba capturada la primera incursión de la humanidad en el mundo, en este lugarcito al pie de la cordillera del Cáucaso. De pronto Dmanisi era el centro de atención del estudio de la evolución humana.

Cuando llegué, a mediados del verano de 2001, un equipo de investigadores y voluntarios georgianos, estudiantes de posgrado europeos y estadunidenses e importantes académicos internacionales en los campos de la evolución humana, la arqueología y la geología se encontraban excavando el sitio y reconstruyendo cómo era la vida para los homínidos en Dmanisi. La excavación principal era aproximadamente rectangular, unos 50 metros cuadrados de tierra expuesta, meticulosamente nivelada con ayuda de palas y cepillos. Como en todas las excavaciones del mundo, en el sitio se había superpuesto una retícula de cuadrados de un metro por lado. Yo pasé mis días en el cuadradito que me asignaron, raspando sedimentos arcillosos con una pequeña pala y un cepillo, sin quitar la vista, en busca del primer destello de un fósil.

No era, claro está, un arqueólogo veterano, pero sabía que habría días en los que no encontraría nada. Incluso en un sitio tan emocionante como éste, el polvo suele no ser más que polvo. Pero Dmanisi era diferente: estaba sembrado de ricas venas de fósiles y herramientas de piedra. Había rinocerontes, leones, gacelas, caballos; cráneos completos y otros huesos, no los pequeños fragmentos que aprendes a atesorar en la mayor parte de las excavaciones. De pronto te dabas cuenta de que la persona que excavaba en el cuadrado de al lado guardaba silencio, y al asomarte la descubrías absorta en la delicada tarea de arrancar del suelo a algún gigante cuyo cráneo, curvo e intrincado, emergía de la superficie como si fuera Excalibur. Con frecuencia los fósiles eran más suaves que el polvo que los rodeaba, y extraerlos del sedimento sin destruirlos era todo un arte.

Al final de mi primera temporada encontramos *otro* cráneo, el tercero de Dmanisi y el cráneo de *Homo erectus* más completo que se ha hallado. Salió del sedimento de cabeza, su paladar mirando hacia el cielo. La mayor parte de los equipos de excavación nunca encuentran un homínido importante; los molares aislados y los fragmentos de cráneo se celebraban como reliquias sagradas. Los grandes Louis y Mary Leakey pasaron cerca de 30 años cepillando la Garganta de Olduvai antes de encontrar un cráneo de homínido. El equipo de Dmanisi había descubierto tres en tres años. Éste, el más reciente, que probablemente perteneció a un varón de unos 20 años, estaba tan increíblemente completo que el hueso crenulado del paladar superior, delgado como papel, y las órbitas inferiores estaban intactas. El equipo tuvo, durante días, una sonrisa indeleble en el rostro. En la larga mesa de la casa de campo se celebraron festines georgianos tradicionales hasta bien entrada la noche. Los hombres rompían a cantar canciones polifónicas tradicionales georgianas.

Yo me había enganchado. Sabía que, mientras pudiera, volvería cada temporada. Y durante los cinco veranos que duró mi posgrado me hice el tiempo para viajar sin falta a Dmanisi. Cada año encontramos homínidos y celebramos (no siempre en ese orden). El vino, el vodka y la chacha, un licor ilegal hecho a base de uvas, fluían en cantidades aterradoras. Y cada año me encontraba a mí mismo vomitando en los arbustos, inaugurando el ciclo anual como una

combinación putrefacta del géiser Old Faithful y Stonehenge, su-
surrando en el aire matinal las mismas promesas huecas de rehabi-
litarme. Ofer tenía razón: me habría venido bien un hígado extra.

Durante mi segundo verano en Dmanisi el equipo desenterró *otro*
cráneo más, el cuarto en el área.[2] Su rasgo más prominente era lo
que le faltaba. El arco en forma de U alrededor del perímetro del paladar, que debería haber tenido dientes, era suave y redondeado. Los
dientes habían desaparecido. Y el individuo que los perdió, probablemente un varón hacia finales de su tercera década o inicios de la
cuarta, había sobrevivido, pues las cavidades habían cicatrizado con
hueso nuevo. Ya fuera por una enfermedad o de vejez, este pobre
tipo había perdido todos los dientes de la boca y aun así se las había
arreglado para sobrevivir, masticando su comida con encías pasto-
sas y sensibles hasta que se recuperó. La resorción del alvéolo den-
tario estaba tan avanzada que debió haber vivido años sin dientes.

El descubrimiento suscitó la pregunta obvia: *¿Cómo consiguió
sobrevivir?* Casi todas las plantas silvestres son difíciles de masticar;[3]
necesitas dientes. Hay pocos alimentos silvestres fáciles de recolectar, sobre todo si tienes una salud frágil. ¿Cómo subsistió durante
tanto tiempo?

Yo creo que le debió la vida a la adaptación humana por excelencia, el rasgo que más nos distingue de nuestros parientes simios.
Es un comportamiento tan arraigado que rara vez lo pensamos dos
veces. Y sin embargo, revolucionó nuestro linaje humano, transformando cómo obtenemos nuestra comida y alterando la forma en la
que nuestros cuerpos queman energía. Los homínidos de Dmanisi
lo compartían.

VEGETARIANOS, PEREZOSOS Y EGOÍSTAS

Los humanos somos parte de la familia de los simios, un subconjunto del orden mamífero de los primates. La primera ramita primate del árbol genealógico mamífero se asomó hace unos 65 millones de años, en la estela del impacto del asteroide y la colosal extinción posterior que acabó con los dinosaurios. La Extinción Masiva K-T, como se conoce, dejó escenarios vacíos en los que florecieron los primates y otros grupos mamíferos.

Los primeros mamíferos eran animales desaliñados y del tamaño de ardillas que vivían en los árboles. Como los primates actuales, incluyéndonos, tenían manos prensiles y hábiles rematadas con uñas en vez de garras. Una teoría muy persuasiva sobre los orígenes de los primates es que coevolucionaron con las plantas con flores,[4] que también hicieron su aparición en el escenario evolutivo tras la extinción de los dinosaurios. En este contexto los primates se habrían adaptado para comer las frutas de estas plantas, dotándolas inadvertidamente, con sus excrementos, de un medio de dispersión de sus semillas por el bosque. Las plantas con frutas más atractivas (es decir, las más ricas en energía) fueron dispersadas en forma más efectiva y tuvieron más éxito reproductivo. Se estableció, así, una sociedad evolutiva, con plantas seleccionadas para producir frutas dulces y carnosas, y primates adaptados para buscarlas y comerlas.

Pero a nuestros ancestros distantes les debemos más que nuestras manos y nuestro amor por las frutas dulces. Como discutimos en el capítulo 1, mis colegas y yo descubrimos que los primates sólo queman la mitad de las calorías que otros mamíferos. Este cambio metabólico es tan generalizado entre los primates actuales que debe de haber ocurrido muy temprano, en la base de la radiación primate. Estos primates primitivos apostaban a largo plazo. La reducción en el gasto energético implicaba una ralentización en el crecimiento y la reproducción, pero también mayor longevidad. En vez de concentrar todo su esfuerzo reproductivo en unos pocos años (y entonces un mal año podía acabar con la mayor parte de tus frágiles descendientes), los primates tenían carreras reproductivas más largas que mitigaban las consecuencias de una o dos malas temporadas. El crecimiento menos acelerado también permitía aprender más durante el desarrollo, con más oportunidades para la innovación y la creatividad. Escribo esto sentado en la mesa de la cocina, frente a mi hija de cuatro años que come hábilmente su cereal y sus rebanadas de manzanas mientras conversa sobre el preescolar y los años de escuela que la esperan. Nuestras vidas humanas modernas tienen raíces muy profundas.

La estrategia metabólica primate fue increíblemente exitosa. A lo largo de millones de años, el grupo se volvió muy diverso y se bifurcó en dos ramas principales: los lémures y los loris por un lado y los monos por el otro. Hace unos 21 millones de años apareció un nuevo brote en la rama de los monos: los simios. Los simios, u hominoides, que es el nombre técnico del grupo, crecieron y florecieron. Durante 15 millones de años proliferaron y se expandieron por África, Europa y Asia. Había decenas de especies.

Y luego, por razones que aún no conocemos, su suerte cambió. El frondoso grupo de los simios fue podado hasta que sólo quedaron unas pocas ramas. Hace unos seis millones de años perdimos casi por completo el rastro de los simios en el registro fósil. Sólo sobrevive un puñado de especies hominoides: los chimpancés, los bonobos y los gorilas en el África ecuatorial; los orangutanes y varias especies de gibones ("simios menores", según la condescendiente taxonomía primate) en los bosques lluviosos del sur de Asia.

Sólo sobrevivió otro linaje simio: el nuestro, los homínidos. Hace unos siete millones de años, en África, una población de simios se dividió gradualmente en dos. Una de las poblaciones resultantes se convertiría en la fundadora del linaje de los chimpancés y los bonobos (esas dos especies no se separaron sino hasta mucho después; figura 4.1). La otra población fue la fundadora de nuestro linaje, los homínidos. Hay tantas ideas sobre las causas de esta divergencia como paleoantropólogos borrachos, pero poco consenso. Sabemos, gracias al registro fósil, que los primeros homínidos caminaron en dos patas y tenían dientes caninos rechonchos y menos mortíferos. Por lo demás tenían un aspecto muy simiesco: cuerpos y cerebros del tamaño de un chimpancé; brazos largos, dedos largos y patas prensiles útiles para caminar en lo alto de los árboles.

Este primer capítulo de la evolución homínida transcurrió entre siete y cuatro millones de años atrás.[5] Conocemos de este periodo al menos tres especies fósiles diferentes, todas en África. Sólo una, *Ardipithecus ramidus,* de Etiopía (Ardi para sus amigos) está bien caracterizada, con decenas de fósiles y un esqueleto casi completo, desde su cabeza tamaño simio hasta sus largos dedos de los pies prensiles. Otros están menos completos. El más antiguo, *Sahelanthropus tchadensis,* de Chad, sólo se conoce a partir de unos fragmentos aislados del cuerpo. *Orrorin tugenensis,* de Kenia, tiene el problema opuesto, pues sólo se han recuperado trozos de los huesos de las extremidades y algunos dientes aislados.

Tal vez te preguntes cómo pueden saber los científicos que estos hallazgos fragmentarios pertenecen a distintas especies. O incluso que son homínidos y no miembros de algún otro linaje. Felicidades: acabas de inventar el campo de la paleoantropología. Los detalles sangrientos de la investigación paleoantropológica son tema para otro grueso libro,[6] pero baste decir que es un trabajo difícil que requiere un ojo agudo y un conocimiento enciclopédico de las firmas morfológicas de los distintos grupos taxonómicos. La incertidumbre es la norma. Los paleoantropólogos se desviven por las minucias anatómicas que distinguen una especie fósil de otra, o se enzarzan en peleas a gritos durante sus elegantes conferencias académicas para tratar de demostrar que *su* especie fósil es un ancestro directo de los humanos actuales, mientras que la especie predilecta de alguien más no es más que una rama secundaria, un callejón sin salida o (¡Dios nos libre!) ni siquiera un homínido. Si quieres arruinarle el día a un paleoantropólogo sugiérele que la especie de homínido fósil que descubrió, bautizó y a la que le consagró su vida, en realidad sólo es una variante local de otra especie previamente descrita.

El segundo capítulo del linaje homínido, de unos cuatro hasta dos millones de años atrás, se conoce a partir de un registro fósil mucho más completo. Es la era del género *Australopithecus,* incluyendo a la famosa Lucy y su familia, los *Australopithecus afarensis.* A lo largo de este periodo aparecen y desaparecen en el registro fósil varias especies, cada una con sus propias particularidades anatómicas. Sin embargo, hay rasgos en común. Los pies prensiles de los homínidos tempranos como Ardi han desaparecido para convertirse en un pie mucho más parecido al nuestro, con el dedo gordo alineado con los demás. Esto, sumado a los cambios en la pelvis, sugiere que dichas especies eran más eficientes en el suelo, que quemaban menos calorías para caminar y tal vez que se aventuraban un poco más lejos cada día que los simios actuales o los primeros homínidos. Los dientes se vuelven más grandes, el esmalte mucho más grueso. Un grupo lateral de especies extrañas y especializadas, asignadas al género *Paranthropus,* lleva esta inflación dentaria al extremo, con molares cinco veces más grandes que los nuestros y enormes pómulos para anclar músculos masticadores igualmente poderosos.

Incluso existen algunas evidencias de una mayor sofisticación cognitiva. El tamaño del cerebro se incrementa ligeramente en *Australopithecus,* de un poco menos de 450 mililitros a un poco más de este volumen (pero todavía un tercio del tamaño de los nuestros). Solíamos pensar que los homínidos de este periodo no eran capaces de fabricar herramientas de piedra, pero en 2015 los investigadores reportaron herramientas de piedra grandes y rudimentarias de un sitio de 3.3 millones de años de edad en el norte de Kenia.[7] No sabemos para qué se usaban estas incómodas herramientas, ni si representan un fenómeno generalizado o sólo un experimento temprano y fugaz. Como sea, sugieren que al menos algunas especies de *Australopithecus* eran más inteligentes e ingeniosas que los simios actuales, que usan herramientas rudimentarias para extraer termitas o romper nueces, pero que no fabrican, hasta donde sabemos, herramientas de piedra.

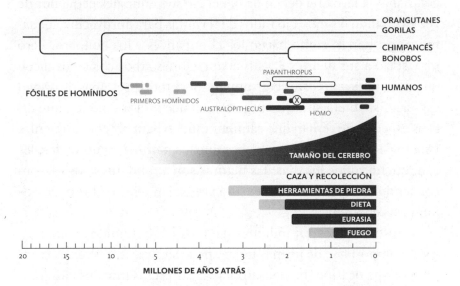

Figura 4.1. El árbol genealógico humano.[8] Nuestro linaje, el de los homínidos, es una de las ramas de la familia de los simios, e incluye más de una decena de especies fósiles conocidas, varias de las cuales se muestran aquí. La × en el círculo indica la posición de los homínidos de Dmanisi. La caza y la recolección comienza con el género *Homo*, y conlleva un aumento en el tamaño del cerebro y cambio en la dieta y el comportamiento (en gris: evidencia temprana controvertida; negro; evidencia sólida y continua). Nótese el cambio de escala en la marca de los cinco millones de años. [Adaptado de H. Pontzer (2017). "Economy and endurance in human evolution", *Curr. Biol.*, 27: R613-621.]

No obstante, por más diversidad anatómica y atisbos de creatividad que tuvieran, lo más probable es que estos homínidos fueran más simiescos en términos de su metabolismo. Podemos estar seguros de esto porque, como los simios actuales, las especies de los dos primeros capítulos de la evolución homínida eran esencialmente vegetarianas. Claro que deben de haber cazado animales pequeños de vez en cuando o saqueado nidos de termitas para aprovechar sus sabrosas proteínas, como hacen los chimpancés y los bonobos. Pero un vistazo a sus dientes y a sus adaptaciones arborícolas nos dicen que Ardi, Lucy y los otros consumían sobre todo proteínas de origen vegetal. Esta dieta simiesca vegetariana nos indica también que dichas especies no tenían que caminar mucho para obtener alimento. Una regla general en ecología dice que los herbívoros no se desplazan mucho todos los días: las plantas son abundantes y no se van corriendo. Los simios actuales rara vez viajan más de dos o tres kilómetros en un día.

Pero hace unos 2.5 millones de años los homínidos comenzaron a comportarse de formas raras y poco simiescas. En vez de cazar un antílope ocasional empezaron a atacar presas mucho más grandes: cebras y otros animales de gran tamaño. Comenzaron a aparecer grandes cantidades de herramientas de piedra por todo el este de África, y los fósiles de animales de sitios en Kenia y Etiopía muestran señales de haber sido destazados.[9] La carne ya no era un manjar inusual sino parte regular del menú. Son los albores de la caza y la recolección, el comienzo del tercer y último capítulo de la evolución homínida que marca el surgimiento temprano de nuestro propio género *Homo*. Pero el salto cognitivo definitivo no fue la caza o las herramientas de piedra; después de todo, los chimpancés y los bonobos cazan y hacen herramientas, y esto no ha llevado a una desviación radical de sus costumbres simiescas. La gran innovación alimentaria que cambiaría nuestro metabolismo y nuestro destino evolutivo no fue lo que estos homínidos comían, sino lo que compartían.

EL HUMANO GENEROSO

Las primeras palabras hadza que recuerdo haber aprendido son *amayega* y *mata,* el saludo y la despedida básicos. La tercera palabra que aprendí fue *za.*

No sé exactamente cuándo lo noté. Mi primera visita a los hadza fue un torbellino de escenas y de sonidos nuevos, y mis recuerdos de aquellos primeros días son un poco borrosos. Si alguna vez pasaste unos días en una ciudad extranjera en la que no hablabas el idioma, y te sentaste en un café o un parque, sabes que las voces que te rodean tienden a formar una especie de tapiz sónico abstracto, rico en sentimientos pero desprovisto de significado. Pero, en algún momento, mi cerebro identificó una orden sencilla y reiterada: *za.* Pronto me la encontraba por todos lados. Dos niños juntos comiendo un bocadillo, *za.* La abuela dándole bayas a su nieto, *za.* Un hombre pidiéndole miel a un amigo, *za.*

Le pregunté a Brian qué significaba, aunque debió de haber sido obvio. *Za* significa "dar".

Lo que no podía entender era por qué no había contrapunto. No se decía nada en respuesta; sencillamente se entregaba el objeto en cuestión. ¿Dónde estaban todos los extras con los que crecí, las *palabras mágicas* "por favor", "gracias", "de nada"? Cuando descubrí que no tenían nada por el estilo no lo podía creer. Conocen los conceptos, desde luego; hay palabras hadza para pedir ayuda y para expresar gratitud. Pero el "por favor" y "gracias" que nos taladraron en la cabeza desde pequeños en el mundo occidental están ausentes de los intercambios a pequeña escala que predominan en el día. ¿Qué clase de idioma no tiene las *palabras mágicas*?

Pero cuanto más observaba, más entendía. Dar —compartir— no es un lindo detalle, es la regla. Igual que no vas por la calle diciendo "Gracias por no escupirme en la cara" a todo el que no te escupe en la cara, los hadza no se molestan en decir "por favor" y "gracias" durante el acto de compartir. Eso implicaría que la otra persona no está cumpliendo, sencillamente, el contrato social. Sólo necesitas las palabras mágicas si existe la posibilidad de que la otra persona se rehúse, pero así no funcionan las cosas con los hadza.

Ser hadza es compartir. Todos comparten con todos los demás, todo el tiempo. Ésa es la regla. Todo lo que tienes que decir es *za*.

En las décadas de 1950 y 1960 los investigadores de la evolución humana (vale la pena notar que eran casi todos hombres) comenzaron a sintetizar la información disponible del registro fósil de los homínidos, los estudios de campo con primates actuales y la investigación etnográfica de poblaciones actuales de cazadores-recolectores. Era un momento muy estimulante para preguntar *¿Qué nos hace humanos?* Estos campos aún eran jóvenes, pero se había trabajado lo suficiente, se habían hallado suficientes fósiles para pasar de la pura especulación de las generaciones anteriores a una reconstrucción holística y basada en evidencias de nuestro pasado evolutivo.

El movimiento se consolidó en la histórica conferencia de 1966 "Man the hunter" ("El hombre cazador") de la que emanó un libro con el mismo nombre. A los investigadores les impactó la mayor diferencia entre los humanos y otros simios: nuestra pericia y nuestra dependencia de la caza y las herramientas. Consideraban que los principales rasgos que nos hacen únicos a los humanos son una consecuencia evolutiva de estas innovaciones clave. Fue una perspectiva muy influyente, aunque no era del todo nueva. Darwin había especulado que los humanos le debemos a la caza nuestro "éxito sobresaliente en la batalla por la vida", y sostuvo que "habría sido ventajoso para los progenitores del hombre [...] defenderse con piedras o palos, atacar a sus presas u obtener alimento por algún otro medio".[10]

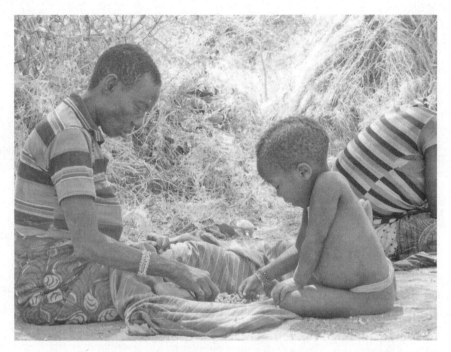

Figura 4.2. Cazar y recolectar implican compartir. Una abuela hadza comparte bayas con su nieto tras volver al campamento con la cosecha del día.

El movimiento feminista de las décadas de 1960 y 1970 y la flagrante omisión de las mujeres en el paradigma de "el hombre cazador" llevó a una predecible y muy necesaria corrección. En 1981, la antropóloga Frances Dahlberg editó una colección de ensayos titulada *Woman the gatherer* (*La mujer recolectora*) que subrayaba las contribuciones esenciales de las mujeres en las poblaciones de cazadores-recolectores. Además de sus papeles irremplazables como madres y abuelas, en las culturas recolectoras las mujeres invariablemente obtienen y producen alimentos y bienes que son necesarios para que la comunidad prospere. En muchas culturas, la recolección de las mujeres proporciona bastante más de la mitad de las calorías que se consumen. Además, para finales de la década de 1960 estaba claro que los chimpancés ocasionalmente cazan y usan herramientas. Si cazar y usar herramientas no eran comportamientos exclusivamente humanos resultaba más difícil sostener que hubieran catalizado nuestra trayectoria evolutiva única.

La verdad a mí me parece que concentrarse únicamente en las contribuciones de los hombres o de las mujeres hace que nos olvidemos de lo más importante. Tanto los hombres como las mujeres realizan contribuciones importantes en las sociedades cazadoras y recolectoras, pero *ninguna* es suficiente en sí misma. Lo que hace tan exitosa la caza y la recolección no es *la caza* o *la recolección,* es el "y". Más que *el hombre cazador* o *la mujer recolectora* somos el *humano que comparte.*

Los simios actuales, por el contrario, casi nunca comparten. Por supuesto, las madres de todas las especies de simio ocasionalmente comparten algo de comida con sus hijos pequeños. Las madres orangutanes en libertad comparten con sus hijos pequeños[11] más o menos una de cada diez comidas, en general alimentos difíciles de obtener (obviamente no ganarían un premio de madre del año en una competencia humana). Entre los simios adultos el intercambio es mucho más infrecuente. Los gorilas adultos en libertad *nunca* han sido observados compartiendo comida.[12] Los chimpancés adultos en la comunidad de Sonso, en el bosque Budongo de Uganda,[13] comparten comida una vez cada dos meses, más o menos, y mucho de lo que parece "intercambio" más bien es un hurto tolerado. Los bonobos son los que más comparten, pero incluso ellos se quedan cortos para las normas humanas. En el sitio de Wamba, en Congo, el investigador japonés Shinya Yamamoto descubrió que los bonobos adultos (por lo general hembras) comparten en particular una fruta de gran tamaño,[14] la jugosa junglesop, cerca de 14 por ciento de las veces.

A pesar de las complicadas relaciones sociales que mantienen toda su vida, los simios viven en soledad alimentaria. Cuando se trata de comida deben arreglárselas solos. Así pues, están muy motivados a ir a la segura, a obtener suficiente comida al día para no morirse de hambre. Y cazar animales grandes o recolectar más comida de la que necesitan no conlleva muchas ventajas; cualquier cosa que no puedan meterse a la boca *en ese instante* se echará a perder o será robada por pordioseros que rara vez devolverán el favor. Resulta revelador que en Wamba los alimentos que más compartan los bonobos y los monos son los duikers (pequeños antílopes) que logran cazar o las grandes junglesop. No son enormes, pero sí más de lo que pueden comer de un solo bocado. Los cazadores con suerte suelen quedarse con todo lo que puedan devorar y "comparten" las sobras para tranquilizar a una horda de congéneres que les ruegan y los molestan. Hasta los bonobos comparten junglesop, sólo si un amigo les ruega.

Los humanos somos recolectores sociales. Solemos llevar a casa más de lo que necesitamos, con la intención de compartirlo con nuestra comunidad. Eso significa que nos tenemos los unos a los otros como redes de apoyo; si alguien llega con las manos vacías no pasará hambre. Esto nos permite diversificar y asumir riesgos, desarrollar estrategias complementarias de procuración de alimento —caza y recolección— que maximizan las ganancias y limitan las consecuencias del fracaso. Algunos miembros del grupo cazan y ocasionalmente regresan con un gran botín de grasa y proteína. Otros recolectan y garantizan una fuente confiable de alimento para pasar el día cuando los cazadores no tienen suerte. Es una estrategia increíblemente flexible, adaptable y exitosa. Y su cimiento es la certeza inviolable, férrea y tácita de que todos compartiremos.

Compartir es el elemento que cohesiona las comunidades de cazadores-recolectores y proporciona el combustible que las hace funcionar. Este acto modificó radicalmente la estrategia metabólica homínida. Compartir dio acceso a más alimento, más calorías, más energía para el crecimiento, la reproducción, los cerebros, las actividades... todo (figura 4.3). Como mis colegas y yo descubrimos en nuestras mediciones con agua doblemente marcada de simios y humanos (capítulo 1), quemamos cerca de 20 por ciento más energía diaria que los chimpancés y los bonobos. Nuestra ventaja energética sobre los gorilas y los orangutanes es aún mayor. Esas calorías extra son el combustible de nuestros grandes cerebros, nuestros activos estilos de vida y nuestras nutridas familias, justo las características que nos distinguen de los otros simios y definen nuestras vidas. Y todo comenzó con la caza y la recolección, con los primeros miembros de nuestro género, *Homo*, con el acto de obtener más comida de la que necesitaban para sí mismos y regalar el excedente. Esa energía extra impulsó por todo el globo a los homínidos armados con herramientas de piedra primitivas y cerebro tamaño simio, de Durban a Dmanisi y más allá.

LA REVOLUCIÓN METABÓLICA

Con frecuencia discutimos sobre evolución en términos de rasgos físicos, de la aparición de nuevas características anatómicas o cambios en su forma y tamaño. Después de todo, son justamente los rasgos físicos los que suelen preservarse en el registro fósil. Pero muchas veces los cambios conductuales son los verdaderos instigadores de la evolución. Cuando aparecen nuevas conductas los cuerpos se adaptan.[15] Los peces comenzaron a alimentarse en las orillas lodosas, y aquellos con las aletas más fuertes y los mejores pulmones primitivos para transitar por los charcos tuvieron mayor éxito reproductivo; lo que siguió fue la transición evolutiva hacia la tierra y la evolución de patas. Los ancestros de los caballos, con dientes ordinarios, pasaron de comer hojas suaves a alimentarse de hierbas más abrasivas. Aquellos con dientes más largos sobrevivieron por más tiempo, pues sus dientes tardaban más en desgastarse. Tras millones de años los dientes largos se volvieron la norma en los caballos (por eso puedes saber la edad de un caballo asomándote a su boca para ver qué tan desgastados están sus dientes, una buena idea si vas a comprarlo, pero un gesto grosero si te lo regalan). Los osos polares comenzaron a nadar y bucear para cazar, y luego la evolución los dotó de patas palmeadas. La conducta lidera, la forma viene después.

Para que el acto de compartir se impusiera en el linaje homínido debió darse un conjunto muy particular de circunstancias: los costos de obtener más alimento del que puedes consumir tenían que ser menores que los beneficios de regalarlo. Al procurarte comida extra dejas menos energía para ti mismo y más para otro; no es el tipo de cosas que la selección natural de Darwin suele favorecer. Si el receptor del excedente está emparentado contigo y comparte los mismos genes, su éxito reproductivo también es tuyo. Pero el parentesco se reduce precipitosamente: incluso tus hijos comparten únicamente la mitad de tus genes. El costo de obtener comida extra tendría que ser bajo, y los beneficios para el receptor realmente muy alto, para que valiera la pena. Es fácil entender por qué ningún otro simio —de hecho casi ninguna otra especie— ha encontrado que el acto de compartir sea una estrategia útil.

A pesar de todos los factores en contra, hace unos dos y medio millones de años, en una población de homínidos con cerebros simiescos en algún lugar del este de África, coincidió la combinación correcta de circunstancias, dieta y conducta. Compartir se volvió la norma. Desafortunadamente, los detalles de sus orígenes son demasiado finos para quedar registrados en el grueso tamiz del registro fósil. La primera evidencia incontestable de reparto de alimentos se encuentra en forma de huesos de animales grandes, como cebras, que exhiben marcas de corte. Ningún homínido podía comerse una cebra por sí mismo, sin importar cuánta hambre tuviera. Y ocuparse de una cebra, viva o muerta, requería trabajo en equipo, ya fuera para cazarla o para ahuyentar a otros carnívoros interesados en el cadáver. El trabajo en equipo sólo conviene cuando hay un acuerdo para compartir el botín. Tal vez, en los homínidos, el intercambio surgió a partir del tipo de caza que realizan los simios, cuando algunos individuos les entregaron a otros un poco más que las tristes sobras de las que vemos a los chimpancés desprenderse a regañadientes.

O tal vez el intercambio homínido surgió a partir del tipo de conducta de intercambio de fruta que vemos entre las bonobos hembra en Wamba. Hay sólidos argumentos a favor de la idea de que los tubérculos silvestres, los primos lejanos de las papas y los camotes de nuestros supermercados, fueron en los inicios un importante alimento compartido. Los tubérculos son un alimento básico para los hadza y otras poblaciones de cazadores-recolectores del mundo. Y son bombas calóricas de almidón que a los niños les cuesta trabajo desenterrar por sí mismos, pero para los adultos es fácil cosechar en abundancia. Del mismo modo que las madres orangután tienden a compartir con sus hijos alimentos que son difíciles de obtener, las madres (o padres) homínidos podrían haber tenido la costumbre de dar tubérculos a sus hijos. Tal vez las hembras mayores, al terminar su etapa reproductiva, comenzaron a canalizar sus esfuerzos maternos en la procuración de alimento para sus hijas y nietos.[16]

Ya se tratara de carne, vegetales o alguna combinación, este extraño acto de conseguir comida para otros tuvo profundas consecuencias para la evolución homínida. Al compartir, se liberaba más energía para las tareas esenciales de la vida, y pudo mejorar la supervivencia y la reproducción, las divisas de la selección natural. Los homínidos compartidos y sus semejantes les ganaron la competencia a sus vecinos menos generosos.

Nosotros somos los descendientes de estos antiguos homínidos generosos. Con el tiempo, la fisiología homínida respondió a este nuevo comportamiento acelerando las tasas metabólicas para aprovechar las calorías extra. Ésta fue la Revolución Metabólica (figura

4.3), y ha determinado la evolución de nuestro género *Homo* desde entonces.

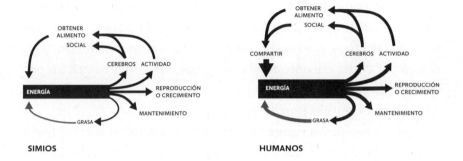

Figura 4.3. La revolución metabólica. Como todos los primates, los simios usan su energía metabólica para las tareas esenciales para la vida, incluyendo el crecimiento o la reproducción, el mantenimiento (por ejemplo la función inmunitaria, la reparación de tejidos) y la actividad física. Son animales inteligentes y sociales que invierten en cerebros para transitar por sus complejos mundos sociales y para hallar comida, pero sólo se alimentan a sí mismos. Los humanos combinan los esfuerzos sociales con los de obtención de alimento, y comparten los excedentes de energía con otros miembros de su grupo. Compartir incrementa la energía disponible para todas las tareas, incluyendo la reproducción y el mantenimiento, y esto permite tener vidas más largas, familias más numerosas, mayores cerebros y una actividad intensificada. Los humanos queman más energía diaria que otros simios para alimentar estos rasgos. Un mayor gasto energético también favorece la conversión de calorías extra en grasa (mucho más que en otros simios) para sobrevivir periodos de escasez de energía.

Retroalimentación positiva y círculos virtuosos

Del mismo modo que tu metabolismo refleja las actividades organizadas de todos los sistemas de tu cuerpo trabajando en conjunto, la Revolución Metabólica transformó todos los aspectos de nuestra fisiología. Puesto que las calorías no se fosilizan, resulta difícil discernir qué cambios ocurrieron primero. La primera señal de una aceleración metabólica que vemos en el registro fósil es un aumento en el tamaño del cerebro. Los cerebros son órganos metabólicamente caros, como discutimos en el capítulo pasado. Hace dos millones de años, no mucho después de los primeros huesos con marcas de corte, encontramos homínidos con cerebros casi 20 por ciento más grandes[17] —que consumían 20 por ciento más calorías— que sus predecesores *Australopithecus*.

Que la evolución favoreciera canalizar esas calorías extra hacia unos cerebros caros dice mucho sobre la estrategia metabólica de nuestro género. Normalmente esperaríamos que la evolución favoreciese el gasto de esas calorías directamente en la supervivencia y la reproducción. Después de todo, el éxito reproductivo —el número de descendientes producidos— es la única medida a la que le presta atención la evolución. No hay un beneficio evolutivo en invertir recursos en cerebros, o en cualquier otra característica, a menos que la inversión se recupere en forma de descendientes. La inversión calórica en cerebros nos indica que la sofisticación cognitiva era tan crucial para estos homínidos que valía la pena gastar valiosas calorías en capacidad cerebral extra.

La actividad física también debe de haberse incrementado sustancialmente. Cuando una buena porción de tu dieta consiste en carne se necesita mucho trabajo diario para obtener comida. Comparadas con los alimentos de origen vegetal, las presas se encuentran dispersas por el terreno y son mucho más difíciles de cazar. Los carnívoros modernos de la sabana africana cubren cuatro veces más terreno cada día que los herbívoros que tratan de cazar. En nuestro género, la transición temprana a la caza habría requerido un incremento similar en las distancias diarias recorridas, y no sólo caminando: Dan Lieberman (mi asesor de doctorado en Harvard) y Dennis Bramble argumentan, convincentemente, que los primeros miembros del género *Homo* estaban adaptados para la carrera de resistencia,[18] y para cazar perseguían a sus presas bajo el ardiente sol africano hasta que colapsaban de agotamiento. Sin importar cómo cazaran, los homínidos se habían embarcado en una estrategia de alta energía que exigía cazar, recolectar y gastar muchas calorías en el trabajo intelectual, a cambio de beneficios aún mayores.

Esta estrategia funcionó. Las poblaciones aumentaron y se expandieron sus territorios. *Homo erectus,* la primera especie de homínido en volverse global, apareció en el este de África hace casi dos millones de años y se dispersó rápidamente por el Viejo Mundo. Cien mil años más adelante, sus territorios se extendían desde el sur de África, pasando por Eurasia central hasta el este de Asia; se han recuperado herramientas de piedra en China y fósiles incluso en Indonesia. La caza y la recolección habían encontrado su ritmo. Es increíble que, eones después, sus descendientes desenterraran los restos de un puñado de estos rudos pioneros del suelo de Dmanisi.

El intercambio, la inteligencia y el vigor, los ingredientes clave de la cooperación homínida para obtener alimento, fueron una combinación muy poderosa. El incremento en la capacidad cerebral aumentó las habilidades de nuestros ancestros para encontrar y cosechar las mejores frutas, tubérculos y presas, al tiempo que mejoró sus habilidades para planear en conjunto. Una mayor resistencia física les permitió ampliar su rango de acción para cazar presas y explotar recursos a lo largo de áreas mucho más extensas. Y compartir lo amalgamaba todo. Con la nueva capacidad de obtener más comida de la que necesitaban, y el contrato social de compartir los excedentes, los homínidos se encontraron inundados de energía.

Fue una estrategia tan exitosa que la única manera de superarla era multiplicarla. En cada generación aparecían variaciones en la habilidad cognitiva, la sofisticación social y la resistencia física de los individuos. En cada generación los individuos más inteligentes,

fuertes y amigables fueron los que tendieron a sobrevivir y reproducirse más. Se estableció una carrera armamentista en el linaje homínido en la que los cambios más tempranos e incipientes se
magnificaron para dar forma a especies aún más monstruosas, de
grandes cabezas, rostros delicados y cuerpos sudorosos y sin pelaje:
especies más y más parecidas a nosotros.

El aumento en inteligencia es lo más fácil de rastrear en el registro fósil y arqueológico. Los cráneos fosilizados como los de Dmanisi nos permiten llevar registro del aumento en el tamaño del cerebro,
una forma aproximada, pero razonablemente útil de medir la inteligencia cuando lo comparamos entre especies. En menos de dos millones de años el tamaño del cerebro se *triplicó* en el género *Homo* en
un proceso de expansión constante, como panquecitos en el horno
(figura 4.1). La sofisticación de las herramientas de piedra aumenta
en paralelo. Las primeras herramientas, de lugares como Dmanisi,
son sencillos guijarros rotos que exhiben toda la belleza y sofisticación de las vasijas de cerámica que los niños de primero de primaria
les regalan a sus madres. Pero hace un millón y medio de años los
homínidos ya fabricaban hachas de mano simétricas, con forma de
gota, bastante difíciles de hacer (yo no puedo producirlas, pero mis
amigos interesados en las herramientas de piedra, sí). Hace unos
400,000 años, los homínidos ya usaban complejos procesos "Levallois" de muchos pasos para fabricar navajas largas y delgadas y otras
herramientas increíbles, objetos tan complicados que tienes que ser
un arqueólogo nerd nivel 7, con años de experiencia, para reprodu-
cirlas. De allí en adelante, las herramientas se vuelven cada vez más
complicadas; su sofisticación va en aumento en una cadena ininte-
rrumpida de innovación que va desde las navajas de obsidiana del
Paleolítico, pasando por el arco y la flecha, hasta el teléfono inteligente de tu bolsillo.

Por supuesto no sólo ocurrió con las herramientas. Hace unos
500,000 años los homínidos ya controlaban el fuego. (Este adelanto

pudo haber ocurrido bastante antes. El debate sobre el tema es… acalorado.) Las habilidades lingüísticas deben de haberse desarrollado también a lo largo de este periodo, aunque es endemoniadamente difícil rastrear su evolución. Para cuando nuestra especie, *Homo sapiens,* aparece en África, hace unos 300,000 años, las redes comerciales para las materias primas valiosas se extendían por kilómetros,[19] y se usaban pigmentos rojos naturales para decoración y tal vez arte simbólico. Hace 130,000 millones de años, si no es que antes, los humanos que vivían a lo largo de las costas del sur de África recolectaban mariscos siguiendo un calendario anual[20] que exigía prestarle atención a las estaciones y a las mareas para obtener la mejor pesca. Hace unos 120,000 nuestra especie salió de África y llegó a Europa, en una expansión similar a la de las primeras oleadas de *Homo erectus,* llevando consigo el arte y la innovación a dondequiera. Hace 40,000 años pintamos vistosos murales en las paredes de las cuevas, desde Burdeos hasta Borneo.[21]

Reconstruir la evolución cognitiva de los homínidos es relativamente fácil, porque el tamaño del cerebro, las herramientas, el arte y los otros objetos que hacemos dejan un rastro en los registros fósiles y arqueológicos. Resulta más difícil seguir el ritmo del cambio evolutivo en resistencia física y sociabilidad, porque ninguna de estas cosas deja tras de sí muchas evidencias sólidas. Lo que podemos decir con certeza es que los humanos modernos son, por mucho, los mejores atletas de resistencia entre los simios actuales. Nuestro VO_2 máx., una medida común de la capacidad aeróbica máxima[22] (véase capítulo 8) es al menos cuatro veces mayor al de los chimpancés. Tenemos más volumen muscular en nuestras piernas (aunque menos en nuestros brazos) que otros simios, y poseemos una proporción mucho mayor de músculos "de contracción lenta" resistentes a la fatiga. Nuestra sangre contiene más hemoglobina para llevarle oxígeno a los músculos en acción. Y nuestra piel desnuda y sudorosa (por mucho la más sudorosa del planeta) nos mantiene frescos y nos protege del sobrecalentamiento cuando hacemos ejercicio en condiciones calurosas.

Todo esto nos permite ir más lejos y más rápido que cualquier otro simio. Los chimpancés se desplazan menos de tres kilómetros al día en promedio. Otros simios son aún más perezosos. Los humanos, particularmente cazadores-recolectores como los hadza, caminan cinco veces más cada día. La gente corre maratones por *diversión.* Estamos construidos para mantener una actividad intensa y constante durante el día. Muchos de los rasgos anatómicos que ayudan a hacernos caminadores y corredores tan prodigiosos, como nuestras largas piernas, los arcos flexibles de nuestros pies y nuestros dedos cortos, están presentes en los *Homo* primitivos, lo que sugiere que nuestra gran resistencia se hizo presente muy temprano en nuestro género y que durante los últimos dos millones de años ha sido perfeccionada por la evolución como parte de la estrategia cazadora-recolectora.

Algo parecido ocurre con el acto de compartir. Evidencias sólidas, como las cebras y otras presas de gran tamaño destazadas en sitios como Dmanisi, nos dicen que nuestro género comenzó a compartir bastante temprano en su historia. De hecho, como sostengo antes, el acto de compartir probablemente fue la innovación conductual clave que detonó la evolución de nuestro género. Pero resulta difícil determinar cuánto compartían exactamente, pues las cifras han ido cambiando con el tiempo. Y sin embargo, existen algunas pistas sugerentes. Hace unos 400,000 años la tecnología para la construcción de herramientas y las técnicas de caza eran bastante sofisticadas.[23] Además de herramientas de piedra letales, se construían lanzas bien equilibradas, con puntas endurecidas al fuego, y con frecuencia se cazaban caballos y otras presas de gran tamaño. Esta dedicación para la fabricación de herramientas y el desarrollo de estrategias de caza indica, tal vez, que algunos miembros de la comunidad se especializaron en la caza y otros en la recolección, como sucede con la mayor parte de las poblaciones de cazadores-recolectores actuales. Para que funcione una división del trabajo de este tipo se requiere un fuerte compromiso con el intercambio.

El tamaño del cerebro y la complejidad conductual ofrecen otra pista sobre el acto de compartir. Los cerebros enormes y una estrategia conductual que depende del aprendizaje significan que llegamos al mundo en forma de desvalidas, inútiles y húmedas bolitas de grasa. No podemos caminar, hablar, alimentarnos solos o mantenernos fuera de peligro durante *años.* Por el contrario, dependemos por completo de que otros compartan con nosotros el alimento, la atención y la seguridad que necesitamos desesperadamente. Pasamos una o dos décadas de nuestras vidas absorbiendo los recursos compartidos por los generosos miembros de nuestras comunidades, aprendiendo (es de esperarse) a ser adultos funcionales y productivos. Nuestros cerebros queman tanta energía para aprender, construyendo y podando conexiones neurales en medio de una cascada de información, que el crecimiento de nuestros cuerpos se ralentiza durante los años iniciales de la primaria. En las sociedades de cazadores-recolectores como los hadza las personas no se vuelven autosuficientes —es decir, no obtienen suficiente alimento para ellos mismos— sino hasta fines de la adolescencia.[24]

La recompensa de toda esta espera y aprendizaje es una productividad increíblemente alta en los adultos. Los cazadores-recolectores adultos, tanto hombres como mujeres, pueden llevar a casa miles de kilocalorías extra al día, muchas más de las que necesitan para ellos mismos (véase el capítulo 9). Ésta es la energía extra que alimenta nuestros rápidos motores metabólicos y nuestro alto gasto energético diario. La energía extra se comparte con los niños, así como con sus madres y otros cuidadores. De hecho, puesto que se comparte la carga energética de la reproducción y las madres obtienen mucha ayuda, las mujeres en las sociedades de cazadores-reproductores suelen tener un hijo cada tres años, aproximadamente, un rit-

mo mucho mayor que el de las madres simio que deben hacer todo
el trabajo por sí solas (los intervalos promedio entre nacimientos
para los chimpancés, los gorilas y los orangutanes son de cinco años
o más).[25] Es la paradoja de la historia de vida humana: cada niño tarda más en crecer, pero aun así nos las arreglamos para reproducirnos más rápido que nuestros parientes simios. Y esto ocurre gracias
a nuestra dedicación al acto de compartir y nuestra estrategia metabólica única.

Hace unos 700,000 años el tamaño del cerebro comenzó a cruzar el límite inferior del rango humano moderno en una especie llamada *Homo heidelbergensis* que vivió por toda África y Eurasia. Sus
grandes cerebros y su sofisticación tecnológica sugieren que las largas infancias y la súper productividad adulta se establecieron mucho antes de que nuestra propia especie, *Homo sapiens,* evolucionara
en África. Esos cerebros grandes y caros, y sus estilos de vida como
cazadores-recolectores, también nos dicen que probablemente poseían las mismas tasas metabólicas aceleradas, superiores a las de
sus ancestros *Australopithecus,* que vemos en los humanos actuales.
Pero incluso si la estrategia metabólica humana esencial ya se hubiera desarrollado antes de que apareciéramos, tal vez fue nuestra
tendencia única a compartir lo que evitó que nos extinguiéramos.

Cuando nuestros ancestros *Homo sapiens* se dispersaron por
África y otros continentes descubrieron que no estaban solos. El
mundo ya estaba lleno de especies humanoides extrañas y maravillosas,[26] sus primos evolutivos: neandertales en Europa, denisovanos en Asia Central, poblaciones vestigiales de *Homo erectus* en Asia,
una especie parecida a los *erectus* en el sur de África llamada *Homo
naledi,* y una especie miniaturizada llamada *Homo floresiensis* —apo-
dada *hobbits* por los paleoantropólogos— en las islas de Indonesia.
La fantasía de ciencia ficción de encontrarnos con personas casi humanas en algún lugar lejano, comunicarnos y vivir con ellas ocurrió
una y otra vez en el entorno paleolítico.

Algunas de estas especies, como *erectus* y *naledi,* son útiles recordatorios de que la evolución no tiene una dirección predeterminada. Estas especies desarrollaron cerebros ligeramente mayores que los de *Australopithecus* y estuvieron entre los primeros cazadores-recolectores. Pero en algún punto temprano la selección natural dejó de empujarlos en la dirección de los cerebros aún mayores y las estrategias más complejas de recolección de alimento. Los azares de sus hábitats y ecologías particulares no los favorecieron. El costo de los cerebros más grandes y los riesgos de la generosidad acrecentada resultaron ser mayores que los beneficios. Así, sin presiones para cambiar, mantuvieron sus cerebros de tamaño modesto y sus hábitos *Homo* tempranos durante cientos de miles de años. Pero las poblaciones de homínidos de otras partes del mundo siguieron cambiando. La evolución no está tratando de llegar a algún punto definido. Que el tamaño del cerebro haya aumentado continuamente durante un millón de años no significa que la tendencia deba seguir. No somos inevitables.

Otras especies, como los denisovanos y los neandertales, nos dicen que no somos tan especiales. Estas especies eran inteligentes, adaptables e ingeniosas, igual que nosotros. De hecho, eran tan parecidas a nosotros que nos cruzamos, establecimos familias híbridas y seguramente nos preocupó que los suegros siempre nos parecieran un poquito raros. Hoy encontramos fragmentos de su ADN en nuestros cromosomas,[27] bloques dispersos de una civilización perdida que reciclamos para nuestras construcciones modernas.

¿Por qué *ellos* se extinguieron y *nosotros* persistimos?, ¿por qué somos los únicos homínidos que quedan en el planeta? Ése es uno de los grandes misterios. Con frecuencia se aduce que sencillamente éramos más inteligentes o más creativos, pero no está claro. Los neandertales tenían cerebros un poco más grandes que los nuestros, e hicieron arte rupestre,[28] interpretaron música[29] y enterraron a sus muertos[30] mucho antes de que nosotros apareciéramos. Tal vez fue pura suerte, una tirada de los dados que nos favoreció. Tal vez llevamos nuevas enfermedades a Eurasia durante nuestra expansión por el mundo que arrasaron con las poblaciones neandertales y denisovanas del mismo modo que las enfermedades europeas devastaron las poblaciones americanas nativas tras el contacto.

Una explicación atractiva es que los humanos sobrevivieron porque eran más amigables. Richard Wrangham, de la Universidad de Harvard, así como Brian Hare y Vanessa Woods, mis colegas de Duke, han propuesto que *Homo sapiens* se volvió híper social a través de un largo proceso de autodomesticación.[31] Según esta hipótesis, los individuos (particularmente los hombres) que trataban de salirse con la suya mediante la violencia y la intimidación eran excluidos (o, según Wrangham, incluso ejecutados) por miembros de su grupo. Con el tiempo la sociabilidad y las variantes genéticas que la promovían fueron favorecidas; las personas agresivas no tuvieron tantos hijos. Los humanos llevaron el acto de compartir de las primeras especies de *Homo* a otro nivel. Nuestras comunidades comenzaron a funcionar como súper organismos híper cooperativos, como colmenas o colonias de hormigas. Según esta hipótesis nuestra cohesión social superior fue la ventaja clave sobre los neandertales y los denisovanos, a medida que nos internamos en Eurasia. Cuando nos encontramos en los mismos territorios que los neandertales y otros homínidos nuestra estrategia híper cooperativa se impuso.

Independientemente de si los humanos fuimos únicos entre los homínidos en nuestra propensión a trabajar juntos, queda claro que nuestra extrema sociabilidad, nuestros enormes cerebros y nuestra capacidad para la actividad física son los rasgos clave que distinguen a nuestra especie de otros simios de manera tan fundamental. Y todo se lo debemos a nuestra herencia de dos millones de años de cazar y recolectar que se remonta hasta Dmanisi. Nuestros complejos mundos sociales y nuestra empatía, la habilidad para explorar la galaxia y dividir átomos, nuestra habilidad para perdurar, nuestra disposición a compartir nuestro almuerzo, *todo* esto está literalmente escrito en nuestro ADN. Y *todo* funciona gracias a nuestra estrategia metabólica de alta energía. Nuestro metabolismo —la forma en la que obtenemos nuestra energía y el modo en el que la gastamos— fue básica para nuestra evolución radical.

¿Mencioné que hay una desventaja?

LA DESVENTAJA

Crecí en las sinuosas laderas de los Apalaches, en un pueblito alejado del noroeste de Pensilvania llamado Kersey. Igual que la tuya, mi infancia estuvo llena de lecciones diarias y de recordatorios constantes de cuál era mi identidad social. Era un Pontzer, católico, alumno de la escuela pública, un chico de Kersey fan de los Acereros (aunque casi nunca veía los juegos). Cada una de esas capas tenía su significado. Definía quiénes eran mis amigos y quiénes resultaban intrínsecamente sospechosos (los alumnos de las escuelas privadas, los niños de St. Mary). Ninguna de estas identidades era más fuerte que la de ser un fan de Penn State.

Mis papás, mis hermanas mayores, tías, tíos y primos habían ido a Penn State. De niño veíamos pocos deportes en la televisión, y ni a mi mamá ni a mi papá les interesaba demasiado el deporte en general, pero si estábamos en casa cualquier sábado de otoño los partidos de futbol americano de Penn State estaban en la televisión. Mi último año de preparatoria envié mi solicitud a una sola universidad: mi querida Penn State. La verdad no podía imaginarme en ningún otro lado. Penn State era mi tribu.

El ritual tribal definitivo —el extático rito de iniciación de mi primer año como universitario— fue asistir a un juego de Penn State. Para un auténtico creyente como yo era una experiencia religiosa. Encaramados en las empinadas gradas de aluminio, 115,000 fanáticos embelesados, adornados con los colores y otros símbolos de la tribu, aclamábamos a los gladiadores. No importaba que no nos conociéramos. Cualquiera que estuviera en el estadio (excepto por el pequeño y aguerrido contingente en el área de visitantes) era un amigo instantáneo. Y a voz en cuello gritábamos la porra característica de Penn State, el ensordecedor llamado y su respuesta que resonaban por todo el estadio. *¡SOMOS... PENN STATE!* Era casi tan embriagador como la privación del sueño, la libertad y el alcohol que definieron mi primer año de universidad.

Parte integral de ser simios híper sociales y compartidos es nuestra necesidad insaciable de pertenecer a un grupo. Desde la infancia sabemos perfectamente quién forma parte de nuestra tribu. Adoptamos el lenguaje, el aspecto, los símbolos de nuestro grupo. Queremos pertenecer. Esto tiene mucho sentido cuando consideramos la importancia evolutiva del acto de compartir. Sin nuestro grupo estamos muertos. Y necesitamos saber con quiénes ser amables. El contrato social exige que seamos generosos con quienes pertenecen a nuestra comunidad.

Igual de importante es entender quién *no* forma parte de nuestro grupo. Compartir con desconocidos entraña un enorme peligro. Si no son parte de nuestro grupo podrían no correspondernos. Aún peor, podrían ser hostiles. Es más, ahora que lo pienso, parecen poseer muchos recursos, cosas que a nuestro grupo le vendrían muy bien. ¡Míralos! Allí sentados con todas sus cosas. Estos idiotas presumidos. Vamos, que es prácticamente criminal que quieran todo sólo para ellos. Yo digo que vayamos allá y les *recomendemos enfáticamente* que nos den lo que nos pertenece *por derecho*. Después de todo *Nosotros somos Penn State... y ellos* no.

Ya ves cómo este tipo de cosas puede salirse de control.

Compartir nos hace ser increíblemente generosos con los miembros de nuestro grupo, pero también nos dio la capacidad de ser pavorosamente crueles y malvados con quienes no lo son. Es parte de lo que Brian Hare y Vanessa Woods describen en su libro *Survival of the Friendliest* (*La supervivencia del más amigable*). Cientos de miles de años de evolución de conductas como el intercambio y la sociabilidad dentro de nuestra tribu han logrado el milagro de que las vidas diarias de casi todos los humanos sean pacíficas, armónicas y colaborativas. Nos ofrecemos como voluntarios, donamos nuestro tiempo y nuestro dinero, dirigimos el equipo de futbol de nuestros hijos u organizamos la venta escolar. Podemos ver una película de suspenso en una sala abarrotada con cientos de desconocidos y a nadie se le mueve un pelo (una sala llena de chimpancés que no se conocen sería una carnicería antes de que aparecieran los títulos). Pero la otra cara de la moneda es que solemos ser indiferentes o incluso hostiles hacia cualquiera que consideremos un extraño. Penn State y Pittsburgh, los Acereros y los Patriotas, los republicanos y los demócratas, ciudadanos e inmigrantes, mi raza y la tuya, tutsis y hutus, musulmanes y cristianos... *ad infinitum.* No importa mucho si lo que define a los grupos es algo significativo o completamente arbitrario. Los miembros de nuestro grupo son nuestra familia para toda la vida. Los extraños pueden no calificar siquiera de humanos.

Muchas de las atrocidades que empañan nuestra historia y resquebrajan nuestra fe en la humanidad —genocidios, esclavitud, trata— emanan de esta tendencia a creer que los desconocidos no son plenamente humanos. En el pasado estas horrorosas conductas fueron bien vistas, a veces incluso exigidas, por la religión o el Estado. En los siglos xviii y xix, la biología y la ciencia evolutiva fueron cooptadas para justificar las políticas y las conductas racistas con argumentos deplorables y errados. Los viscosos tentáculos de estas ideas sobreviven hoy en día en los argumentos "intelectuales" a favor del racismo (de hecho no existe ninguna evidencia de que las minúsculas diferencias genéticas entre grupos étnicos actuales afecten el comportamiento, la inteligencia ni cualquier otra cosa que valoremos en nuestros congéneres humanos). Resulta escalofriante ver cómo estos temas vuelven a emerger en nuestras políticas cada vez más tribales, cómo en países que se supone son lo suficientemente civilizados deshumanizamos a la gente con la que discrepamos y a cualquiera que veamos como "el otro".

El argumento crucial de nuestros tiempos es: *¿Quién forma parte de nuestro grupo?* ¿Quién cuenta como uno de nosotros y quién no? Por supuesto, la única respuesta moralmente aceptable a esta pregunta es *todos*. Todos cuentan. Todos somos personas. Todos formamos parte de la misma tribu humana.

Para ganar este argumento, y debemos hacerlo, tendremos que sobreponernos a nuestra sospecha de los desconocidos, el precio evolutivo que tuvimos que pagar por nuestra increíble disposición para compartir.

La otra desventaja de nuestra estrategia metabólica es nuestra predisposición a la enfermedad metabólica. La obesidad, la diabetes tipo 2 y las enfermedades cardiacas no evocan el mismo horror moral que el genocidio, pero cada año matan más gente en todo el mundo que la violencia.[32] Estas enfermedades no son inevitables. Los hadza no las padecen. Son lo que los especialistas en salud pública llaman "enfermedades de la civilización", las consecuencias imprevistas del desarrollo. Y han pasado a primer plano al tiempo que, según diversos especialistas, las sociedades humanas se han vuelto menos violentas.[33] Nos graduamos como especie, de asesinarnos brutalmente unos a otros a matarnos inadvertidamente a nosotros mismos.

El problema no son sólo los entornos que construimos. Va más allá. El rápido metabolismo y los cuantiosos gastos energéticos diarios que produjo la revolución metabólica homínida significaron para nuestros ancestros cazadores-recolectores un mayor peligro de morir de hambre. Tener una mayor necesidad energética diaria produce consecuencias más dramáticas cuando la comida escasea.

Por supuesto, compartir ayuda a mitigar la mayor parte de este peligro, pero hay muchas amenazas potenciales a nuestro suministro de alimento, desde enfermedades largas que acaban con nuestro apetito hasta un clima impredecible que arrasa con las plantas o los animales locales. Con un metabolismo más rápido que exige un suministro continuo de calorías, la selección natural encontró una segunda solución, complementaria, para protegernos de la carencia de energía: más grasa.

Cuando Steve Ross, Mary Brown y yo realizamos mediciones con agua doblemente marcada en decenas de simios de zoológicos de todo Estados Unidos y las comparamos con las de los humanos, no sólo encontramos diferencias en el gasto energético. También descubrimos que los simios son increíblemente magros. Los chimpancés, los bonobos, los gorilas y los orangutanes que holgazanean en los zoológicos y los santuarios no engordan, al menos no para los estándares humanos. Cuando están en cautiverio los chimpancés y los bonobos tienen menos de 10 por ciento de grasa corporal,[34] igual que los atletas humanos en entrenamiento; hasta los cazadores-recolectores activos, como los hadza, tienen más grasa[35] que ellos. Y para las personas sedentarias en las ciudades modernas (equivalentes a los simios de los zoológicos) el cielo es el límite. Los hombres pueden tener fácilmente 25 o 30 por ciento de grasa corporal y las mujeres más de 40 por ciento.

Cuando crías a un simio en un zoológico, con mucha comida y una cantidad limitada de ejercicio, éste crece, pero no engorda. Su cuerpo usa las calorías adicionales para construir más tejido magro, músculos más grandes y otros órganos. En consecuencia, los simios de los zoológicos pesan mucho más que sus parientes en libertad, pero permanecen delgados. Por el contrario, los homínidos como nosotros evolucionamos para almacenar muchas de esas calorías extra en forma de grasa, un fondo emergente para sobrevivir posibles hambrunas, largas enfermedades y otras interrupciones en nuestro suministro de energía. En nuestros entornos modernos esas emergencias nunca llegan. Demasiados de nosotros terminamos guardando más grasa de la que necesitan nuestros cuerpos, y esto acarrea problemas de salud.

Nuestros cuerpos homínidos también evolucionaron para tolerar, y de hecho *depender,* de los altos niveles de actividad física que fueron la norma durante los últimos dos millones de años de caza y recolección. Hemos evolucionado para necesitar el ejercicio diario; sin él nos enfermamos. La Organización Mundial de la Salud calcula que cada año mueren 1.6 millones de personas por inactividad, y que la cifra de años saludables que pierden las personas que sufren las consecuencias de las enfermedades cardiovasculares, la diabetes y otras consecuencias de la vida sedentaria es mucho mayor. Se trata de un problema exclusivo de los humanos; los simios de los zoológicos, que hacen cantidades modestas de ejercicio diario, no sufren hipertensión, diabetes, enfermedades cardiovasculares como las de los humanos ni las otras enfermedades que atormentan al mundo desarrollado.

La modernización nos ha traído beneficios increíbles, desde la medicina moderna y la conectividad global hasta casas con calefacción e instalaciones sanitarias. Pero sus consecuencias indeseadas se vuelven cada vez más aterradoras (y eso que no hemos hablado del cambio climático, la pérdida de hábitats, la amenaza del exterminio nuclear…).

Nuestra especie sólo tiene 300,000 años de edad. Si queremos sobrevivir otros 300,000, o incluso disfrutar los siguientes 300, tenemos que empezar a construir mejores zoológicos humanos.

Nuestra única esperanza es nuestro enorme, inteligente, creativo cerebro. Nuestra larga historia evolutiva como cazadores-recolectores nos ha dotado de la capacidad cognitiva para transformar nuestro mundo. Hemos sido lo suficientemente listos como para domesticar el fuego, construir máquinas increíbles y mandarlas a planetas lejanos, crear nuevas especies y reconstruir nuestra propia historia evolutiva. ¿Somos lo suficientemente listos como para recuperar el control de nuestro futuro? ¿O estamos destinados a tropezarnos, a entregarnos a la tentación y a quedarnos cortos, a vomitar una vez más en los arbustos y a padecer innecesariamente un sufrimiento autoimpuesto? ¿Qué verán nuestros descendientes cuando les toque arrancar nuestros fósiles de la tierra? ¿Se maravillarán de nuestro ingenio o desaprobarán nuestra incapacidad de evitar el desastre?

Para corregir el rumbo tenemos que entender qué salió mal. ¿Cómo nos desviamos tanto de nuestro camino? y ¿cómo volvemos a la dirección correcta? Es hora de volver a Hadzaland y aprender sus lecciones sobre cómo vivir bien y cómo conservar la salud.

Capítulo 5

El mago metabólico: compensación y restricción energética

Si tuviéramos que decantar la filosofía fundamental de los hadza en una sola frase sería ésta: *hamna shida. No hay problema.* Hay pocas conversaciones con un hombre o mujer hadza que no terminen con esta nota optimista. ¿Quieres quedarte unas semanas en nuestro campamento para convivir con nosotros? *Hamna shida.* ¿Quieres medir nuestra comida y seguirnos por todos lados? *Hamna shida.* ¿Te preguntas por esa hiena que ha estado rondando nuestro campamento? *Hamna shida.* Tras uno o dos días en Hadzaland Brian Wood, Dave Raichlen y yo comenzamos a decírnoslo entre nosotros. Se convierte en sinónimo de flexibilidad y adaptabilidad. Cuando las cosas se ponen difíciles tratamos de ser *hamna shida*.

Siempre me han dado envidia las interminables reservas de resiliencia de los hadza, y con frecuencia me pregunto cómo las obtienen. Tal vez en un mundo lleno de cosas que no puedes controlar, desde elefantes y malaria hasta mambas verdes en tus cobijas, la filosofía de *hamna shida* es la única forma de enfrentar tu día con una sonrisa. ¿Hambriento? ¿Cansado? ¿Te faltan 15 kilómetros de dura caminata para llegar a tu casa? *¡Claro que sí!* ¿Esas huellas te parecen pisadas de león? *¡Sí!* ¿Te preguntas si el absceso que te salió en el muslo va a desaparecer solo o va a explotar e infectarse? *¡Nosotros también!* Pero ¿de qué sirve preocuparse? Seguro todo sale bien, y ponerte nervioso no te va a servir de nada. *Hamna shida.*

Para prosperar como lo hacen los hadza, en un mundo difícil e impredecible, tienes que ser flexible, adaptable. Tienes que ser *hamna shida*. Así que allí, parado junto a Dave, mientras nos preguntábamos cómo evitar que nos tragaran las llamas, intentaba con todas mis ganas ser *hamna shida*. Era un día claro, con un cielo fabulosamente azul. Habíamos pasado la mañana en el campamento de las montañas Tli'ika, donde nos afanábamos en construir una pista alrededor del campamento para medir costos de caminatas (capítulo 3). Era la estación seca y la sabana era un polvorín sembrado de doradas hierbas secas de un metro de alto, desesperadas por arder. Encendimos nuestras hogueras matinales para cocinar con un puñado de esta hierba, con la que rellenamos el anillo de fuego antes de arrojarle un cerillo; la hierba ardió de inmediato y pronto se encendió la leña. Un par de días antes habíamos visto incendios en la maleza, pero pensamos (sin razón) que no avanzarían hacia el campamento. Conversamos brevemente sobre esos fuegos con nuestros amigos hadza, pero recibimos la respuesta que era de esperarse: *hamna shida*.

No sé quién lo notó primero, si Dave o yo. En el relativo silencio de la inmensa sabana el inconfundible crepitar del fuego se deslizó hasta el campamento en la brisa. Prestamos atención abruptamente y volteamos a mirarnos con la misma expresión de incredulidad. *Eso no es lo que parece, ¿verdad?*

Caminamos hacia el sonido chisporroteante para investigar. Pronto pudimos oler el humo. Y luego, a través de los bajos árboles de acacia, no muy lejos de nosotros, lo vimos: un incendio de al menos 30 metros de ancho avanzaba paulatinamente hacia el campamento, empujado por la suave brisa. Las llamas, de un color naranja amarillento, se elevaban dos metros en el aire hasta lamer las ramas bajas de los árboles de acacia. Estábamos a la deriva en un enorme y ondulante océano de hierba dorada, y ese océano estaba en llamas.

Dave es un tipo de California, uno de esos personajes despreocupados, estilo Jimmy Buffett, que adoran los asados. Mantiene su inteligencia agudísima bien oculta bajo capas de sarcasmo y una sonrisa agradable. Dave es muy *hamna shida*. Cuando las cosas se ven negras él redobla su despreocupación, tararea "Margaritaville" y sigue en lo suyo. Mientras caminábamos de regreso al campamento lo observé con cuidado para calibrar mi propio nivel de ansiedad. ¿Estaría exagerando? Pero no, parecía que Dave no se sentía demasiado *hamna shida* en este momento particular. Como yo, parecía preguntarse si de verdad estábamos tan jodidos como parecía.

Éste era el problema: habíamos invertido dos años de nuestras vidas profesionales obteniendo financiamiento y permisos para medir gastos energéticos diarios entre adultos hadza, las primeras mediciones con agua doblemente marcada de una población de cazadores-recolectores. Luego pasamos un verano sudando en Dar es Salam (la Cleveland de África del este), encontrándonos cada pocos días con burócratas del gobierno de Tanzania en conferencias que duraban horas para suplicar que nos otorgaran un permiso oficial a fin de hacer nuestro trabajo. El verano del que hablo habíamos regresado con un pequeño laboratorio, incluyendo un tanque de nitrógeno líquido para almacenar muestras de orina, que embutimos en dos camionetas y transportamos hasta la mitad de Hadzaland. Y ya casi terminábamos el trabajo; sólo nos faltaba un par de semanas. La culminación de tres años de trabajo —las computadoras, las notas, el tanque de nitrógeno líquido con todas nuestras muestras, por no hablar de todo nuestro equipo de campamento, las tiendas y las dos camionetas— se encontraban en el camino de una destrucción segura. A juzgar por la velocidad a la que avanzaba el fuego teníamos unos 10 minutos para encontrar una solución.

Habría sido bueno tener a Brian en el campamento. Él también es de California, pero del norte, cerca de Davis. Posee una mata de cabellos despeinados, ojos claros y una propensión a cantar viejas canciones *country* con una guitarra que tiene en el campamento y que lo hacen parecerse a un joven Willie Nelson. Brian ha pasado años en campamentos hadza y lo ha visto todo. Brian es *hamna shida* hasta la médula. Sin duda, a él se le ocurriría una buena solución. Lo malo es que había salido del campamento a buscar comida, siguiendo a un par de hombres hadza que iban tras el rastro de una jirafa a la que uno de ellos le había disparado con su arco un par de días antes.

Esto fue lo que se nos ocurrió a Dave y a mí: apilamos todas las tiendas, la comida y el equipo de campamento en el círculo de tierra desnuda que usábamos como cocina y comedor; era lo suficientemente grande como para que las cosas (probablemente) permanecieran intactas. Luego tomamos todos nuestros valiosos e irremplazables equipos científicos, incluyendo el tanque de nitrógeno líquido y las muestras de orina, los cargamos a toda prisa en las camionetas y condujimos hasta el único punto del paisaje que pensamos que no podría quemarse: al *otro lado* del fuego, donde todo se había quemado ya. Lo único que teníamos que hacer era *atravesar* el fuego para llegar al otro lado y estaríamos a salvo. ¿Mencioné que el maletero de una de las camionetas estaba empapado de diésel a causa de una fuga en uno de los tanques de repuesto?

Avanzamos cuidadosamente hacia el fuego en los vehículos, encontramos un hueco en la línea del fuego y metimos el acelerador hasta el fondo. Tuvimos éxito: no nos morimos. David y yo salimos de las camionetas y nos paramos en el ennegrecido paisaje lunar por el que el fuego acababa de pasar. Intercambiamos nerviosas sonrisas como si hubiéramos salido intactos de un accidente aéreo. El plan había funcionado muy bien. *Hamna shida.*

Pero ¿y qué había del campamento hadza? Ellos no podían tomar sus cabañas de hierba y alejarlas de la línea de fuego. No había bomberos que llamar. No, por el contrario, las mujeres y los niños celebraron un baile. Cortaron ramas de los arbustos que rodeaban el campamento y los usaron para extinguir el fuego a golpes, obligándolo a abandonar el campamento a medida que el viento lo empujaba, mientras cantaban y reían sin parar. Dave y yo ayudamos y cantamos con ellos, y fuimos testigos de cómo se evita la destrucción al estilo hadza, con trabajo duro y una canción.

El fuego pasó de largo por el campamento y tras una pausa para volver a instalarnos Dave y yo nos dedicamos nuevamente a nuestra pista. Las mujeres y los niños del campamento regresaron a sus actividades. Pero un par de horas después, cuando nadie prestaba atención, ocurrió la tragedia. El viento cambió de dirección y el fuego regresó para colarse en el campamento desde la dirección contraria, demasiado fuerte y rápido como para evitarlo esta vez. Dave y yo vimos, con enorme malestar, hogueras de hierba ardiente que consumían las chozas hadza. Todos observamos con impotencia. No había nada que hacer más que dejarlas quemarse.

Cuando pasó el fuego Dave y yo caminamos hacia las mujeres para preguntarles cómo estaban y ofrecerles nuestras condolencias. Tres de ellas habían perdido sus casas. Pero sorprendentemente ya habían vuelto a la rutina diaria, a charlar y bromear, mientras se ocupaban de las tareas cotidianas del campamento.

—Siento mucho lo de tu casa —le dije a Halima, una de las desventuradas.

Me dedicó una mirada perpleja.

—¿Por qué lo sientes?

—Tu casa. Siento mucho lo del fuego —expliqué.

—Ah, *eso* —replicó. Se encogió de hombros y reanudó la conversación con su amiga.

Había sacado de la casa todas las cosas importantes —la ropa, las pocas posesiones de su familia— mucho antes de que el fuego la alcanzara. Claro que era molesto perder tu casa en un incendio, pero no había razón para molestarse. Siempre hay suficiente hierba para construir otra. *Hamna shida.*

Me alejé sorprendido de lo adaptables y resilientes —de cuán *hamna shida*— pueden ser los hadza. No podía terminar de creerlo, ni siquiera tras haber pasado varias semanas en el campamento. Lo que nunca habría adivinado —lo que ningún científico entendía por entonces, algo que habría sonado no sólo increíble sino *imposible*— era que su fisiología era igualmente adaptable. Y no sólo la de ellos. Los hadza albergaban una lección fundamental sobre cómo queman energía nuestros cuerpos.

UNA VIDA DURA

Lo único que sabíamos con certeza al emprender el proyecto de energética hadza es que la vida como cazador-recolector es muy dura.[1] Como otros cazadores-recolectores, y como todas las poblaciones que vivieron hasta hace 12,000 años, los hadza no tienen cultivos,[2] animales o plantas domésticos, máquinas, automóviles o armas, ninguna comodidad moderna que los ayude a sobrevivir. Cada mañana se despiertan con el sol y se internan en la sabana para encontrar los alimentos para el día. Las mujeres suelen ir en grupos; se ayudan de su conocimiento (casi enciclopédico) sobre las plantas que las rodean y la información más reciente sobre los alimentos de temporada para encontrar bosquecillos de bayas o terrenos ricos en tubérculos. La base de la dieta hadza está formada por varias especies de tubérculos silvestres, y las mujeres pueden pasar dos o tres horas al día extrayéndolos del duro suelo rocoso con ayuda de un palo de punta afilada. Pueden caminar, sin inconvenientes, ocho kilómetros o más al día en cada incursión, muchas veces con un niño a cuestas y cargadas al regreso con 10 kilogramos de tubérculos obtenidos con gran esfuerzo. Una vez en el campamento suelen estar ocupadas en el cuidado de los niños, preparando la comida o recolectando leña.

Los hombres suelen dejar el campamento por su cuenta, pues prefieren cazar solos para aumentar las probabilidades de acechar a una cebra, un babuino, un antílope o a cualquier animal que tenga la mala suerte de cruzarse en su camino. No son quisquillosos; en su menú hay lugar para casi todo, excepto serpientes y otros reptiles. Los hombres hadza fabrican arcos poderosos con cuerdas hechas con tendones de jirafa y añaden una gota de veneno al astil de las flechas, justo debajo de la afilada punta de acero, lo suficientemente potente para matar a una cebra de un solo tiro. Con frecuencia se desvían de la caza para recolectar miel silvestre; trepan hasta 10 metros hasta las copas de gigantescos y antiguos árboles de baobab y abren las grandes ramas huecas para saquear las colmenas furiosas (capítulo 6). Vuelven a casa con la presa o la miel, tras un viaje redondo de 15 a 25 kilómetros, para compartir con la comunidad.

Todo esto es extenuante. De vez en cuando los hombres se quedan un día en el campamento para fabricar flechas y descansar, pero las mujeres casi nunca se saltan un día de recolección.

Hemos cuantificado las cantidades de actividad física que realizan los adultos hadza todos los días y los resultados son asombrosos: tantos los hombres como las mujeres hacen más de dos horas de trabajo arduo cada día, en promedio, alrededor de diez veces más que el estadunidense normal, aparte de la caminata. Realizan más actividad física en un día que el occidental típico en una semana. Los niños y los viejos también son activos. A los niños suele encargárseles la tarea de ir por agua, que puede estar hasta a un kilómetro del campamento, y los ancianos de 60 a 80 años salen a recolectar casi todos los días, como cuando eran jóvenes.

Esta cantidad impresionante de actividad física no es privativa de los hadza. Todos los cazadores-recolectores llevan vidas que fundirían a un occidental.[3] Y aunque hoy no nos demos cuenta, gracias a nuestra existencia cómoda y urbanizada, este nivel extremo de actividad física era la norma para *todos* los humanos hasta hace pocos miles de años. Hace pocas generaciones, un parpadeo en la mirada evolutiva, todos nuestros ancestros eran cazadores y recolectores. Somos cazadores y recolectores hasta el tuétano (véase capítulo 4).

En los zoológicos industrializados para humanos que nos hemos construido en Estados Unidos, Europa y otras sociedades desarrolladas nos hemos vuelto mucho más sedentarios. La modernización ha acarreado numerosas innovaciones importantes que han mejorado y extendido nuestras vidas, desde instalaciones sanitarias en nuestras casas hasta vacunas y antibióticos. Pero, en muchos sentidos, nos hemos vuelto menos saludables. La obesidad, la diabetes tipo 2, las enfermedades cardiovasculares y otros de los principales asesinos del mundo desarrollado son virtualmente desconocidos entre los cazadores-recolectores y los agricultores de subsistencia. Muchos especialistas en salud pública creen que estas enfermedades de la civilización se deben en parte a una reducción en el gasto energético diario, producido por nuestro estilo de vida sedentario. Según esta hipótesis, nuestros hábitos perezosos reducen la cantidad de calorías que quemamos al día, y estas calorías sin gastar se acumulan en forma de grasa y producen obesidad y enfermedades cardiometabólicas (término que engloba la diabetes, las afecciones cardiovasculares y muchos de los otros males de la vida moderna).

Por eso estábamos en Hadzaland, esa temporada, midiendo gastos energéticos diarios. Sabíamos que los hadza eran increíblemente activos, y por eso creíamos, como todos los demás, que quemaban una cantidad increíble de energía todos los días. Nadie había medido antes los gastos energéticos de una población de cazadores-recolectores. Nosotros queríamos ser los primeros en documentar sus impresionantes metabolismos y, en comparación, los gastos escuálidos y patéticos del mundo industrializado. Queríamos entender cómo funciona el cuerpo del cazador-recolector.

PASAN COSAS EXTRAÑAS

En 2009, cuando comenzamos el proyecto de energética hadza, era nuevo en esto de las mediciones de gastos energéticos diarios. A lo largo de mis días de posgrado había medido gastos energéticos durante la caminata y la carrera en humanos y una variedad de otras especies, pero sólo había trabajado un poquito con agua doblemente marcada. Por suerte pude trabajar con magníficos colegas que eran expertos en el área: Susan Racette, de la Universidad de Washington en San Luis (donde yo trabajaba por entonces), y Bill Wong, del Baylor College de Medicina. Bill es un líder internacional en investigación con agua doblemente marcada. Fue uno de los primeros científicos en trabajar con este método allá a principios de la década de 1980, cuando la técnica se aplicó por primera vez en humanos; y desde entonces dirigía uno de los mejores laboratorios de agua doblemente marcada del mundo. Da la casualidad de que también es un tipo increíblemente amable.

Bill y Susan supervisaron el protocolo de agua doblemente marcada que desarrollamos para el estudio de los hadza y se aseguraron de que tuviéramos dosis adecuadas y un régimen de muestreo a prueba de balas. Cuando regresé de Tanzania, después de la primera temporada de campo con los hadza empaqué cuidadosamente todas las muestras de orina, las envié al laboratorio de Bill y esperé. Al equipo de Bill le tomó unos meses procesar las muestras y medir cuidadosamente el enriquecimiento de isótopos en cada una mediante espectrometría de masas.

Y luego, un día de otoño, cuando el calor y el polvo de Hadzaland eran un lejano recuerdo, recibí un correo de Bill. Los resultados de los hadza venían en un archivo adjunto. Estaba listo para leer los datos, pero no para lo que iban a revelar.

Me había preparado para recibir los datos de los hadza reuniendo un gran conjunto de datos comparativos de gastos energéticos diarios de adultos provenientes de poblaciones industrializadas.

Cualquiera que sepa algo sobre gastos energéticos (incluyéndote a ti, a menos que te hayas saltado el capítulo 3) sabe que hay que tomar en cuenta el tamaño corporal. La gente más grande quema más calorías porque tiene más células trabajando. Así que comencé mi análisis de los datos de los hadza con una gráfica del gasto energético diario y el tamaño corporal de más de cien hombres y mujeres de Estados Unidos, Europa y otros países industrializados. Grafiqué, en concreto, el gasto energético diario contra la masa libre de grasa, puesto que la grasa contribuye muy poco a la tasa metabólica. Luego superpuse los datos de los hadza;[4] teníamos mediciones de 17 mujeres y 13 hombres. Esperaba que los datos de los hadza formaran una nube que flotara muy por arriba de los datos de estadunidenses y europeos. Todos *sabían* que los hadza tienen gastos energéticos excepcionalmente altos gracias a su cuantiosa actividad física.

Pero no era así. Los datos de los hadza caían sobre las mediciones de Estados Unidos y Europa (figura 5.1). Los hombres y las mujeres hadza quemaban cada día la misma cantidad de energía que los hombres y las mujeres de Estados Unidos, Inglaterra, Países Bajos, Japón, Rusia. De alguna forma los hadza, que hacen más actividad física en un día que los estadunidenses promedio en una semana, quemaban la misma cantidad de calorías que todos los demás.

No podía creerlo. *Debía estar pasando algo por alto.* Probé con estadísticas cada vez más complejas, tratando de encontrar factores que pudieran estar ocultando los resultados que esperaba y que me permitieran detectar los altos costos para los hadza, que *sabía* que tenían que estar en algún lado. Controlé la edad, el sexo, el volumen de grasa, la altura. Pero nada importaba; los resultados eran claros y robustos. Los hombres y las mujeres hadza exhibían los mismos gastos energéticos diarios que tú, yo y el resto de la gente. Eran mucho más activos todos los días, pero no quemaban más calorías. ¿Qué demonios pasaba?

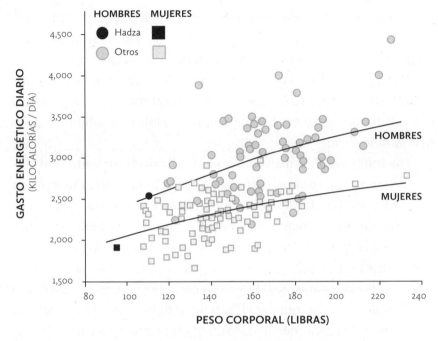

Figura 5.1. Los gastos energéticos diarios de los hombres y las mujeres hadza son los mismos que los de adultos de poblaciones industrializadas. Cada punto representa el gasto diario promedio y el peso de una legión de hombres o mujeres adultos (son los mismos datos que en la gráfica 3.4). Las líneas negras son líneas de tendencias para hombres y mujeres de países industrializados. Los hombres y las mujeres hadza caen sobre esas líneas o por debajo, lo que indica que queman la misma cantidad de calorías diarias que otras poblaciones considerando el peso corporal.

UN GASTO ENERGÉTICO DIARIO RESTRINGIDO

Los resultados de los hadza parecían dinamitar el enfoque factorial para estimar el gasto energético diario (capítulo 3), que asume que el gasto energético diario aumenta en respuesta a la actividad física diaria (figura 5.2). Éste es el dogma, la idea simplista sobre la forma en la que la maquinaria metabólica quema calorías: cuanto más

activo eres, más energía quemarás todos los días. El enfoque factorial es tan intuitivo y generalizado que parece incontrovertible. Pero
no podía explicar lo que estábamos viendo con los hadza.

De algún modo los hadza podían adaptar sus extenuantes estilos de vida para mantener bajo control las calorías que quemaban al
día. Sus maquinarias metabólicas eran flexibles y resilientes, de lo
más *hamna shida*.

Las implicaciones iban mucho más allá de Hadzaland. Los humanos somos una sola especie. A pesar de la fantástica diversidad
cultural y de las diferencias superficiales en nuestra apariencia,
nuestros cuerpos funcionan del mismo modo. La flexibilidad metabólica que veíamos con los hadza era una capacidad que todos
compartimos. Los hadza nos mostraban una nueva forma de enten-
dernos a nosotros mismos. El gasto energético diario no respondía
únicamente a las diferencias en actividad diaria. Por el contrario, el
cuerpo parecía mantener el gasto energético diario dentro de un intervalo estrecho, sin importar el estilo de vida (figura 5.2). Llamo esta
noción del metabolismo "el gasto energético diario restringido".

Está claro que si los resultados de los hadza hubieran sido una anomalía podríamos haberlos desestimado. Se necesita más de un estudio para revertir una forma de pensar muy extendida, establecida
y cómoda, como la de los modelos factoriales. Pero lo cierto es que
cada vez hay más estudios sobre energética humana y animal que res-
paldan el gasto energético diario restringido. Parte de esos trabajos
se publicaron mucho antes de nuestro proyecto con los hadza, ocul-
tos a plena vista.

Después del proyecto con los hadza, mis colegas y yo hemos medido gastos energéticos diarios en otras poblaciones de cazadores-
recolectores y agricultores, con resultados similares. Sam Urlacher, un
estudiante de posdoctorado de mi laboratorio, pasó meses viviendo

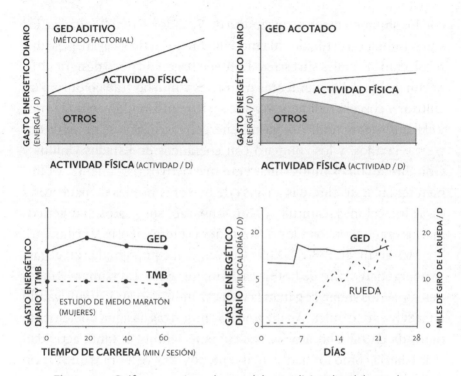

Figura 5.2. *Gráficas superiores:* los modelos tradicionales del metabolismo son acumulativos y suponen que el gasto energético diario aumenta en proporción directa con la actividad física diaria. En el modelo restringido, por el contrario, el cuerpo reduce la energía que gasta en otras tareas (área sombreada) conforme aumenta la actividad, para mantener el gasto energético diario dentro de un intervalo estrecho. *Gráficas inferiores*: cuando los humanos (izquierda), los ratones (derecha) y otros animales incrementan su actividad física diaria, el gasto energético diario no aumenta con la actividad sino que llega a una meseta. *Izquierda*: mujeres del estudio del medio maratón de Westerterp. *Derecha*: ratones mantenidos en estado sedentario (días 1-7) y a los que luego se les permite el acceso a una rueda de ejercicio (días 7-28). El gasto diario se ajusta al principio con el acceso a la rueda, pero luego permanece estable conforme se incrementa la actividad diaria en la rueda.

con los shuar en la selva amazónica de Ecuador. Como los hadza, los shuar tienen un estilo de vida increíblemente activo: cazan, pescan y recolectan vegetales silvestres. También hacen un poco de agricultura con ayuda de herramientas manuales y mucho trabajo duro para cultivar y cosechar alimentos básicos ricos en almidón como la yuca y el llantén. Sam midió los gastos energéticos diarios de niños de entre 5 y 12 años[5] y los comparó con coetáneos de Estados Unidos y Gran Bretaña. Los niños shuar eran más activos físicamente, y también tenían TMB elevadas a causa de mayores niveles de parásitos y otras infecciones (capítulo 3). Sin embargo, sus gastos energéticos diarios eran idénticos a los de los niños estadunidenses y británicos.

Más al sur, en Bolivia, Mike Gurven y su equipo midieron el gasto energético diario de hombres y mujeres entre los tsimané,[6] quienes, como los shuar, se ganan la vida cazando, pescando y cultivando en la selva amazónica. Analizamos las muestras de agua doblemente marcada en mi laboratorio. Los tsimané acumulan tanta actividad física diaria como los hadza, más o menos diez veces más que los estadunidenses. Los hombres y las mujeres tsimané muestran gastos energéticos diarios ligeramente elevados, pero éstos no se deben a la actividad física. Como los niños shuar, los adultos tsimané tienen TMB elevadas a causa de sus altas tasas de infección parasitaria y bacteriana; sus sistemas inmunitarios trabajan tiempo extra. Una vez que se considera esta increíble actividad inmunitaria no existen evidencias de gastos energéticos diarios más elevados como consecuencia de sus extenuantes estilos de vida. La tasa de gasto energético diario contra la TMB, que con frecuencia se usa como una forma de comparar gastos energéticos diarios ajustada por tamaño (y a la que con frecuencia se refieren como nivel de actividad física o coeficiente PAL, por sus siglas en inglés), de hecho era menor para los adultos tsimané que para la mayoría de las poblaciones, a causa de las altas TMB de los tsimané.

Los hallazgos entre los tsimané coinciden con el trabajo previo de Amy Luke en zonas rurales de Nigeria. Amy es una experta en metabolismo y enfermedades cardiometabólicas, y lleva más de dos décadas estudiando los efectos del creciente sedentarismo de los estadunidenses sobre la salud. A principios de la década de 2000, dirigió un equipo de investigadores que midió (entre otras cosas) gastos energéticos diarios de mujeres afroamericanas de Maywood, Illinois y zonas rurales de Nigeria.[7] Como los tsimané, las nigerianas, muchas de ellas granjeras, tenían TMB elevadas en comparación con sus contrapartes estadunidenses. Los gastos energéticos diarios (ajustados según las diferencias en tamaño corporal) también estaban ligeramente elevados, lo que reflejaba sus mayores TMB. Pero no había diferencia en el gasto energético por actividad física, la fracción del gasto diario que queda cuando restas la TMB y los costos de la digestión. El coeficiente PAL del gasto energético diario contra la TMB fue la misma para las nigerianas y las estadunidenses, a pesar de las claras diferencias en estilo de vida.

La lista sigue. Lara Dugas, una estudiante de posdoctorado que trabajaba con Amy Luke en la Escuela de Medicina de Loyola, analizó los gastos energéticos diarios reportados para 98 poblaciones de todo el mundo. Había mucha variabilidad en los gastos energéticos diarios; algunos eran altos, otros bajos. Pero las poblaciones en las comunidades agrícolas rurales, que todos los días tienen que trabajar muy duro para ganarse el sustento, tenían los mismos gastos energéticos diarios que los mimados urbanitas del mundo industrializado.[8] Incluso entre países industrializados no existe relación entre la actividad física y el gasto energético diario, el gasto energético por actividad física o los coeficientes PAL. La gente que trabaja muy duro no necesariamente quema más calorías.

Cuando analizamos lo que ocurre *dentro* de una misma población observamos también un gasto energético diario restringido. En colaboración con Amy Luke, Lara Dugas y sus equipos analizamos los gastos diarios de 332 hombres y mujeres en cinco países diferentes. Juntamos todos los datos y ajustamos sus gastos energéticos diarios para controlar los efectos del peso corporal, el porcentaje de grasa, la edad y otras características, y graficamos sus gastos ajustados contra su actividad física diaria. Incluso controlando el tamaño corporal y el porcentaje de grasas había muchísima variabilidad entre personas (véase capítulo 3). Y sin embargo, pudimos detectar una débil señal proveniente de la actividad física —un susurro en medio de un estadio de futbol lleno de ruido— que mostraba un ligero aumento en el gasto diario en las personas más activas. Pero este efecto de la actividad no sólo era muy débil, sino que se disipaba conforme aumentaban los niveles de actividad. Las personas moderadamente activas quemaban, en promedio, unas 200 calorías más que las sedentarias, pero no había diferencia entre los adultos moderadamente activos y los que exhibían los mayores niveles de actividad física.[9] Tal como predice el modelo restringido, el gasto energético diario llega a una meseta. Y la variación en el gasto energético diario entre las personas sedentarias era mucho mayor que la diferencia entre los sedentarios promedio y los adultos con alta actividad física promedio.

Hasta ahora todas estas comparaciones se han hecho entre personas con distintos niveles de actividad física habitual. ¿Qué pasa si cambiamos el estilo de vida de una persona al incluirla en un programa de ejercicios? Existen muchos estudios de este tipo, y si bien existe cierta variabilidad en los resultados, dependiendo de la duración y la intensidad del programa de ejercicios, por lo general favorecen el modelo del gasto energético diario restringido. Éste es mi favorito: en Países Bajos, Klaas Westerterp y colegas inscribieron a hombres y mujeres que nunca habían hecho ejercicio en un programa de un año con el objetivo de entrenarlos para correr un medio maratón.[10] Se midieron los gastos energéticos diarios de tres de las mujeres y cuatro de los hombres, antes de que comenzaran el programa y luego en las semanas 8, 20 y 40, que correspondían a distintas etapas en el protocolo de entrenamiento. Al principio los sujetos corrían 20 minutos al día, cuatro días a la semana. Al final, las sesiones duraban 60 minutos y los sujetos corrían unos 40 kilómetros a la semana.[11]

Como es de esperarse, con tanto entrenamiento las mujeres ganaron músculo, y unos dos kilos. Además quemaban unas 360 kilocalorías al día corriendo, con base en su peso corporal y kilometraje. Si el modelo factorial fuera correcto esperaríamos que hacia el fin del estudio sus gastos energéticos diarios fueran al menos 360 kilocalorías mayores, y más cercanos a 390 kilocalorías al día si sumamos las calorías que consume, en reposo, su masa muscular extra (capítulo 3). Por el contrario, en la semana 40 su gasto energético diario sólo era unas 120 kilocalorías mayor. Estas mujeres pasaron de no hacer ejercicio nunca a correr 40 kilómetros a la semana, es decir, a tener suficiente condición para correr un medio maratón, y su gasto energético diario permaneció básicamente idéntico que cuando comenzaron (figura 5.2). Los hombres del estudio mostraron resultados similares.

Vale la pena subrayar la duración del estudio Westerterp. En el mundo de la investigación un estudio de un año se considera un proyecto ambicioso, de largo plazo. Pero 12 meses no es *tanto*. Como veremos más adelante y en el capítulo 7, los ajustes a los nuevos estilos de vida pueden ocurrir a lo largo de años. Las poblaciones como los hadza tienen años y años —literalmente sus vidas enteras— para ajustarse a sus altos niveles de actividad física. Son, por excelencia, las poblaciones para estudios de largo plazo. Así pues, tal vez no debería sorprendernos que con frecuencia los investigadores no sean capaces de encontrar evidencias de aumento en el gasto energético diario en las poblaciones tradicionales.

Y no ocurre sólo en humanos. El gasto energético diario restringido parece ser la regla entre los animales de sangre caliente.[12] Varios estudios de laboratorio con roedores y aves han medido los gastos energéticos diarios mientras se incrementa la actividad física diaria, algo bastante parecido al estudio del medio maratón de Westerterp. Y una y otra vez vemos el mismo resultado: el gasto energético diario no cambia ni siquiera cuando los animales hacen más y más esfuerzo. El acto de equilibrismo que realizan nuestros cuerpos para mantener sus gastos diarios dentro de un rango muy estrecho parece ser una estrategia evolutiva muy antigua y generalizada.

Lo que nos lleva al zoológico. Como discutimos en el capítulo 1, mis colegas y yo hemos pasado los últimos años midiendo los gastos energéticos diarios de simios, monos y todos los primates a los que podamos echarles mano. Tal como predeciría el modelo restringido, hemos descubierto que los primates que viven en zoológicos tienen los mismos gastos energéticos diarios que aquellos en libertad. Lo mismo ocurre con los canguros y los pandas.[13] Cada especie conserva la tasa metabólica con la que evolucionaron, ya sea que luchen por la supervivencia en la selva o se relajen en el zoológico; el estilo de vida tiene un efecto menor. Los lémures de cola anillada tienen el mismo gasto energético, sin importar si sobreviven a duras penas en los bosques de Madagascar o haraganean en las cómodas instalaciones del Centro para Lémures de Duke. No es de extrañar que los humanos quememos la misma cantidad de energía, ya sea que vivamos de la tierra como cazadores-recolectores o encerrados en los zoológicos industriales que nos hemos construido.

Nuestras maquinarias metabólicas cambian y se transforman para dar lugar al incremento en el costo de las actividades, y mantienen el gasto energético diario dentro de un estrecho rango. Como resultado, las personas físicamente activas —ya sean los cazadores-recolectores actuales o ancestrales o la gente del mundo industrializado que se ejercita con regularidad— queman la misma cantidad de energía que aquellos mucho más sedentarios.

GANAR LA CARRERA DE LA OBESIDAD

Cuando entendemos que el gasto energético diario tiene límites tan estrictos se modifican nuestras ideas sobre la epidemia moderna de obesidad. Para empezar, que los cazadores-recolectores quemen la misma cantidad de energía que los habitantes de las ciudades en el mundo desarrollado significa que el gasto energético diario probablemente sea el mismo desde nuestro pasado paleolítico hasta nuestro presente computarizado. Así pues, la explosión moderna de obesidad y todos los efectos que conlleva no pueden achacarse a la reducción en los gastos energéticos de los países industrializados. Los estudios con agua doblemente marcada en el mundo industrializado, que se remontan a la década de 1980, parecen confirmarlo: los gastos energéticos diarios y el coeficiente PAL han permanecido sin cambio[14] en Estados Unidos y Europa durante las últimas cuatro décadas, sin importar que la obesidad y la enfermedad metabólica se hayan disparado.

En segundo lugar, el gasto diario energético restringido implica que aumentar la actividad diaria mediante el ejercicio u otros programas tendrá poco efecto en las calorías quemadas por día. Este descubrimiento debería transformar las estrategias que usamos para combatir la obesidad. La ganancia o pérdida de peso es, en el fondo, un problema de equilibrio energético: si comemos más calorías de las que quemamos, subimos de peso; si quemamos más de lo que comemos, bajamos de peso. Éstas son las reglas de la física y, tal como establecieron Lavoisier, Atwater, Rubner y los pioneros de la ciencia metabólica, tanto los humanos como otros animales las siguen al pie de la letra (véase capítulo 3). La evidencia generalizada de que el gasto energético diario está restringido nos dice que es extremadamente difícil lograr cambios importantes y duraderos en el gasto energético diario mediante el ejercicio. Si resulta *tan difícil* cambiar la cantidad de energía que quemamos, sin importar cuánto ejercicio hagamos, el combate a la obesidad tendría más éxito si nos concentramos en la cantidad de energía que ingerimos.

¡Pero el ejercicio sigue siendo esencial para la salud! ¡Todavía tienes que hacer ejercicio! Si comenzaste a dudar si fue buena idea haber comprado la membresía del gimnasio, te recomiendo que vayas directamente al capítulo 7, donde discutimos todos los importantes beneficios del ejercicio. Como veremos, la restricción en el gasto energético diario explica *por qué* el ejercicio es bueno para la salud. El ejercicio te mantiene sano y vivo. Sólo que no hace gran cosa por tu peso.

Ahora bien, si has estado prestando atención a las cifras, tal vez te estés preguntando por qué los pequeños cambios en la tasa metabólica que puede inducir el ejercicio no son importantes para combatir la obesidad. Después de todo, las mujeres que entrenaron para correr el medio maratón terminaron quemando mucha menos energía de la que esperábamos, pero aun así 120 kilocalorías al día es *algo*. Muchos programas de ejercicio muestran *algún* incremento duradero en el gasto energético, aun si es pequeño. Con el tiempo, hasta los efectos pequeños se suman. Incluso si tu metabolismo termina por ajustarse a la nueva rutina de ejercicio, al menos tienes el periodo de ajuste, de semanas o meses, durante el cual el gasto energético diario es más alto que antes (véase más adelante). Esos incrementos en gasto diario te harán perder peso, ¿verdad?

No.

Si nuestros cuerpos fueran máquinas simples, los pequeños incrementos en el gasto energético diario conducirían, con el tiempo, a una pérdida de peso. Pero nuestros cuerpos no son máquinas simples. Son productos dinámicos de la evolución, adaptados durante cientos de millones de años para ser ágiles y flexibles, y para responder a los cambios de actividad y disponibilidad de alimento. Nuestros cuerpos —o más precisamente, nuestros cerebros— manipulan tanto nuestro apetito como nuestra tasa metabólica, de tal forma que resulta horriblemente difícil mantener la pérdida de peso. Nuestras maquinarias metabólicas están exquisitamente calibradas para equilibrar la energía que quemamos cada día con la energía que comemos, y viceversa (ésa es, probablemente, la razón por la que evolucionó el gasto energético restringido: para corresponder el gasto con la cantidad de comida disponible). Incluso los incrementos temporales en el gasto energético diario se corresponden con aumentos en la ingesta de energía. Cuando quemamos más, comemos más.

Tomemos como ejemplo el Estudio de Ejercicio Midwest 1,[15] realizado en Estados Unidos a finales de la década de 1990. En este estudio dos conjuntos de adultos jóvenes sedentarios y con sobrepeso fueron asignados al azar a un grupo de ejercicio o a un grupo de control. Los del grupo de ejercicio fueron aumentando la actividad hasta quemar unas 2,000 kilocalorías mediante el ejercicio (el equivalente a correr 30 kilómetros) cada semana durante 16 meses. Con una quema de 2,000 kilocalorías a la semana durante 16 meses, los que realizaron ejercicio debieron haber perdido unos 20 kilos. En cambio, los hombres perdieron cinco kilos, y casi toda la pérdida de peso ocurrió en los primeros nueve meses. Después de eso dejaron de perder peso, aunque siguieron haciendo ejercicio. Si esto suena mal, consideremos a las mujeres en el grupo que hizo ejercicio: no perdieron *nada* de peso. Tras 16 meses de un ejercicio extenuante y supervisado, pesaron lo mismo que el primer día (figura 5.3). Tal vez encontraron algún consuelo al enterarse que las mujeres asignadas al grupo de control, que no se ejercitaron en absoluto durante esos 16 meses, tendieron a ganar más o menos un kilo.

Tras estos resultados decepcionantes, los investigadores volvieron a intentarlo con un régimen de ejercicio más severo en el

Estudio Midwest 2.[16] Los hombres y las mujeres fueron asignados a un programa de ejercicio supervisado de 2,000 o de 3,000 kilocalorías a la semana. Se trata de una cantidad increíble de ejercicio, equivalente a correr entre 30 y 50 kilómetros por semana para una persona de 70 kilogramos (capítulo 3). Sólo 64 por ciento de los sujetos reclutados terminó los 10 meses del estudio, tal vez por lo extenuante que era. Para quienes sí terminaron, el gasto energético diario sólo subió en promedio 220 kilocalorías/día, bastante por debajo de las 285 a 430 kilocalorías/día que se esperaba de este régimen de ejercicio. La pérdida promedio de peso fue de unos 5 kilogramos, no muy diferente del Estudio Midwest 1, y mucho menos de lo que era de esperarse de tanto ejercicio. Y no hubo diferencia en la pérdida promedio de peso entre los grupos de ejercicio de 2,000 y 3,000 kilocalorías, lo que fortaleció las evidencias de que la dosis de ejercicio tenía poco efecto sobre el peso. Lo que es aún más sorprendente, para 34 de los 74 hombres y mujeres que terminaron el estudio la pérdida promedio de peso fue cero. Estos infelices, llamados "no respondedores", se ejercitaron como locos e incluso consiguieron elevar un poquito su gasto energético diario y aun así no perdieron nada de peso.

Los estudios Midwest 1 y 2 no fueron una anomalía. Todos los estudios que tratan de lograr una pérdida de peso mediante el ejercicio muestran el mismo patrón: cuanto más dura el estudio, menos se logra la pérdida de peso esperada (figura 5.3). Durante el primer par de meses en un nuevo programa de ejercicio los resultados son enormemente variables. La gente suele perder peso, pero hay una gran diversidad en sus respuestas a corto plazo (algunas personas incluso suben). Pero tras un año, incluso con alguien observándolos para que no se salten ejercicios o hagan trampa, la pérdida de peso promedio es menos de la mitad de lo esperado. A los dos años, la pérdida de peso promedio es de menos de 2 kilogramos,[17] y como vimos en los estudios Midwest, muchas personas no pierden ni un gramo.

En otras palabras, si mañana comienzas un nuevo programa de ejercicios y te apegas a él religiosamente es probable que en dos años peses lo mismo que ahora. ¡Pero aun así deberías hacerlo! Vas a estar más contento, más sano y vas a vivir más. Sólo no esperes una pérdida de peso importante a largo plazo únicamente a partir del ejercicio.

Estos resultados tan decepcionantes se deben, en parte, a la compensación metabólica que ocurre ante el incremento en la actividad, como discutimos antes, pero el gasto energético diario restringido no lo es todo. El otro cambio importante es que ejercitarnos nos hace comer más. Nuestros cerebros son excepcionalmente buenos para ajustar nuestros niveles de hambre, de modo que compensemos cualquier aumento en el gasto con un incremento en la ingesta, algo que discutiremos más adelante.

La estrecha coordinación entre la ingesta y el gasto también explica un hecho curioso y contraintuitivo del metabolismo humano: quemar más energía no te protege del aumento de peso. Como discutimos en el capítulo 3, existe una gran variación en el gasto energético diario de las personas, incluso después de considerar las diferencias en el tamaño corporal y el porcentaje de grasa. Algunas personas queman más energía cada día, otras menos. (Dos personas del mismo tamaño, edad y estilo de vida pueden variar fácilmente en 500 calorías diarias.) De vez en cuando vemos altos gastos energéticos en algunos grupos (hemos medido gastos energéticos elevados en una pequeña muestra de hombres shuar,[18] por ejemplo). Pero no existe relación entre tener un metabolismo rápido y ser delgado. Las personas obesas queman tanta energía diaria[19] como las delgadas, tras considerar las diferencias en el tamaño y la composición corporal (de hecho, si no corriges el tamaño corporal, las personas obesas tienden a quemar *más* calorías diarias, simplemente porque son más grandes; véanse capítulo 3 y figura 5.1). Y el gasto energético diario, alto o bajo, no predice nada sobre tu predisposición a aumentar de peso. En el estudio de Amy Luke con mujeres nigerianas y estadunidenses, por ejemplo, no se encontró relación entre el gasto energético diario de una mujer y su aumento de peso durante los siguientes dos años. Los estudios con niños muestran el mismo resultado.[20] La gente que quema más no pesa menos. La gente que quema más, come más.

Así que para perder peso sólo tenemos que comer menos, ¿verdad? Resulta que también eso es complicado.

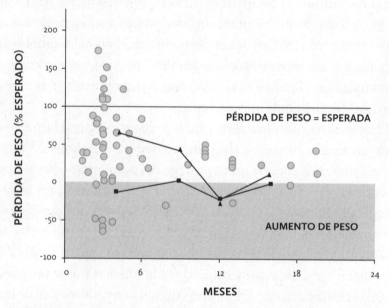

Figura 5.3. Pérdida de peso con el ejercicio. Cada punto muestra la pérdida de peso promedio en un estudio sobre el ejercicio: 100 por ciento de pérdida de peso significa que los sujetos perdieron tanto peso como se esperaba a partir de la cantidad de calorías quemadas con el ejercicio, mientras que 0 por ciento significa que los sujetos no perdieron peso. Cuanto más dura el estudio, menos pérdida de peso se observa. Los cambios de peso en los hombres (triángulos) y las mujeres (cuadrados) del Estudio Midwest 1 se graficaron a lo largo de la duración del estudio.

TODOS SOMOS *THE BIGGEST LOSER*:[21] RESPUESTAS METABÓLICAS A LA SOBREINGESTA Y LA SUBINGESTA

The Biggest Loser es un reality para los televidentes que no quieren tener que escoger entre el voyerismo y el sadismo. La premisa es sencilla: 16 personas con obesidad extrema, a veces de más de 150 kilogramos de peso y desesperados por cambiar su situación, son enviados durante 13 semanas a un campo de entrenamiento en un lugar aislado. Allí son sometidos a un escandaloso programa de pérdida de peso. Se ejercitan durante cuatro horas y media al día, bajo la mirada vigilante de un entrenador militar. Se matan de hambre comiendo menos de la mitad de las calorías que ingerían antes de unirse a la competencia. De vez en cuando, para el deleite de los espectadores, se atormenta a los concursantes con sus alimentos favoritos o la oportunidad de hablar con su familia. Más o menos cada semana se los pesa en público, como si fueran pedazos de salami. Quien pierde menos kilogramos es enviado a su casa, con frecuencia en medio de lágrimas. Ver sufrir así a las personas parece ser algo que disfrutan los humanos de todo el mundo. Como la epidemia de obesidad misma, el programa tuvo su inicio en Estados Unidos (por supuesto) pero se ha extendido a más de 30 países.

Es el tipo de espectáculo que jamás aprobaría un consejo de ética para investigación. La carga de trabajo es brutal, y la humillación deliberada en público suele verse con malos ojos. Incluso si te dejaran comenzar un proyecto como éste, el llanto de los participantes sería razón suficiente para cancelarlo. Pero para un estudioso astuto y curioso del metabolismo y la obesidad el programa representa una oportunidad única. Si ya hay gente dispuesta a soportar esa locura, ¿por qué no aprovecharla para comprobar cómo responde el cuerpo a cantidades colosales de ejercicio y a una dieta extrema?

Así, en 2010 Kevin Hall encabezó a un grupo de investigadores de los Institutos Nacionales de Salud y el Pennington Biomedical

Research Center para estudiar los cambios metabólicos entre los concursantes de *The Biggest Loser*.[22] El equipo midió la TMB, el gasto energético diario y los niveles hormonales, además de vigilar los cambios
en peso y grasa corporal. Igual que el proyecto de energética hadza,
el trabajo de Hall demostró lo flexible que puede ser nuestro cuerpo.

Primero las buenas noticias: todos los concursantes perdieron
mucho peso. En la sexta semana de competencia habían perdido
un promedio de 15 kilogramos. Para la semana 13 aquellos que no
habían sido enviados a su casa habían perdido 13 a 20 kilogramos
extras. Y para el gran final, una especie de reencuentro en la semana 30, en la que todos los concursantes vuelven al rancho para un
último pesaje tras cuatro meses de dieta y ejercicio por su cuenta,
perdieron en promedio 57 kilogramos. Habían quemado el equivalente a un adulto promedio normal. También experimentaron otros
cambios benéficos: los niveles de glucosa en ayunas (su azúcar en la
sangre) habían bajado, lo mismo que su resistencia a la insulina, reduciendo así el riesgo de desarrollar diabetes tipo 2. La cantidad de
triglicéridos que circulaba por su sangre también era menor, lo que
es bueno para la salud cardiovascular.

Las noticias no tan buenas: sus cuerpos estaban en modo de inanición. Para la semana 30 sus TMB habían bajado casi 700 kilocalorías al día, es decir, cerca de 25 por ciento. La reducción de la TMB no
era únicamente una función de la pérdida de peso, pues era mucho
mayor de lo esperado sólo por esta pérdida de peso. El cambio era
más profundo: sus células habían reducido su tasa metabólica y trabajaban y quemaban energía más lentamente. Estos cambios no eran
temporales; cuando Hall y sus colegas les dieron seguimiento a los
concursantes, seis años después de su participación en el programa,
sus TMB *seguían siendo* más bajas de lo esperado.[23] Desde una perspectiva de salud pública esto parece perverso (¿por qué sus cuerpos
trabajaban contra sus esfuerzos de quemar el peso excesivo?). Pero
desde una perspectiva evolutiva tenía perfecto sentido.

Como producto de cientos de millones de años de evolución, cabe esperar que nuestros cuerpos sean extremadamente sensibles a la cantidad de alimento que hay en el entorno y a nuestras reservas de energía, almacenadas en forma de grasa. Todos los organismos necesitan energía para las tareas esenciales de la vida y, en general, cuanto más puedan quemar, mejor (capítulo 3). Quemar más energía implica más crecimiento, más mantenimiento y más reproducción. Pero es un juego de blackjack darwiniano: pasarse de listo es *malo*. Quemar más energía de la que ingieres —lo que los investigadores llaman un balance energético negativo— requiere que consumas tu propio cuerpo. Puedes alimentarte de tus reservas de grasa durante un tiempo (para eso están ahí), pero no es sustentable como estrategia indefinida; eventualmente te morirás de hambre.

Así pues, no resulta sorprendente que existan respuestas muy antiguas al balance energético negativo en los humanos y otros animales. Cuando nuestros cuerpos detectan que no estamos comiendo lo suficiente para satisfacer nuestras necesidades energéticas básicas empiezan a desacelerar. El cuerpo se esfuerza al límite para equilibrar su presupuesto energético, de modo que el gasto no exceda a la ingesta. Nuestra glándula tiroides, la reguladora maestra de la tasa metabólica, reduce la cantidad de hormona tiroidea que produce, que es como levantar el pie del acelerador. Nuestras células se vuelven más lentas, lo que reduce la TMB y el gasto energético diario. Al mismo tiempo, las hormonas y los circuitos cerebrales que controlan el hambre aumentan nuestra motivación para buscar comida. Nos volvemos voraces, obsesionados por la comida porque nuestro cuerpo dirige toda nuestra energía mental al propósito de encontrar algo —lo que sea— para comer. Ésta es la respuesta ante la inanición, que también conocemos como ponernos a dieta.

La respuesta a la inanición está muy bien estudiada. Algunas de las primeras mediciones de las tasas metabólicas, a finales del siglo xix y principios del xx, se concentraron en los cambios que pueden observarse durante la inanición en humanos y otros animales. Uno de los primeros estudios metódicos fue realizado en 1917, en medio de la Primera Guerra Mundial, por Francis Benedict y colegas.[24] El objetivo del estudio era entender y tratar mejor a las víctimas de inanición de la guerra. A 24 hombres en edad universitaria se les alimentó con la mitad de las calorías normales durante varias semanas, hasta que perdieron aproximadamente 10 por ciento de su peso. Su TMB ajustada a su tamaño bajó entre 10 y 15 por ciento, y se volvieron irritables y sin interés por el sexo.

El estudio más famoso y completo sobre inanición se realizó en 1944 y 1945, en los últimos meses de la Segunda Guerra Mundial (al parecer no se aprendieron bien las lecciones de la Primera Guerra Mundial, tanto para la diplomacia internacional como para la fisiología de la inanición). Conforme fueron conociéndose las atrocidades y las privaciones de este conflicto los investigadores buscaron mejorar los tratamientos para la inanición. Ancel Keys y colegas de la Universidad de Minnesota[25] tomaron a 32 jóvenes, desertores de conciencia cuyas convicciones pacifistas los habían llevado a mantenerse lejos de la guerra, y los pusieron en una dieta de "semiinanición" por 24 semanas. Los hombres sólo comieron 1,570 kilocalorías al día, menos de la mitad de su gasto energético diario estimado al inicio del estudio. Perdieron 25 por ciento de su peso corporal. Naturalmente, se incrementó su irritabilidad y mal humor, y se desplomó su interés por el sexo y otras actividades. Estaban constantemente hambrientos, obsesionados con la comida. Literalmente soñaban con comer. Su TMB cayó 20 por ciento por debajo de lo esperado para su peso corporal.

Todos estos cambios se revirtieron cuando se les permitió comer nuevamente. Conforme volvieron a ganar el peso perdido sus cuerpos apagaron la alarma. Pero a diferencia de los concursantes de The Biggest Loser, sus TMB volvieron a la normalidad, así como su humor y su interés por el sexo y otros pasatiempos. Dejaron de estar en modo de inanición.

Resulta notable que aquellos hombres rebasaran su peso inicial, y ganaran cerca de un kilogramo más de grasa del que tenían al comienzo del estudio. Lo mismo les había pasado a los hombres del estudio de Benedict durante la Primera Guerra Mundial. Este fenómeno no está tan bien estudiado,[26] pero tiene sentido evolutivo. Experimentar un periodo de inanición es un indicador bastante confiable de que te encuentras en un ambiente pobre e impredecible. Por si las dudas, almacenar un poco más de combustible para la próxima vez es buena idea. Aun así resulta impresionante que sus cuerpos "supieran" cuál debía ser su peso normal, que regresaran a él, más o menos, y que apagaran la alarma tan pronto alcanzaron su tamaño previo al estudio. Está claro que los mecanismos que determinan nuestro metabolismo y nuestro apetito son muy quisquillosos al respecto del peso y la composición corporal que buscan defender.

Los concursantes de *The Biggest Loser* también recuperaron peso, sin importar todos sus esfuerzos. Cuando Kevin Hall y su grupo examinaron a 14 de los concursantes, seis años después del programa, todos menos uno habían recuperado una cantidad importante de peso. Tres habían vuelto a su peso previo al programa; otros dos lo habían rebasado y pesaban más que cuando empezaron. ¿Qué relación tiene la reducción de su tasa metabólica y su TMB con la recuperación del peso? La idea tradicional del gasto energético es que los concursantes con mayores tasas metabólicas y menor reducción de TMB estarían protegidos contra la recuperación del peso. En ese caso debería existir una relación negativa entre la reducción en TMB y la recuperación de peso. Los concursantes con mayores TMB deberían haber recuperado menos.

Pero Hall y sus colegas encontraron lo opuesto: a seis años de su participación en el programa, los concursantes con mayores TMB fueron los que recuperaron *más* peso. Si pensáramos que las TMB y los gastos energéticos diarios deben protegernos contra el aumento de peso se trataría de un resultado sorprendente, pero si entendemos el metabolismo desde una perspectiva evolutiva tiene perfecto sentido. La TMB y el gasto energético diario no *determinan* el cambio de peso, *responden* al cambio de peso. Los concursantes de *The Biggest Loser* se encontraban en modo de inanición durante y después de la competencia. Sus bajas TMB y gastos energéticos diarios eran una estrategia desesperada para mantener el gasto en consonancia con su ingesta, dramáticamente reducida. En los años que siguieron al programa, los concursantes que comieron más y recuperaron más peso fueron los que les mandaron a sus cuerpos las señales más fuertes de que el peligro de inanición había pasado. Sus TMB y gastos energéticos diarios rebotaron al mismo tiempo que su peso corporal.

EL CEREBRO DETRÁS DE LA OPERACIÓN

Puesto que tenemos todas estas evidencias de que nuestros cuerpos responden dinámicamente a los cambios en actividad física y dieta necesitamos una nueva forma de pensar sobre nuestras maquinarias metabólicas. El consenso actual sobre el metabolismo asume que el cuerpo es una máquina simple: cuanto más trabajo hace, más energía quema, y cuanto más energía quema, menos combustible (grasa) tendrá. Como acabamos de ver, no funciona así. El cuerpo es astuto y flexible en su forma de quemar energía. Hace cosas que las máquinas simples no pueden hacer. Necesitamos una mejor metáfora.

Para entender el metabolismo debemos pensar en el cuerpo como si fuera un negocio. Este negocio es producto de la evolución y, por lo tanto, tiene una sola meta: la reproducción. Pero como cualquier negocio grande, está compuesto por muchas operaciones de soporte organizadas en diversos órganos y sistemas fisiológicos. Hay 37 billones de empleados, las células trabajan arduamente para hacer su parte. Las calorías son la divisa de todas las transacciones. La energía entra con la comida que ingerimos y se asigna a cada uno de los sistemas de soporte y a sus empleados conforme se necesita.

Si hay algún excedente se deposita en una cuenta de cheques para poder usarlo rápidamente (glicógeno) o en una de ahorros (grasa).

Un administrador darwiniano, estricto e inmisericorde, vigila el presupuesto, toda la energía que entra y sale. Por lo general, es una buena noticia que haya más energía *entrando* que saliendo; mantiene las arcas llenas y le permite al administrador asignarle más energía a los sistemas que pueden usarla. Si hay más energía *saliendo* que entrando hay que preocuparse. Si un déficit es demasiado severo o dura demasiado, el administrador deberá tomar acciones y cambiar la forma en la que se gasta la energía. Por lo general, mantener un presupuesto equilibrado requiere que el gasto energético diario sea idéntico a la cantidad de energía proveniente del alimento que puede encontrarse en forma consistente en el entorno.

En el mundo industrializado, el cuerpo no está directamente involucrado en la reproducción (el sexo, el embarazo, la lactancia) la mayor parte del tiempo, pero eso no importa mucho. El negocio tiene que estar preparado, así que los sistemas de soporte deben mantenerse bien lubricados. Sólo alimentar y asegurarse de que estén en estado operativo tus 37 billones de empleados es una empresa colosal. Interactuar con el mundo exterior requiere los esfuerzos coordinados de tus músculos, nervios, cerebro, corazón y pulmones. La defensa y la reparación no se detienen nunca; cada uno de tus sistemas se desgasta un poquito cada día y son constantemente atacados por virus, bacterias, contaminantes y parásitos. Y por supuesto, el sistema reproductivo tiene que recibir mantenimiento y estar listo para la acción. Todo esto requiere energía, y tu cerebro y sistema digestivo trabajan sin pausa para obtener un suministro estable de alimento y transformarlo en nutrientes útiles (capítulo 2).

El administrador darwiniano que compagina todas estas tareas es producto de nuestra evolución. El hambre que te da a medio día, cuando es hora de almorzar, es obra del administrador, que responde a tu estómago vacío, la baja de azúcar en la sangre y otras señales activan el circuito del apetito en el cerebro. El letargo y la fiebre que sientes cuando estás enfermo de gripa son provocados por el administrador, que desvía energía de las actividades físicas para mandarla al sistema inmunitario. Cuando comes un pay de queso, el trabajo del administrador es llevar todas esas calorías hacia los sistemas que pueden usarlas en el momento y almacenar el resto en tus células adiposas.

Ese administrador metabólico no es sólo una metáfora o una caricatura:[27] es tu cerebro. Específicamente, es tu hipotálamo, muchas neuronas sin ningún chiste en especial, que yace justo a la mitad de la base de tu cerebro con el aspecto de un grisáceo chicle masticado. El hipotálamo es el centro de control de tu metabolismo y de muchas otras funciones que mantienen vivo tu cuerpo. Con ayuda del tronco encefálico o tallo cerebral, el hipotálamo detecta cuánta energía entra al cuerpo monitoreando en la sangre factores como la glucosa y la leptina (una hormona secretada por las células adiposas cuando están almacenando energía proveniente de una comida reciente) y señales neuronales de las papilas gustativas, el estómago y el intestino delgado que transmiten información sobre el tamaño de una comida y su contenido de macronutrientes. El hipotálamo también puede detectar cuándo nos encontramos en un equilibrio energético negativo al monitorear los niveles de grelina (una hormona que produce el estómago cuando está vacío), leptina (cuyo nivel se reduce cuando las células adiposas están agotadas) y otras señales. En respuesta, el hipotálamo puede acelerar o ralentizar nuestros metabolismos mediante el control de la glándula tiroidea y la producción de hormona tiroidea. También puede modificar nuestro apetito y ajustar la cantidad de alimento que debemos ingerir para sentirnos satisfechos.

Imagina que las acciones del hipotálamo son algo así como los algoritmos con los que interactúas cotidianamente en línea. Google, Facebook y cualquier otro sitio de internet que visites usa cientos de datos —tu edad, género, ubicación, el tipo de dispositivo que estás usando, la hora del día, tu historial de búsqueda— para personalizar las historias y los anuncios que te muestra. Todo ocurre de manera automática, instantánea e invisible. La naturaleza del algoritmo es la misma para todos, pero los resultados responden a ti y tus circunstancias particulares. Lo mismo ocurre con los algoritmos internos que controlan nuestro metabolismo. Las variables (leptina, grelina, glucosa en sangre, cantidad de comida en el estómago, sabores de la comida) son las mismas para todos, pero nuestro entorno inmediato, nuestra genética y nuestras experiencias modifican el peso que le da el sistema a cada una de las variables y la forma en la que responde a ellas. Por ejemplo, los niveles bajos de leptina suelen provocar que el hipotálamo active la respuesta del hambre, pero el nivel *preciso* de leptina que provoca *tu* respuesta de hambre tiene mucho que ver con tus genes, tus hábitos alimenticios y los niveles de leptina que suelen circular por tu sangre.

La evolución determina los algoritmos metabólicos de cada especie, determinando los rangos "normales" de TMB, gasto energético, hormonas, porcentajes de grasa corporal, niveles de glucosa en sangre, triglicéridos en sangre y todo lo demás. "Normal" es lo que ocurre cuando el hipotálamo y los algoritmos metabólicos determinados por la evolución logran mantener las cosas bajo control y administran exitosamente el flujo de entrada y salida de las calorías (el término que suele usarse para designar este funcionamiento estable de todos tus sistemas es homeostasis). Pero lo que es normal cambia según la especie. Por ejemplo, como leímos en el último capítulo, los humanos tenemos una tasa metabólica más acelerada que otros simios, pero también acumulamos grasa corporal mucho más rápidamente. Esto es porque nuestro hipotálamo y sus algoritmos metabólicos han evolucionado: mantienen más presionado el acelerador y están un poco más prestos a almacenar la energía extra en forma de grasa. Los chimpancés y otros simios queman energía más lentamente, pero son buenos para quemar las calorías extra o convertirlas en tejido magro.

Nuestro legado evolutivo también determina cómo respondemos a desafíos como una menor disponibilidad de comida o un incremento en la actividad. Cuando estamos en modo de inanición el hipotálamo entra rápidamente en acción. El objetivo es sobrevivir el periodo de vacas flacas para reproducirse en algún momento del futuro, cuando las condiciones mejoren. A los pocos días, los niveles de la hormona tiroidea, la principal hormona de control de nuestra tasa metabólica,[28] se desploman. La TMB se reduce dramáticamente, como vimos en el estudio de inanición de Minnesota y con los concursantes de *The Biggest Loser*. Si la restricción de alimento es severa y dura mucho tiempo nuestros órganos se encogerán. Pero no todos los sistemas orgánicos se ven afectados del mismo modo. Sabemos, gracias a estudios cuidadosos de las víctimas que han muerto por inanición durante las guerras y las hambrunas, que el cerebro se conserva. El bazo, por el otro lado, se encoge dramáticamente. Nuestro administrador darwiniano debe tomar decisiones muy difíciles; escoge ganadores y perdedores, conserva las funciones cerebrales, pero permite que parte de nuestras funciones inmunitarias decaigan.

El hipotálamo controla casi todos los sistemas del cuerpo, desde la respuesta al estrés a la reproducción, y puede manipular funciones específicas. Por ejemplo, cuando las cosas se ven negras los humanos rápidamente mandamos la reproducción a segundo plano.[29] Los sujetos en los experimentos de inanición perdían el interés por el sexo. Las mujeres con frecuencia experimentaban una caída en sus niveles de estrógeno y, si la restricción alimenticia era lo suficientemente severa, dejaban de ovular.[30] Aplazar la reproducción en los momentos difíciles tiene sentido evolutivo en una especie como la nuestra, longeva y para la que cada niño cuesta una fortuna en tiempo y en calorías. Pero si ocurriera lo mismo en una especie con vidas cortas, los individuos tal vez nunca tendrían la oportunidad de reproducirse. Por eso los ratones macho que se enfrentan a la inanición conservan intactos dos órganos: el cerebro y los testículos.[31]

La respuesta metabólica al aumento en el ejercicio, el fenómeno que vemos con grupos físicamente activos como los hadza o en el estudio del medio maratón de Westerterp, se ha estudiado menos, pero parece seguir una lógica parecida. Cuando los músculos exigen una proporción mucho mayor de la energía del negocio y comienzan a agotar las reservas de grasa el administrador darwiniano entra en acción para equilibrar el presupuesto. A corto plazo se aumenta el apetito para hacer coincidir la ingesta con el gasto. Ahora bien, si los altos niveles de actividad persisten durante semanas o meses se operan nuevos cambios. Se suprimen otros sistemas, incluida la reproducción, la función inmunitaria y la respuesta al estrés, para dejar margen en el presupuesto para los más altos costos de la actividad. (Resulta interesante notar que, como discutiremos en el capítulo 8, estos cambios metabólicos no siempre aparecen en la TMB, donde esperaríamos verlos.) La conducta también puede cambiar, induciéndonos a descansar más y movernos menos. Es de esperarse que estas respuestas tengan la lógica evolutiva de eliminar primero las tareas no esenciales y priorizar nuestro éxito evolutivo a largo plazo. Tardamos entre tres y cinco meses en aclimatarnos a nuestro nuevo régimen de ejercicio pero, para entonces, nuestro gasto energético diario será casi el mismo que antes de empezar. Nuestro negocio metabólico y sus 37 billones de empleados se habrán ajustado a las nuevas condiciones.

Daría la impresión, al enterarse de todos los trucos que realizan nuestros cuerpos para modificar el gasto energético y el apetito en respuesta al ejercicio y la dieta, de que nuestro peso no debería cambiar nunca. A casi toda la gente le parece un sueño mantener siempre el mismo peso sin siquiera pensarlo, pero es mucho más común de lo que crees. Al menos solía serlo. Los hombres y las mujeres hadza, por ejemplo, tienen pesos increíblemente estables a lo largo de su vida; su peso y su índice de masa corporal casi no cambian[32] desde inicios de la edad adulta hasta la vejez. Pensemos en eso por un momento. Sin importar los cambios estacionales en disponibilidad de alimentos, los años buenos o los malos, y el hecho de que los hombres y las mujeres en su segunda y tercera décadas (por lo general ya padres de hijos pequeños) trabajan un poco más que los adultos mayores, sus pesos no cambian. Probablemente este control del peso sin esfuerzo era la norma en nuestro pasado como cazadores-recolectores. En los entornos de cazadores-recolectores como aquellos en los que evolucionamos, nuestros cuerpos son perfectamente capaces de controlar nuestro peso ajustando nuestro metabolismo y nuestro apetito a las condiciones del medio. *Hamna shida.*

Incluso en los zoológicos humanos industrializados en los que vivimos hoy, con un suministro interminable de comida deliciosa al alcance de la mano, nuestros hipotálamos logran la notable hazaña de empatar nuestro gasto energético con nuestra ingesta. Cuando comemos más calorías de las que quemamos nuestra tasa metabólica se eleva, obra de nuestro cuerpo, que trata de hacernos aprovechar parte del superávit.[33] Cuando quemamos más calorías de las que comemos se incrementa el hambre y baja el gasto energético. Claro que en un día cualquiera puede haber un desajuste entre las calorías que entran y las que salen; si te pesas cada mañana durante un mes podrás comprobar esas fluctuaciones por ti mismo. Pero, a largo plazo, nuestro equilibrio energético es increíblemente preciso. Hoy en día, en las garras de la epidemia de obesidad, el adulto estadunidense promedio sube unos 250 gramos al año,[34] un error de unas 1,750 kilocalorías. Son sólo 5 kilocalorías al día, o menos de 0.2 por ciento del gasto energético diario. En otras palabras, sin pensarlo mucho hacemos que nuestra ingesta diaria de energía se corresponda en 99.8 por ciento con nuestro gasto diario (y viceversa).

HAY UNA MEJOR FORMA DE PENSAR SOBRE EL METABOLISMO Y LA OBESIDAD

Es una verdad absoluta e inevitable: la obesidad es producto de ingerir más calorías de las que quemamos. No hay otra forma de subir de peso. Y las evidencias, cada vez más numerosas, de lo difícil que es cambiar nuestro gasto energético diario apuntan a la dieta como la culpable principal. Si nuestros cuerpos mantienen firmemente bajo control el gasto energético diario, sin importar nuestro estilo de vida, el desequilibrio energético y el aumento de peso tienen que deberse, primordialmente, a que ingerimos demasiadas calorías.

Pero eso no significa que la obesidad sea sencillamente un problema de glotonería. Claro que a veces resultan claras las causas de una ganancia de peso poco saludable; probablemente sea mala idea comer pastel todos los días, y la gente tiende a subir de peso durante las fiestas[35] por todas las galletas y atracones de la temporada. Pero el lento aumento de peso que casi todos experimentamos, unos milímetros de cintura al año, es mucho más insidioso. La epidemia moderna de obesidad refleja una descomposición en el manejo metabólico. Los algoritmos con los que evolucionamos se adaptaron razonablemente bien a los cambios recientes en la disponibilidad de comida y las formas en las que usamos (o no) nuestros cuerpos; pero a muchos de nosotros nos llevan a ingerir demasiada comida. Nuestro cerebro paleolítico está abrumado por el entorno moderno. En vez de compaginar perfectamente la ingesta con el gasto, tenemos una tendencia a comer de más; por lo general no demasiado, pero el error es consistente y se acumula con el tiempo en forma de grasa. Como las polillas que confunden la luz del patio con la luna,[36] respondemos en forma inadecuada a estos nuevos entornos —que *nosotros* construimos— y hacemos cosas que nos producen placer, pero terminan por meternos en problemas.

Cuando culpamos a nuestro metabolismo por la batalla que libramos contra la obesidad, o dependemos del ejercicio para incrementar nuestro gasto diario y bajar de peso, o nos dejamos seducir por lo último en estafas para acelerar el metabolismo, cometemos un error fundamental en lo que respecta al funcionamiento del metabolismo. La epidemia global de obesidad no puede ser un problema de gasto energético. Para empezar, como vemos con los hadza, los gastos energéticos diarios son los mismos hoy en el mundo industrializado que en nuestro pasado como cazadores-recolectores. Nuestros cuerpos son increíblemente hábiles para responder a los cambiantes niveles de actividad manteniendo el gasto energético diario dentro de un rango muy estrecho. Pero lo que es más importante, si culpamos al metabolismo lento de la obesidad estamos entendiendo al revés la causa y el efecto del cambio de peso. Nuestro metabolismo no *determina* el equilibrio energético; *responde* al equilibrio energético.

Volvamos un momento a la metáfora de nuestros cuerpos como máquinas: la perspectiva tradicional nos imagina en el asiento del conductor de un automóvil deportivo, acelerando el motor. Podemos decidir cuánto revolucionarlo y cuándo pararnos por combustible. Es una idea atractiva, pero nos adjudica mucho más control sobre nuestro metabolismo del que realmente tenemos. En el mejor de los casos estamos sentados en el asiento de atrás, pasajeros de un curioso taxi metabólico. Nuestro hipotálamo es el que está en el asiento del conductor, con el pie en el acelerador, la mirada fija en el medidor del combustible y muchos trucos bajo la manga para mantener el motor en funcionamiento constante y no quedarse sin gasolina. Nosotros podemos decidir qué camino tomar y darle discursos a nuestro conductor darwiniano sobre cuándo debe acelerar o frenar, pero en realidad no tenemos mucho control sobre el motor o la frecuencia con la que cargamos combustible.

Como sea, lo cierto es que el problema de la obesidad es provocado, fundamentalmente, por nuestra tendencia a recargar más combustible del que queman nuestros motores. Pero en vez de fingir que estamos en el asiento del conductor deberíamos preguntarnos por qué los mecanismos con los que evolucionamos, y que normalmente compaginarían de manera precisa la ingesta con el gasto, están fallando en el mundo industrializado.

CALORÍAS QUE ENTRAN, CALORÍAS QUE SALEN Y EL MAGO METABÓLICO

Cuando en 2012 publicamos el estudio sobre el gasto energético diario entre los hadza no estábamos preparados para la respuesta. Pensamos que habría *algún* interés en nuestro trabajo (desde luego esperábamos que fuera el caso) porque era la primera medición energética de una población de cazadores-recolectores y porque los resultados eran sorprendentes y tenían importantes implicaciones para el combate contra la obesidad. Los hombres y las mujeres hadza eran mucho más activos físicamente que la gente en Estados Unidos y Europa y, sin embargo, quemaban la misma cantidad de calorías (figura 5.1). Sosteníamos que para solucionar la crisis de obesidad debíamos concentrarnos en la dieta y la energía que ingerimos y no en el gasto energético, que parecía estar acotado y ser difícil de modificar. Esperábamos que unos cuantos periodistas científicos y algunos colegas se pusieran en contacto con nosotros para discutir el proyecto.

Lo que sucedió, en cambio, fue que nos llamaron periodistas de todo el mundo para conversar sobre nuestro trabajo. El estudio llegó hasta la revista *Time* y la BBC. *The New York Times* me pidió que escribiera un texto sobre el estudio para la edición dominical. Científicos de otros laboratorios nos escribieron para preguntarnos por los resultados. Discutir el proyecto resultó emocionante y divertido, y a la fecha el artículo ha sido consultado en línea unas 250,000 veces. Es verdad que aún no está a la altura de los videos de gatos o de Beyoncé, pero es mucha más atención de la que suelen recibir los estudios científicos.

Como te imaginarás, no todas las respuestas fueron positivas. Los apóstoles del poder del ejercicio como cura de todos los males de la sociedad, incluyendo a algunos investigadores que trabajan sobre el ejercicio y la salud pública, detestaron la idea de que el ejercicio no es la solución para la obesidad. Claro que no ayudó que la investigación sobre obesidad se haya vuelto un poco sectaria con los años, con diferentes facciones que defienden la importancia de la dieta *versus* el ejercicio. Tampoco ayudó que muchos de los artículos periodísticos sobre el estudio aparecieran con encabezados engañosos que afirmaban que ya no había razones para hacer ejercicio. En el artículo mismo, y en todas las entrevistas con periodistas, nos aseguramos de afirmar que el ejercicio seguía siendo vital para la salud, incluso aunque no fuera la mejor herramienta para luchar contra la obesidad.

De todos los correos y llamadas que recibimos, los más desconcertantes y entusiastas fueron los de las personas que afirmaban que *¡las calorías no importan! ¿No me daba cuenta de que estaba perdiendo el tiempo?* El equilibrio energético —las calorías que entran y las que salen— no tiene ningún efecto sobre el peso corporal, sostenían. Claro, esta noción parecía violar las leyes de la física, pero como escribió un desconocido, "El cuerpo humano NO es una máquina de vapor. La segunda ley de la termodinámica no aplica". Esta gente no estaba tanto enojada como preocupada de que yo no entendiera cómo funciona *en realidad* el metabolismo (supongo que fue una pequeña victoria para la igualdad de género que me explicara un porcentaje casi idéntico de hombres y de mujeres). ¿No sabía que las calorías eran insignificantes? *¡¿Qué no había leído a Gary Taubes?!*

De hecho, Taubes fue uno de los primeros que nos escribieron tras la publicación del estudio. Fue muy generoso y reflexivo (y rechazó explícitamente la idea, con frecuencia atribuida a él, de que el aumento de peso viola de algún modo las leyes de la física). Tuvimos una excelente discusión por correo electrónico sobre las implicaciones del trabajo con los hadza en nuestra comprensión del papel de la dieta en la obesidad. Por supuesto yo conocía su trabajo. Taubes es famoso en el ámbito de la nutrición por sostener que los carbohidratos (sobre todo los azúcares) son los principales causantes de la obesidad por sus efectos particulares sobre la insulina y la acumulación de grasa, un tema en el que profundizaremos en el siguiente capítulo.

Si bien Taubes no rechaza las leyes de la física, sostiene firmemente que las calorías no son importantes para enfrentar la obesidad. En su opinión, las calorías que ingerimos no tienen un efecto significativo sobre la grasa corporal y el aumento de peso *a menos que esas calorías sean carbohidratos.* Taubes es una de las principales voces en un movimiento que rechaza las calorías como una medida útil. Un rápido paseo por internet, Twitter o las secciones de salud de cualquier revista local nos revelará lo que parece una revolución política anticalorías. Hasta los venerables Weight Watchers,[37] que durante décadas fueron la principal escuela de conteo de calorías para innumerables clientes, se han reinventado para concentrar sus planes dietéticos en la calidad de la comida, en vez de la cantidad.

En su forma más pura, el argumento de que las calorías no te hacen engordar tiene tanto sentido como el argumento de que el dinero no te vuelve rico. Es pensamiento mágico. Como discutimos en el capítulo 2, cada gramo de tejido de tu cuerpo, graso o magro, está hecho de la comida que ingieres y nada más. Cada caloría de grasa que hay en ti es una caloría que comiste y no quemaste.

Sin embargo, el estudio de energética hadza y todas las otras investigaciones que mencionamos en este capítulo ponen de relieve lo inútil que puede parecer el conteo de calorías: nuestros cuerpos hacen tan buen trabajo ajustando las calorías que comemos y las que gastamos que puede dar la impresión de que las calorías ni siquiera son reales. Nuestro hipotálamo es un maestro de la prestidigitación que altera nuestro gasto energético y nuestro apetito cuando estamos distraídos. Sin las herramientas de la ciencia metabólica moderna resulta inútil seguirle el rastro a las calorías; es como tratar de seguir las cartas del mago conforme aparecen y desaparecen.

El equilibrio energético es lo único que puede alterar nuestro peso. Es la realidad inevitable de la física. El problema es que somos malísimos para llevar la cuenta de la comida que consumimos (capítulo 3), y nuestros trucos metabólicos hacen casi imposible seguirle el rastro a la energía que gastamos. Con razón tantas personas razonables incurren en el pensamiento mágico cuando se trata de las calorías.

¿Una caloría es una caloría? Sí, desde luego, por definición. Pero eso no equivale a decir que todos los alimentos tienen el mismo efecto en nuestros cuerpos. El hipotálamo y los algoritmos con los que evolucionó analizan y responden constantemente tanto a la cantidad como a la calidad de los alimentos que consumimos. Durante las últimas décadas se han hecho estupendas investigaciones sobre cómo los diferentes alimentos y sus nutrientes afectan la forma en la que nuestro cuerpo administra el metabolismo. Buena parte de este trabajo ha ido apareciendo en los argumentos de las dietas paleo sobre qué comida es "natural" para los humanos; en el siguiente capítulo nos concentraremos en estos trabajos. Con los hadza, como nuestros guías sobre las verdaderas dietas de los cazadores-recolectores, discutiremos sobre la dieta humana y de qué formas los distintos alimentos pueden promover o defendernos contra la obesidad.

El ejercicio sigue siendo de vital importancia para la salud. Los trucos metabólicos que nos juegan nuestros cuerpos no afectan el hecho de que la actividad física diaria es absolutamente indispensable para evitar las enfermedades. El gasto energético restringido y la compensación metabólica hacen del ejercicio una mala herramienta para perder peso (figura 5.3), pero casi todos los demás aspectos de nuestra salud dependen de la actividad regular. De hecho, como discutiremos en el capítulo 7, el gasto energético restringido y los cambios metabólicos que efectúan nuestros cuerpos en respuesta al ejercicio son una de las principales razones de que el ejercicio sea tan importante para nuestra salud.

Es hora de entender cómo nuestra dieta afecta el gasto y el equilibrio energético. Pongámonos en camino a Hadzaland para ver qué hay de cenar.

Capítulo 6

Los verdaderos juegos del hambre: dieta, metabolismo y evolución humana

Nos encontrábamos como a un kilómetro del campamento cuando nuestro pequeño grupo dejó el arenoso río seco, cuyo cauce habíamos estado siguiendo, y comenzó el ascenso. Una pareja que llevaba a su primer hijo, Mwasad y Halima, me había permitido amablemente seguirla por un día. Caminamos en silencio. Mwasad iba a la cabeza, Halima en medio y yo rezagado tras ellos. Halima cargaba al pequeño Stefano, de dos años, envuelto en un chal a la espalda y en la mano un palo para cavar. Mwasad llevaba consigo las típicas herramientas de los hombres hadza: su arco y flechas, una pequeña hacha y un recipiente de un litro.

Sin cambiar el ritmo, Mwasad nos condujo cuesta arriba por un campo de hierba dorada que nos llegaba hasta las rodillas. La tierra rocosa se desprendía bajo nuestros pies con el peso de cada pisada. Mis zapatos estaban erizados de abrojos de la hierba, y me pregunté si podría detenerme un minuto para desenterrarlos o si estaba condenado a pasar un día entero con los pies llenos de espinas. En lo alto de la colina, ya sin el beneficio del sombreado cauce del río, el sol ecuatorial nos golpeó las espaldas con toda su fuerza. El aire crepitaba y zumbaba como un transformador de alto voltaje. Las hojas de acacia bailaban en la breve brisa y bebían de la luz. Eran las siete de la mañana.

Al acercarnos a la cumbre, Mwasad empezó a silbar. Su melodía, líquida y melódica, partió el aire; era una frase corta y lastimera. Le siguieron unos minutos de silencio y volvió a empezar. Su silbido no era producto de una ensoñación abstraída y triste; se trataba de un anuncio dirigido a los doseles de los antiguos árboles de baobab, de color gris cobrizo, que se elevaban a nuestro alrededor. El sonido parecía detenerse entre sus ramas. Conforme avanzó la mañana, el silbido de Mwasad se volvió parte de nuestro paisaje sonoro. Se sentía como un llamado para el universo. *¿Hay alguien ahí?*

Un poco antes del mediodía el universo respondió. Mwasad giró de pronto la cabeza hacia un llamado que no escuché y se volvió abruptamente para seguir el sonido de un ave pequeña pero notable, el indicador grande, una criatura solitaria y de color apagado que mide unos 20 centímetros de alto, se gana la vida saqueando la miel y los panales de las colmenas. Pero lo hace de una forma muy peculiar, reclutando socios humanos para hacer el trabajo sucio de partir los árboles para exponer las colonias. No le resulta difícil encontrar humanos encantados de ayudarlo. Los hadza dependen de ellos para encontrar las colmenas más grandes, que suelen encontrarse en lo alto de las copas de los baobabs y son difíciles de detectar desde el suelo. Los hombres como Mwasad suelen silbar cuando están en una caminata para anunciar sus servicios. Los indicadores grandes que han detectado una colmena prometedora les responden con un gorjeo característico, *whhrrriip err, whhrrriip err, whhrrriip err* y un revoloteo animado mientras indican el camino. Los hadza llaman a esta especie *tikiliko*. Los taxónomos europeos la bautizaron *Indicator indicator*.[1]

Es un viejo acuerdo, mucho más antiguo que nuestra especie. Los análisis de ADN revelan que el indicador grande se separó de las otras especies de su familia hace más de tres millones de años.[2] Hasta donde sabemos, desde entonces sus ancestros han guiado a los nuestros hacia la miel. Compartimos nuestro amor por esta sustancia con los otros grandes simios, así que presumiblemente siempre ha sido parte de la dieta homínida. Pero durante los últimos tres

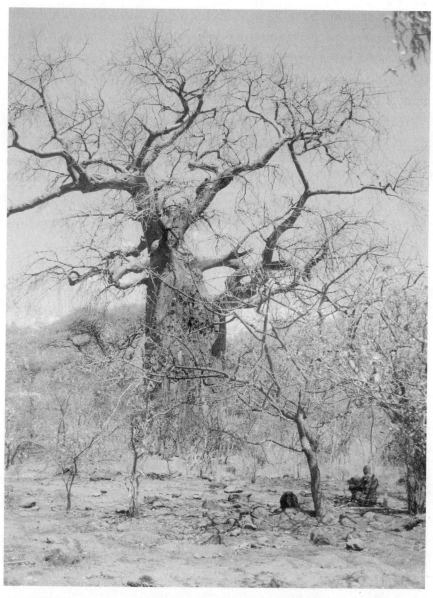

Figura 6.1. Miel. Mwasad (en el círculo) corta una rama hueca de baobab a varios metros del suelo mientras Halima (sobre la línea) amaman-
ta a su hijo y espera el almuerzo.

millones de años, o tal vez más, los homínidos han comido suficiente miel como para crear un nicho entero para otra especie. La miel
sigue siendo una parte importante de la dieta de las poblaciones
de cazadores-recolectores y agricultores en las regiones tropicales y
templadas del planeta.

El indicador grande se encuentra por toda el África subsaharia-
na, asociado con integrantes de decenas de culturas. Los hadza consumen una cantidad increíble de miel, que representa 15 por ciento
de sus calorías diarias, y buena parte la obtienen con ayuda de estas
increíbles aves. Brian Wood calcula que 8 por ciento o más de las calorías que consume la comunidad hadza se consigue con ayuda de
los indicadores grandes.

Tras encontrar a este informante en lo alto del dosel de un inmenso baobab, Mwasad puso manos a la obra. Usando su hacha cortó rápidamente un arbolito cercano, de unos cinco centímetros de
diámetro, y lo dividió en estacas de unos 30 centímetros. Se intro-
dujo las estacas en el cinturón y comenzó a trepar el tronco vertical
del baobab. Con un hábil impulso del brazo sobre su cabeza hundió
la hoja del hacha en la suave corteza plateada del baobab. Luego ex-
trajo el hacha, colocó el extremo de la estaca en el corte y la golpeó
con la cabeza del hacha hasta la mitad. La sección de la estaca que
sobresalía le sirvió como soporte para equilibrarse sobre un pie. Así
encaramado repitió el proceso cuidadosamente, *ploc, rac, tac, tac,
tac.* Limpie, enjuague, repita, estaca sobre estaca, tres pisos de altura hasta la copa del árbol.

Mwasad regresó al suelo a recoger un palito humeante que Halima había encendido para él y por el pequeño recipiente de plástico
que había traído para la ocasión. De vuelta en lo alto del árbol usó
tranquilamente el palo para soplar humo dentro de la colmena. Luego comenzó a talar. *Tac, tac, tac.* No era un trabajo rápido o fácil, y se
ganó unos cuantos piquetes de las abejas enfurecidas. (Nota: una vez
me picó entre los omóplatos una de estas abejas, que había logrado

meterse bajo mi camisa. Si en ese momento hubiera estado en lo alto de un baobab, en vez de en la seguridad del suelo, sospecho que el dolor me habría tirado de mi atalaya. El dolor intenso y punzante me duró todo un día. No son las mismas abejas con las que crecí en Pensilvania.) Mientras trabajaba, Mwasad se llenó la barriga de miel y larvas, y volvió a tierra con un recipiente de un litro rebosando de miel y trozos de panal. Mwasad, Halima y Stefano bebieron miel para el almuerzo y succionaron la miel, las larvas y otras cosas ricas del panal, escupiendo trozos de cera conforme consumían el botín. Me ofrecieron un poco amablemente, yo compartí unas galletas baratas que llevaba en mi mochila y tuvimos un agradable picnic. La miel tenía un sabor ahumado e intenso. Glorioso.

Ese día Mwasad cosechó al menos media docena de colmenas; vi cómo los tres integrantes de la familia comían más miel de la que consumo en un año. Halima también estuvo muy atareada ese día, pues durante la incursión se detuvo varias veces para desenterrar tubérculos silvestres del suelo rocoso (ella es la que aparece en la figura 1.2). Estos tubérculos silvestres son los primos fibrosos de las papas, los camotes y los otros vegetales de raíz domésticos que vemos en el supermercado. Son la piedra angular calórica de la dieta hadza: ricos en energía, abundantes y disponibles todo el año. Entre los tubérculos y la miel (y fuera de algunas larvas) fue un día de puros carbohidratos.

¿Qué no leyeron a Gary Taubes?

MÁS DATOS, MENOS GRITOS

Como discutimos en el último capítulo, nuestro metabolismo está estrictamente regulado por nuestro hipotálamo, que monitorea constantemente la comida que ingerimos y las calorías que quemamos para mantener nuestros cuerpos en equilibrio energético. Pero hay algo —más probablemente, *varias* cosas— en nuestro entorno moderno que provocan que el hipotálamo se equivoque y que consumamos más calorías de las que gastamos. Puesto que nuestra salud metabólica colectiva se dirige, como Thelma y Louise, hacia el acantilado, tiene sentido que nos preguntemos si los alimentos que ingerimos son parte del problema. ¿En qué se distinguen los alimentos que ingerimos en la actualidad de los que nuestros cuerpos evolucionaron para comer, y por qué esas diferencias nos hacen engordar? Si pudiéramos regresar a las dietas con las que evolucionaron nuestros cuerpos seguramente nos volveríamos más saludables.

El problema es que es muy difícil determinar con precisión qué comían nuestros ancestros homínidos. No es fácil encontrar evidencias, y cuando las hallas no suelen decirte lo que realmente quieres saber: ¿qué había en el típico menú semanal de los humanos paleolíticos? Mis colegas antropólogos con frecuencia dudan en hablar de más, porque estamos conscientes de que existen grandes incertidumbres. El vacío que dejamos los académicos cautelosos es llenado por una mezcla de charlatanes que promueven dietas milagrosas, aficionados y médicos condescendientes que sacaron 10 en su clase de "Introducción a la evolución humana" en el primer año de la carrera (o están seguros de que sí) y no tienen problemas en explicarles los datos antropológicos a los antropólogos. Las personas que más seguras están sobre las dietas de nuestros ancestros cazadores-recolectores son las que tienen menos capacitación o experiencia.

En ciencia tenemos un nombre para las personas excesivamente pagadas de sí mismas que explican a gritos cosas sobre las que no saben ni remotamente tanto como creen que saben: el efecto Dunning-Kruger.[3] En 1999 David Dunning y Justin Kruger, psicólogos de la Universidad de Cornell, tuvieron una idea brillante que parecía explicar por qué las personas incompetentes son tan molestas: su misma incompetencia les impide ver lo incompetentes que son. Para comprobar su hipótesis les dieron a decenas de estudiantes de licenciatura de Cornell pruebas de lógica, gramática y (mi favorita) capacidad de identificar el humor. Luego les pidieron a los estudiantes que calificaran su propio desempeño. A nadie le sorprendió comprobar (pero a todos les dio gusto) que los que tuvieron el peor desempeño —los que *menos* sabían— se calificaban con frecuencia como *expertos* en lo que estaban haciendo. No se trata de un problema nuevo; hasta Darwin se quejó de que "la ignorancia engendra confianza con más frecuencia que el conocimiento"[4] (por suerte, los ciudadanos estadunidenses están conscientes de este problema y sólo votan por líderes inteligentes y justos con una capacidad comprobada para gobernar y experiencia en asuntos internacionales).[5]

En el ecosistema frenético y atiborrado de las modas dietéticas, las voces más estridentes son las que atraen la mayor atención. Los evangelistas de las dietas paleo se han caracterizado por defender una visión férrea de la naturaleza y la evolución humanas. Los humanos, nos aseguran, evolucionamos para comer *carne,* compadre. Ellos promocionan dietas altas en grasas y bajas en carbohidratos que inducen al cuerpo a entrar en cetogénesis (véase capítulo 2) con el argumento de que nuestra dieta ancestral estaba compuesta de puros bisontes y nada de bayas. Los defensores de lo paleo, en particular los autoproclamados carnívoros, rechazan la idea de que las dietas vegetarianas o (Dios no lo quiera) veganas son saludables o naturales, y desdeñan las recomendaciones de consumir dietas basadas en vegetales o cuidar la ingesta de grasas como pura habladuría políticamente correcta o propaganda corporativa. En su opinión, ningún cazador-recolector que se respete comería una dieta rica en almidones y otros carbohidratos, y por nada del mundo tomarían azúcar.

Los veganos pueden ser igual de militantes y molestos. Cuando vivía en Brooklyn y pasaba mis mañanas y mis tardes en el Metro, veía con frecuencia en la línea F a una mujer muy enérgica y enojada que se paseaba por los vagones arengando a los pasajeros y entregándoles panfletos en donde se explicaba que los humanos evolucionamos naturalmente para comer plantas. *¡Fíjate en nuestros dientes!*, gritaba. *¡La carne se pudre en nuestros estómagos herbívoros!* Es verdad que se trataba de una justiciera un poco extrema, pero no está sola. Son los mismos argumentos que sostiene PETA.[6]

Por suerte podemos darle la espalda a estos extremistas dietarios y analizar nosotros mismos los datos. Existen tres líneas de evidencia sólida que nos dicen algo sobre las dietas de nuestros ancestros: el registro arqueológico y fósil, las etnografías de los cazadores-recolectores modernos y los análisis funcionales del genoma humano. Los detalles varían y es fácil perderse en el bosque, pero el mensaje dominante de cada una es claro: evolucionamos para ser omnívoros oportunistas. Los humanos comemos lo que esté disponible, que casi siempre es una mezcla de plantas y animales (y miel).

La arqueología y el registro fósil

Si nos remontamos siete millones de años atrás, hasta la encrucijada ancestral que nos separó de los chimpancés y los bonobos, está claro que nuestros ancestros homínidos comenzaron siendo herbívoros simiescos.[7] Durante los primeros cuatro o cinco millones de años de evolución homínida las distintas especies que vemos en el registro fósil (incluyendo el famoso esqueleto de Lucy y sus parientes *Australopithecus*) tenían molares con cúspides redondeadas para masticar alimentos vegetales. También poseían brazos largos y dedos curvados, lo que nos dice que trepaban árboles con frecuencia, presumiblemente para obtener frutas y otros alimentos vegetales. Claro, es probable que de vez en cuando cazaran monos u otras pequeñas presas, como hacen hoy los chimpancés y los bonobos. Los insectos también pudieron haber sido parte normal del menú,[8] del mismo modo que los chimpancés consumen miel y comen hormigas y termitas. Pero todas las evidencias que tenemos sobre el largo periodo temprano de la evolución homínida apuntan a una dieta fuertemente herbívora.

Una innovación de este periodo pudo haber sido la explotación de tubérculos.[9] Las especies de *Australopithecus,* que se encuentran en el registro fósil entre cuatro y dos millones de años atrás (capítulo 4), tenían molares muy grandes con una gruesa capa de esmalte. Sus dientes también preservan rasguños que sugieren que su comida tenía sedimentos, y la huella isotópica del esmalte es similar a la de los tubérculos silvestres. Los chimpancés desentierran y devoran tubérculos de vez en cuando, pero es raro, a diferencia de todas las culturas humanas modernas, para las que los vegetales de raíz son esenciales. Todavía no sabemos con certeza si *Australopithecus* comía muchos tubérculos (¡es difícil estar seguro a partir de los datos fósiles!), pero la evidencia disponible sugiere que nuestro amor por las papas y otros vegetales con almidón antecede a nuestro género.

En algún momento, hace 2.5 millones de años, vemos un cambio dietario crucial con el nacimiento de la caza y la recolección. En el capítulo 4 explicamos en detalle el impacto metabólico de este cambio, pero vale la pena recapitular los efectos de los alimentos que comían nuestros ancestros homínidos. Conforme el género *Homo* comenzó a cazar y recolectar más alimentos, la carne se convirtió en una parte aún más importante de su dieta. Hace unos 2.5 millones de años comienzan a aparecer marcas de cortes hechas con herramientas de piedra en huesos de animales, que vemos hasta la actualidad. Hace 1.8 millones de años la población de *Homo erectus* que excavamos en Dmanisi comía antílopes y otros animales. Hace 400,000 años el *Homo heidelbergensis* cazaba frecuentemente caballos salvajes y otras presas de gran tamaño. Hace 100,000 años los neandertales comían periódicamente renos y mamuts. Los pisos de las cuevas en los sitios neandertales suelen tener una gruesa capa de restos de comida, y su posición como carnívoros en la cadena alimentaria resulta evidente por las características huellas isotópicas de sus huesos[10] (los animales que comen otros animales tienen niveles elevados del isótopo nitrógeno 15, que se concentra conforme te mueves hacia la cumbre de la cadena alimentaria). Nuestra propia especie era igualmente hábil para cazar, como nos muestran los huesos calcinados de una cantidad sorprendente de especies halladas en antiguas hogueras.

La inclusión de la carne en la dieta tuvo efectos trascendentales por todo el cuerpo. Comer animales aporta más energía —sobre todo grasa— en cada bocado, de modo que se necesita menos comida diaria para satisfacer los requerimientos energéticos. También se redujo la necesidad de molares de gran tamaño y otros órganos digestivos. La selección natural favoreció los dientes y los estómagos e intestinos más pequeños y liberó energía para otras tareas. Hoy en día nuestros sistemas digestivos son 40 por ciento más pequeños,[11] y nuestros hígados 10 por ciento menores de lo que serían si tuviéramos las mismas proporciones que los grandes simios vegetarianos con los que estamos emparentados. Estas reducciones liberan unas 240 kilocalorías al día, que gastamos en tener cerebros más grandes y en otras adaptaciones energéticamente onerosas (capítulo 4).

Aun así, entre muchos de los discípulos de la dieta paleo perdura el error de que, por alguna razón, nuestros ancestros cazadores-recolectores *sólo* cazaban. Tal vez esta idea refleja los sesgos inherentes en el registro fósil y arqueológico. Los huesos se conservan mucho mejor que los alimentos vegetales, y lo mismo las herramientas empleadas para cazar. Las tecnologías de caza con frecuencia incluyen navajas o puntas de piedra que no se pudren o degradan. Como vemos con los hadza, recolectar vegetales no requiere más que manos fuertes y un palo de madera. La evidencia directa de la ingestión de plantas no está tan disponible en el registro arqueológico y fósil, pero todo apunta a una dieta equilibrada similar a la de los cazadores-recolectores modernos.

Entre las investigaciones más recientes y más emocionantes sobre las dietas homínidas se encuentran los análisis de partículas de comida atrapadas en la placa adherida a los dientes de los homínidos fósiles. Amanda Henry, en la Universidad de Leiden, es pionera en esta floreciente subdisciplina de la evolución humana. Ella y sus colegas han extraído cuidadosamente los cálculos dentales (la placa calcificada) de dientes de neandertales en sitios fósiles de toda Europa y el Medio Oriente. Bajo el microscopio encontraron, en casi todas las muestras, granos y almidones provenientes de alimentos de origen vegetal, y eso que se trataba de unos pocos miligramos de material. Los neandertales eran los arquetípicos cazadores de presas grandes, pero equilibraban toda esa carne con granos ricos en carbohidratos,[12] tubérculos llenos de almidón, frutas dulces y nueces. Henry ha encontrado evidencias similares en los dientes fosilizados de miembros de nuestra propia especie pertenecientes a este periodo. A nuestros ancestros paleolíticos no les habría hecho gracia enterarse de que en los círculos modernos de dietas paleo los granos y las plantas ricas en almidones y carbohidratos están fuera del menú.

Hasta la harina y el pan son mucho más antiguos de lo que suele pensarse. En Jordania algunas excavaciones arqueológicas recientes revelaron un antiguo horno y restos calcinados de pan de más de 14,000 años de edad,[13] es decir, miles de años más viejos que la agricultura; la harina del pan está hecha de cereales silvestres. Si bien, el hallazgo de Jordania es notable por ser el sitio preagrícola más antiguo en el que se ha encontrado pan, es muy probable que estas prácticas anteriores a la agricultura fueran muy generalizadas. Por ejemplo, se sabe que las culturas aborígenes australianas hacen pan a partir de granos silvestres desde antes de la introducción de la harina de trigo de Europa. Las mujeres hadza aún muelen granos de baobab y mezclan la harina con agua para comer.

Etnografía

Cada vez es más difícil encontrar poblaciones modernas como los hadza que aún cacen y recolecten. La globalización y la marcha implacable del desarrollo económico siguen marginando a la mayor parte de estas comunidades, obligándolas a vivir en aldeas o, como hicimos en Estados Unidos con las poblaciones nativas americanas, en reservaciones. Por suerte quedan unas pocas poblaciones orgullosas y afortunadas, como los hadza, los tsimané y los shuar, que conservan vivas sus tradiciones y se las han arreglado para mantener a raya a los desarrolladores. También tenemos documentos etnográficos que describen cientos de poblaciones de cazadores-recolectores de todo el mundo reunidos en los siglos XVIII y XIX, antes de que se perdieran estas culturas. En conjunto, las observaciones recientes y modernas de sociedades de cazadores-recolectores y horticultores nos dan una idea de la increíble diversidad alimentaria que caracteriza a nuestra especie.

En la figura 6.2 hice un esbozo aproximado de 265 poblaciones de cazadores-recolectores a partir de sumarios compilados en 1967 por el antropólogo George Murdock en su *Ethnographic Atlas* (*Atlas etnográfico*).[14] Para cada sociedad el *Atlas* enumera la proporción de plantas, caza y pesca que conforman la dieta, así como cualquier alimento proveniente de cultivos domesticados o ganado. Desafortunadamente, pocas veces se indican los métodos que se usaron para determinar las proporciones dietarias, y la calidad de los datos no es la mejor. Aun así, el *Atlas* de Murdock se usa ampliamente a pesar de sus deficiencias obvias. Es como esos destartalados secadores de manos en los baños de las gasolineras: no son ideales, pero es lo único que tenemos.

Cuando graficamos la proporción de calorías que provienen de plantas y de carne contra la latitud (figura 6.2) hay dos cosas que destacan de inmediato. Primero, existe *mucha* variación. Dentro de un rango de 50° al sur y el norte del ecuador las poblaciones comen mucha carne (vale la pena subrayar, sin embargo, que las poblaciones del Ártico se las arreglaban para obtener alimentos de origen vegetal, al grado de saquear madrigueras de roedores para robarse sus reservas de tubérculos silvestres).[15] ¿Por qué los grupos del Ártico comen tanta carne? Porque allí no crecen plantas, al menos no muy bien. Comemos lo que tenemos a la mano.

Entre los grupos mejor estudiados, como los hadza, para los que tenemos datos modernos y de alta calidad y no debemos depender del *Atlas* de Murdock, encontramos una gran cantidad de carbohidratos en la dieta. Las poblaciones hadza, tsimané y shuar obtienen 65 por ciento o más de sus calorías de los carbohidratos (comparado con menos de 50 por ciento para la dieta estadunidense típica; figura 6.3). Y no provienen únicamente de la miel y los tubérculos. Con razón nunca hemos observado cetosis entre los hombres y las mujeres hadza; su alimentación es lo más alejado de una dieta cetogénica de lo que podamos imaginarnos. Buena parte de estos carbohidratos provienen de vegetales con mucho almidón, como los tubérculos que con frecuencia llevan a casa las mujeres hadza. La otra gran fuente de carbohidratos es la miel, que los hombres y las mujeres hadza califican consistentemente como su comida favorita. Entre los blogueros de la alimentación y los nutricionistas *new age* existe la tendencia a considerar que la miel es saludable sencillamente porque es "natural", pero no tiene nada de especial. La miel (incluyendo la que consumen los hadza) no es más que azúcar y agua, con una proporción casi idéntica de fructosa y glucosa, igual que el jarabe de maíz de alta fructosa. De hecho, el azúcar de nuestra sangre y el metabolismo de las grasas de nuestro cuerpo responden en forma idéntica a la miel,[16] el jarabe de maíz de alta fructosa y el azúcar de mesa (la sacarosa, que está formada por fructosa y glucosa). Si los carbohidratos —en especial el azúcar— fueran especialmente malos para la salud, en estas culturas, asiduas consumidoras de carbohidratos, todos tendrían diabetes y enfermedades cardiovasculares. Y en cambio tienen corazones excepcionalmente saludables[17] y están prácticamente libres de enfermedades cardiometabólicas.

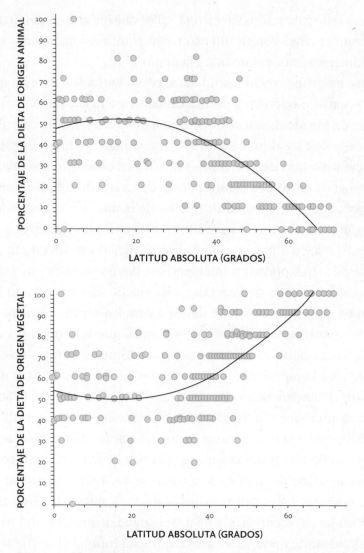

Figura 6.2. Desglose de las dietas de 265 poblaciones de cazadores-recolectores del *Atlas etnográfico* de Murdock. Cada población está graficada en ambas imágenes. En los lugares más templados, por debajo de la latitud absoluta de 50°, hay una amplia variedad de dietas, y la mayor parte de las poblaciones consume una mezcla de alimentos de origen animal y vegetal. Las poblaciones en los climas subárticos fríos comen mucha carne.

Las dietas de poblaciones como los hadza, los tsimané y los shuar también son bajas en grasas, constituyen menos de 20 por ciento de sus calorías diarias (la dieta estadunidense típica contiene 40 por ciento de grasas). De hecho, fuera del extremo norte (que discutiremos más adelante) no existen grupos bien documentados de cazadores-recolectores (como los hadza) u horticultores (como los tsimané y los shuar) con dietas altas en grasas.

La impresionante cantidad de carbohidratos que conforman la dieta de los hadza y otros grupos es la imagen especular de la combinación de 30 por ciento de proteínas, 20 por ciento de carbohidratos y 50 por ciento de grasas que suele promoverse como la dieta paleo. Y algunos partidarios de las dietas keto y paleo han ido al extremo de estas supuestas mezclas ancestrales. David Perlmutter, autor del conocido libro *Cerebro de pan,* sostiene —sin ofrecer ninguna evidencia— que la dieta ancestral estaba conformada únicamente por ¡5 por ciento de carbohidratos y 75 por ciento de grasas![18] ¿Por qué tantos evangelistas modernos de la dieta paleo insisten en que la dieta "natural" de los cazadores-recolectores es baja en carbohidratos y alta en grasas?

Parte de la respuesta se encuentra en el *Atlas* de Murdock. El movimiento paleo moderno fue fundado a finales de la década de 1990 por Loren Cordain, un profesor de la Universidad Estatal de Colorado, que quería saber por qué los cazadores-recolectores aparentemente eran inmunes a las enfermedades cardiacas y a otros problemas occidentales comunes. La formación de Cordain era como fisiólogo del ejercicio y no como antropólogo, así que no hizo trabajo de campo para observar de primera mano las dietas de los cazadores-recolectores. En cambio, él y sus colaboradores reunieron compendios de dietas de los cazadores recolectores del *Atlas* de Murdock, tal como yo hice en la figura 6.2. Con bastante esfuerzo tradujeron los resultados de Murdock en porcentajes precisos de grasas, carbohidratos y proteínas en la dieta y llegaron a la conclusión de que

aproximadamente 55 por ciento de las calorías en la dieta promedio de los cazadores-recolectores proviene de animales. Estos análisis generaron varios artículos científicos arbitrados[19] y formaron la
base del influyente libro de Cordain *La dieta paleolítica*,[20] que fue el
origen del movimiento.

Estos estudios se hicieron con buenas intenciones, pero tienen
varios defectos clave. El más importante es que los datos de Murdock no tienen la calidad suficiente para obtener información confiable sobre la ingesta alimenticia. Sus compendios culturales no
dicen nada sobre grasas, carbohidratos o proteínas. Por el contrario, Murdock asignó una escala dietética de 0 a 9 para obtener un
estimado de la contribución de diferentes tipos de alimentos a la
dieta. Por lo general, no se describen los métodos empleados para
determinar esos puntajes, pero es probable que omitieran muchos
alimentos ricos en carbohidratos. Como discutimos en el capítulo
4, los antropólogos de principios y mediados de la década de 1900
ignoraron sistemáticamente las contribuciones de las mujeres, lo
que tiende a subestimar la cantidad de alimentos de origen vegetal.
Y sabemos que los compendios de Murdock ignoraron la miel, que
es una parte muy importante de la dieta de los hadza y de muchos
otros cazadores-recolectores.

Otro problema con el análisis de Cordain es su fijación en la
proporción promedio de animales y plantas, en vez de la enorme diversidad de dietas que hay en el planeta. Concentrarse en los promedios sugiere que existe una dieta humana natural "verdadera"
y cualquier otra conduce a la enfermedad. Eso tiene tanto sentido
como decir que existe una altura humana "verdadera" y que cualquier desvío de ella es patológico. Para algunas mediciones el valor promedio no es muy significativo. Todas las poblaciones de la
figura 6.2 son igual de naturales, y hasta donde sabemos todas son
igual de saludables, a pesar de que sus dietas recorren toda la gama,
desde básicamente vegetarianas hasta básicamente carnívoras. Los

humanos podemos estar sanos alimentándonos de un amplio abanico de dietas, y así lo hemos hecho en el pasado. No existe una única dieta paleo.

Un tercer problema es que buena parte de las discusiones sobre las dietas paleo parecen inventarse cosas (como la afirmación de Perlmutter de que las dietas ancestrales estaban formadas por 5 por ciento de carbohidratos) o se equivocan drásticamente en detalles básicos. Por ejemplo, Stephen Phinney, doctor, bioquímico y vociferante partidario[21] de las dietas bajas en carbohidratos, sostiene con frecuencia que poblaciones como los masái del este de África, las culturas cazadoras de bisontes de las planicies de América del Norte y las poblaciones inuit del Ártico son ejemplos útiles de nuestro pasado colectivo. En realidad resulta difícil encontrar tres culturas que sean *menos* representativas de los cazadores-recolectores paleolíticos. Los masái son pastores de cabras y ganado. Su estilo de vida es antiguo, pero no *tan* antiguo. Los registros arqueológicos muestran que el pastoreo surgió hace menos de 10,000 años, y sólo se popularizó hace unos 6,500 años en África,[22] cuando otras culturas del Oriente ya eran agrícolas. Algo parecido ocurre con las culturas cazadoras de bisontes de las planicies, que no se establecieron sino hace unos 10,000 años atrás.[23] Los inuit y otras culturas árticas son incluso más jóvenes,[24] con unos 8,000 años de edad. En la historia de nuestro género, que abarca unos 2.5 millones de años (capítulo 4), los tres grupos ejemplares de Phinney son recién llegados, no más antiguos ni más representativos de nuestro pasado que las tempranas culturas agrícolas contra las que pregonan los dietistas paleo. De hecho, sólo hay un pequeño porcentaje de personas vivas que puedan rastrear su genealogía hasta el Ártico u otras culturas muy carnívoras. Phinney debe ser un excelente doctor y bioquímico, y como discutiremos más adelante, las dietas bajas en carbohidratos en efecto pueden ser muy útiles para algunas personas, pero debería haber contratado a un antropólogo.

Es importante notar el bajo contenido de grasas de las dietas de poblaciones como los hadza, los tsimané, los shuar[25] y otras sociedades de pequeña escala (figura 6.3), dadas sus posibles implicaciones para la salud cardiovascular. Los hadza, los tsimané y otras sociedades como las suyas tienen una excelente salud cardiovascular, incluso entre los ancianos, y sus dietas bajas en grasas podrían ser una de las razones. En el siguiente capítulo discutiremos sobre las enfermedades cardiovasculares y el estilo de vida.

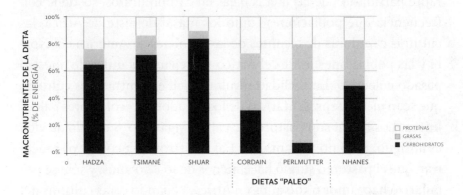

Figura 6.3. Desglose de macronutrientes de las dietas hadza, tsimané y shuar comparados con las dietas "paleo" que reconstruyeron Loren Cordain y David Perlmutter. Los macronutrientes dietarios estadunidenses provienen de la Encuesta Nacional de Examen sobre la Salud y la Nutrición 2011-2014 (NHANES, por sus siglas en inglés).

Genética

El pastoreo, la vida en el Ártico y la agricultura apenas tienen unos 10,000 años de edad, pero aun así eso es mucho tiempo. ¿En qué medida los humanos del planeta se han adaptado a sus entornos y alimentos locales en los últimos miles de años? Los últimos avances en genética humana nos han permitido buscar evidencias de selección natural en el genoma humano y han arrojado nueva luz sobre la historia de las adaptaciones alimentarias en culturas de todo el mundo. Tal como vemos en la evidencia etnográfica, la gente de todo el mundo come lo que tiene a la mano y se las arregla para que le funcione.

Hay pastores como los masái que ofrecen un excelente ejemplo de adaptación local a la dieta. La leche es una fracción considerable de la dieta de las culturas pastoriles, y buena parte de la energía de la leche proviene de la lactosa, un azúcar disacárido formado por glucosa y galactosa (capítulo 2). Como todos los mamíferos, necesitamos la enzima lactasa para descomponer la lactosa en sus componentes de glucosa y galactosa durante la digestión. Los niños pequeños producen mucha lactasa para digerir la leche de sus madres, pero en la mayor parte de los pueblos, y en todas las poblaciones humanas hace más de 10,000 años, el gen que fabrica la lactasa suele apagarse al final de la infancia. Esto constituye un problema para los adultos intolerantes a la lactosa cuando ingieren lácteos, pues sufren toda clase de molestias digestivas porque los azúcares de la lactosa pasan intactos al intestino grueso, donde son digeridos por bacterias que producen gases. Hace unos 7,000 años en las poblaciones pastoriles apareció una mutación en el gen de la lactasa que lo mantiene activo en la edad adulta. En una población de pastores esta mutación otorga una gran ventaja a quienes la poseen. Los comedores de lácteos, libres de gases, tenían acceso a más calorías, sobrevivían más y tenían más hijos, que a su vez heredaban el gen mutante de la lactasa. Curiosamente, esto ocurrió en dos ocasiones distintas entre los antiguos grupos pastoriles del este de África y el norte de Europa.[26] Hoy en día los descendientes de estos pastores llevan consigo la persistente versión del gen de la lactasa que no se apaga en la adultez.

La persistencia de la lactasa no es el único ejemplo de una adaptación genética a la dieta. Algunos de nuestros genes revelan adaptaciones evolutivas antiguas y recientes. Por ejemplo, todos los seres humanos tenemos más copias del gen que produce amilasa salival (una enzima en tu saliva que digiere el almidón) que otros simios;[27] de hecho tenemos el doble de amilasa que ellos, lo cual refleja la importancia de la comida con almidón en la dieta homínida. Pero mientras que todos los humanos actuales poseemos muchos genes de amilasa salival para digerir el almidón, distintas poblaciones varían un poco en la cantidad de copias del gen. Las culturas con tradiciones muy arraigadas de ingesta de carbohidratos tienden a tener *más* copias del gen de la amilasa salival, lo cual incrementa sus niveles aún más y mejora su habilidad para digerir el almidón.

También existen evidencias de adaptaciones genéticas a la agricultura. Se cree que una variante del gen NAT2, que produce una enzima activa en varias vías metabólicas, se volvió más común en las culturas agrícolas en respuesta a los menguantes niveles de folato en la dieta.[28] La agricultura en las culturas africanas y eurasiáticas y el cambio resultante en el tipo de ácidos grasos de la dieta parecen ser los responsables de los cambios en los genes de desaturasa de ácidos grasos[29] (FADS1 y 2), que son importantes para el metabolismo de los lípidos. La dieta y el metabolismo son tan relevantes en términos evolutivos que podemos adaptarnos para comer casi cualquier cosa. Los grupos indígenas que viven en el desierto de Atacama de Chile se han adaptado a los altos niveles de arsénico que se encuentran naturalmente en sus aguas subterráneas;[30] la selección natural ha favorecido una variante del gen que acelera la eliminación de arsénico del cuerpo. Los desdichados que no heredaron esta variante desaparecieron del fondo genético (eran más enfermizos y tenían menos hijos).

Las poblaciones árticas también se han adaptado a una dieta muy alta en carne, pero no como piensan muchos partidarios de la dieta paleo. El trabajo con poblaciones inuit en Groenlandia y Canadá ha demostrado que los genes FADS también cambiaron en estos grupos,[31] presumiblemente en respuesta al alto contenido de grasas (particularmente las grasas omega-3) de su dieta, que tradicionalmente incluye mucha grasa de foca y ballena. Con una dieta que depende tanto de la carne y la grasa, Phinney y otros suelen poner a estas poblaciones como ejemplo de los beneficios de una dieta cetogénica. Pero, notablemente, la mayor parte de los individuos de estos grupos no puede entrar en cetosis.[32] Por el contrario, posee una variante mutante del gen CPT1A, que básicamente evita la producción de cetonas (la variante "normal" de este gen regula la producción de cetonas en las mitocondrias; véase capítulo 2). La variante no cetogénica resultó tan ventajosa para los inuit y otras culturas árticas que hoy en día es ubicua entre estas poblaciones. Los defensores de la dieta paleo suelen hacer referencia a las ventajas y la antigüedad de las dietas cetogénicas, altas en grasas, pero en las poblaciones que de hecho han vivido con estas dietas durante generaciones la selección natural ha evitado a toda costa este estado.

La evidencia arqueológica, etnográfica y genética muestra claramente que los humanos somos una especie flexible y adaptable. Somos omnívoros oportunistas que comen lo que tienen a la mano. No existe una única dieta natural humana, y la típica dieta de nuestro pasado no se parece en nada a las dietas paleo carnívoras de la actualidad, ni a sus contrapartes veganas, igual de restrictivas.

Nuestro pasado evolutivo nos da pistas muy importantes sobre el funcionamiento de nuestros cuerpos hoy y sobre cómo mantenerlos saludables; se trata, después de todo, de uno de los temas centrales de este libro. Pero las dietas de nuestro pasado no son, necesariamente, las que nos mantienen más saludables en nuestros insólitos mundos modernos. Que no hayamos comido de cierta forma en el pasado no quiere decir que no debamos hacerlo ahora. No evolucionamos con agua entubada, medicina moderna, vacunas o literatura, pero es innegable que todas estas cosas han mejorado nuestras vidas. Nuestros ancestros paleolíticos no tocaban el violín

ni viajaban a la luna, pero esto no quiere decir que tampoco nosotros debamos hacerlo. E incluso si quisiéramos regresar a alguna versión de una dieta ancestral, difícilmente encontraríamos las
plantas y animales salvajes que comimos en el pasado. Hace 1,000
años no existía ninguno de los alimentos calóricos, grasosos y azucarados que encontramos hoy en el supermercado o en los puestos
del mercado. Las cosas han cambiado y también los alimentos disponibles. Así pues, ¿qué *sí* deberíamos comer en la actualidad?

INGREDIENTES MÁGICOS: AZÚCAR, GRASA Y TESTÍCULOS

—¿Qué clase de carne es ésa? —preguntó Bagayo. Era una buena
pregunta: me encontraba vertiendo un gelatinoso cilindro de carne enlatada sobre la salsa que cocinábamos para la pasta de esa noche. Bagayo nos visitaba, como de costumbre, en nuestra área de
cocina para conversar y observar. Los hombres y las mujeres hadza
solían sentir curiosidad por los extraños alimentos que llevábamos
con nosotros. Nuestro campo de investigación era como una repe-
tición de *Seinfeld;* ya lo habían visto todo, pero seguía pareciéndoles
más o menos divertido.

—Serpiente —respondí con rostro inexpresivo.

Bagayo sonrió.

—¿De verdad? —preguntó, bien consciente de que debía estar
bromeando.

—Oh, sí, serpiente. En la lata ponen la foto de una vaca, pero en
realidad contiene serpiente. (Para ser sincero, tal vez era cierto. Los
únicos alimentos enlatados disponibles en Arusha, donde comprá-
bamos nuestras provisiones, eran producidos por compañías desconocidas de un origen incierto. La carne se salaba y se molía hasta
formar una pulpa. La palabra *res* de la etiqueta no resultaba muy
tranquilizadora.)

Bagayo se rio, pero no pudo ocultar una mirada de asco. "Serpiente", dijo por lo bajo, meneando la cabeza, y se fue a compartir la broma con los otros chicos. Hay pocas cosas que los hadza no comen, pero las serpientes encabezan la lista. De hecho, cualquier reptil se ve con repugnancia. No son comida.

La comida tiene poderes que van más allá de sus cualidades nutricionales. El efecto placebo es muy fuerte, y el peso cultural que le asignamos a muchos alimentos (o no alimentos) puede afectar lo que sentimos sin importar cómo los digerimos y metabolizamos. Para los hadza, las carnes *epeme* —los riñones, pulmones, corazones y testículos de las presas de gran tamaño— se consideran sagradas y poderosas, y sólo los varones tienen permitido comerlas. Los mercadólogos y los charlatanes inventan mitos similares en Estados Unidos, aunque tienden a desvanecerse antes de adquirir estatus religioso. Cada mes nos prometen un nuevo súper alimento: bayas de azaí, granada, kale, chocolate amargo, huevos, café, mantequilla de yak, vino. Mientras escribo esto el doctor Oz está promocionando "agua détox",[33] con la promesa de que acelerará tu metabolismo en 77 por ciento (spoiler: no). Las redes sociales están llenas de gente que jura y perjura que estos alimentos producen efectos milagrosos en su salud, talla, agudeza mental, libido y niveles de energía, pero sin ninguna evidencia convincente. Para algunos, estos alimentos de verdad *parecen* mágicos. El cerebro humano es un maestro del autoengaño, y con frecuencia encuentra patrones donde no los hay: el rostro de la Virgen María en un pan tostado. Queremos creer. Y si hay suficientes personas que prueban la mantequilla de yak, algunas se convencerán de que funciona, y de que es la única razón de que pierdan kilos o se sientan revitalizados. Por supuesto, la gente que no encuentra ningún beneficio no acude en masa a internet a quejarse.

Los tabús alimentarios son igualmente poderosos y, por lo general, igual de infundados. Los hombres y las mujeres hadza suelen comer carne casi cruda o algo podrida, pero les repugna la idea de comer reptiles o pescado. A mí me gusta el sushi, las ostras crudas y los chapulines tostados, y he comido serpiente de cascabel, caracoles y bastante ardilla. Pero sólo pensar en comer gusanos me produce ganas de vomitar. En Cerdeña hay un queso plagado de gusanos vivos (el casu marzu) que se considera un manjar. Los estadunidenses y los europeos se horrorizan de que algunas culturas asiáticas coman perros, pero no entiendo por qué comer cerdos y cabras es distinto. Los judíos, musulmanes e hindús devotos estarán de acuerdo conmigo.

No todos los tabús alimentarios tienen raíces culturales profundas. Todos los súper alimentos creados por la publicidad tienen sus némesis, los villanos del mundo de los alimentos: el gluten, las grasas trans, los carbohidratos (en especial, la fructosa), la leche, el café, los huevos, el vino. Algunos personajes son agentes dobles y representan papeles distintos según el episodio. El respaldo científico detrás de casi todos los súper alimentos y los súper villanos es tan sólido como las reglas de los hadza sobre las serpientes y los testículos de cebra.

En lo que se refiere a tu metabolismo, muy pocos alimentos tienen un impacto mesurable, más allá de los costos normales de la digestión (capítulo 3). Las bebidas y los suplementos "energéticos", como el agua détox del doctor Oz, son tonterías (lo mismo va para los alimentos que te "limpian" o curan el cáncer: tonterías *peligrosas*). Los alimentos con "calorías negativas", que supuestamente requieren más energía para ser digeridos de la que contienen,[34] como el apio y las verduras de hoja verde, también son un mito, aunque llenarse de vegetales bajos en calorías y altos en grasas es una muy buena forma de reducir tu ingesta diaria de calorías, como discutiremos más adelante. Beber agua con hielo no modifica la cantidad de energía que quemas al día.[35] Incluso en el caso de los alimentos que tienen efectos comprobados sobre el metabolismo, los efectos suelen ser modestos. Los 100 miligramos de cafeína en una taza de café[36] incrementan tu gasto energético diario en unas 20 kilocalorías, el equivalente de cinco M&M. Y como discutimos en el capítulo pasado, cualquier incremento en el gasto energético diario probablemente se vea empequeñecido por un aumento en el hambre y la ingesta de comida.

GRASAS CONTRA AZÚCARES

El padrino de los villanos alimenticios actuales es la grasa. Cuando la epidemia de enfermedades cardiovasculares en la Europa y los Estados Unidos de la posguerra hizo su aparición nadie parecía estar a salvo. Hasta el presidente Eisenhower sufrió un ataque cardiaco. Ancel Keys, a quien conocimos en el capítulo pasado, durante nuestra discusión sobre el estudio de inanición de Minnesota, encabezó en las décadas de 1950 y 1960 un colosal proyecto de investigación internacional para tratar de apagar el incendio. Su trabajo mostró claros vínculos entre la enfermedad cardiaca y el consumo de grasas. Estos resultados han tolerado bastante bien la prueba del tiempo: las evidencias de que disponemos aún muestran que las grasas saturadas y las grasas trans son importantes factores de riesgo para las enfermedades cardiovasculares.[37] Sin embargo, vilipendiar a las grasas acarreó algunas consecuencias inesperadas. Reducir la carne de la dieta elimina una fuente de proteína, lo que, como discutiremos más tarde, ayuda a frenar el sobreconsumo. Los trabajos iniciales también minimizaron los beneficios potenciales de las grasas insaturadas, del tipo que suele encontrarse en los pescados y los alimentos de origen vegetal ricos en grasas, como las nueces y los aguacates. Tal vez lo más importante sea que la guerra contra las grasas produjo una generación de alimentos procesados "bajos en grasa" en los que las calorías de las grasas fueron sustituidas por azúcares. Estos alimentos se promocionaron como "buenos para el corazón", pero hoy sabemos que reemplazar grasas con azúcares no ayuda para nada a disminuir el riesgo de enfermedades cardiovasculares. Keys lo vio venir: sostuvo que las comidas grasas debían ser sustituidas por carbohidratos complejos ricos en proteínas, como los frijoles, e incluso escribió con su esposa un libro de cocina promoviéndolos: *El buen frijol*.[38]

El nuevo frente en esta guerra de la comida es si el azúcar y otros carbohidratos no sólo son malos sustitutos de la grasa sino de hecho los verdaderos villanos. Como discutimos en el último capítulo, Gary Taubes y muchos otros han sostenido por años que el azúcar siempre ha sido la verdadera culpable de la epidemia moderna de obesidad y enfermedades cardiometabólicas. La grasa fue incriminada, sostienen, y jamás representó la amenaza para la salud que Keys y otros identificaron. Para ellos, los esfuerzos de salud pública por destetarnos de las grasas fueron un error catastrófico. Aseguran que si hubiéramos adoptado dietas bajas en carbohidratos y *más ricas* en grasas hoy estaríamos más delgados y sanos.

Es fácil descartar estas afirmaciones y calificarlas de pensamiento mágico. Como muchos movimientos, los verdaderos fanáticos resultan tan extremos e inflexibles en sus ideas que están fuera del alcance de cualquier argumento científico. No tiene sentido discutir con alguien que está absolutamente seguro de que las leyes de la física no se aplican al cuerpo humano, que "las calorías no importan" y que *lo único* que determina si pierdes o ganas peso es la mezcla de grasas y carbohidratos de tu dieta. Los dogmas de las dietas paleo modernas, que aseguran que las dietas bajas en carbohidratos fueron la norma para nuestros ancestros cazadores, son igual de dudosos, como discutimos antes. Y las teorías de la conspiración que aseguran que las pruebas contra el azúcar están ocultas o han sido ignoradas durante décadas por una cábala científica son risibles.

Soy testigo de que a los científicos les resulta difícil organizar un almuerzo de trabajo, no digamos una conspiración internacional, y a todos nos causa un enorme placer poner en duda los argumentos y la reputación de nuestros colegas.

Y, sin embargo, en el argumento contra el azúcar existe un mecanismo creíble que en efecto podría promover la obesidad, la diabetes y otras enfermedades metabólicas. Este modelo, llamado de carbohidrato-insulina, funciona así: comer alimentos ricos en carbohidratos, en particular los que son ricos en azúcares de fácil digestión, eleva tus niveles de glucosa en sangre (el azúcar en la sangre). En respuesta, el páncreas produce la hormona insulina. La insulina tiene efectos de gran alcance en el cuerpo, pero uno de sus papeles importantes es extraer la glucosa de la sangre e introducirla en las células para que sea almacenada en forma de glicógeno o para producir ATP (capítulo 2). Pero existe un límite a la cantidad de glicógeno que puede contener nuestro cuerpo, y la insulina estimula la conversión del exceso de glucosa en grasa[39] e inhibe las vías que movilizan y queman los ácidos grasos (véase figura 2.1). Así pues, Taubes y otros defensores del modelo carbohidrato-insulina sostienen que, paradójicamente, las dietas ricas en carbohidratos tienen como consecuencia que haya menos combustible circulando en la sangre y que la glucosa se convierta en grasa y se almacene en nuestro tejido adiposo; el cuerpo responde como si estuviera en inanición, reduciendo el gasto de energía y aumentando el hambre, promoviendo así el sobreconsumo. Según esta idea, entonces, la acumulación de grasa es la causa de la sobreingesta,[40] no al revés; concentrarse en las calorías hace que obviemos la interacción entre carbohidratos e insulina y por lo tanto es el enfoque erróneo. Es una idea interesante, con un mecanismo verosímil para la etiología de la obesidad y que a lo largo de los años ha sido reforzado en muchos artículos y libros de Taubes y otros, incluido David Ludwig.

Si sólo fuera cierta.

Los defensores de las dietas hipocalóricas suelen lamentarse de que la ciencia ortodoxa ha ignorado el modelo carbohidrato-insulina, pero lo cierto es que a lo largo de la última década varios científicos han tratado de poner a prueba sus predicciones. Entre ellos se encuentra Kevin Hall, un científico veterano de los Institutos Nacionales de Salud de Estados Unidos (también dirigió los estudios de *Biggest Loser* que discutimos en el capítulo pasado). En un estudio, el equipo de Hall mantuvo a hombres con sobrepeso u obesidad[41] en un pabellón metabólico durante ocho semanas, las primeras cuatro en una dieta estándar alta en carbohidratos, seguidas de cuatro semanas en una dieta cetogénica baja en carbohidratos y alta en grasas que tenía la misma cantidad de calorías pero menos de una décima parte del azúcar. Los sujetos perdieron peso constantemente a lo largo del estudio, pero en términos de pérdida de grasa la dieta cetogénica, baja en carbohidratos, no se desempeñó en forma distinta a la dieta alta en carbohidratos. El gasto energético diario fue un poquito mayor (57 kilocalorías/d) en la dieta cetogénica, pero mucho menos de lo que predice el modelo carbohidrato-insulina. ¿Y la *pièce de résistance*? El estudio fue diseñado en colaboración con Gary Taubes y su Iniciativa de Ciencias de la Nutrición, que presumiblemente pensó que los resultados lo reivindicarían. Se trató, *exactamente*, de la prueba que quería ver la trinchera antiazúcar, aunque claramente no dio el resultado que esperaba.

En otro estudio intrahospitalario, Hall y colaboradores le proporcionaron a mujeres y hombres obesos una dieta de referencia durante cinco días, seguidos por una dieta reducida en calorías, con 30 por ciento menos calorías que la de referencia, al reducir ya fuera los carbohidratos o las grasas.[42] En este estudio, los sujetos tuvieron gastos energéticos ligeramente mayores con la dieta baja en grasas, y también perdieron más grasa con ésta. Los efectos menores, y a veces opuestos en distintos estudios sobre gasto energético, sugieren que los efectos de las dietas bajas en carbohidratos sobre el gasto energético podrían ser puro ruido. Esto explicaría el trabajo que hicieron hace tres décadas, antes de las cruzadas del azúcar, Eric Ravussin y colaboradores. Ellos no encontraron ninguna diferencia en el gasto energético diario[43] de sujetos que comían dietas altas de carbohidratos o altas en grasas.

Los estudios de gran escala en situaciones reales que indagan los efectos de las dietas bajas en grasas y bajas en carbohidratos sobre la pérdida de peso, por lo general encuentran que son igual de buenas (o malas). El estudio DIETFITS, patrocinado en parte por Taubes y la Iniciativa de Ciencias Nutricionales, asignó aleatoriamente a 609 hombres y mujeres[44] a una dieta baja en carbohidratos o una baja en grasas. Tras 12 meses, ambos grupos habían perdido en promedio 6 kilos y 2 por ciento de grasa corporal. El gasto de energía en reposo disminuyó en ambos grupos, como es de esperarse para personas que bajan de peso (véase capítulo 5), pero no se encontraron diferencias entre dietas (si acaso, el gasto energético en reposo tendió a ser ligeramente menor en el grupo bajo en carbohidratos). Las dietas bajas en carbohidratos se pusieron a prueba en una muestra real de gran tamaño, y no funcionaron mejor (ni peor) que el enfoque tradicional bajo en grasas.

Los datos epidemiológicos sobre alimentación y obesidad en Estados Unidos y otros países también cuestionan la idea de que los carbohidratos son los culpables del alarmante incremento en obesidad y enfermedad metabólica. En las décadas de 1960 y 1970, cuando John Yudkin,[45] el padre y héroe del movimiento antiazúcar moderno, comenzó a atacar la investigación de Key sobre el papel de la grasa dietética en las enfermedades cardiovasculares, tenía a la mano datos que mostraban que las tasas de obesidad en Estados Unidos y Europa ascendieron al mismo tiempo que el consumo de azúcar. Pero en décadas recientes el azúcar y las enfermedades metabólicas se han desincronizado. Si bien aún son alarmantemente altas, en Estados Unidos las muertes por enfermedades coronarias[46] han disminuido sin parar desde la década de 1960, aunque el consumo de azúcar ha alcanzado sus niveles máximos. Las muertes por cáncer en Estados Unidos alcanzaron su punto culminante hacia 1990, una década antes de que comenzara el descenso en el consumo de azúcar. La cantidad de azúcar consumida (incluyendo el jarabe de maíz de alta fructosa) alcanzó su máximo hacia el año 2000, pero la prevalencia de sobrepeso, obesidad y diabetes[47] ha seguido escalando aunque la gente consuma menos azúcar (figura 6.4).[48] La desconexión entre el azúcar y la enfermedad metabólica también es evidente en otros países. En China el porcentaje de calorías proveniente de las grasas[49] se ha elevado dramáticamente desde principios de la década de 1990 y se ha reducido el de los carbohidratos, a pesar de lo cual la obesidad y la diabetes siguen en ascenso.[50] La obesidad y la enfermedad metabólica se han arraigado[51] profundamente en los países en desarrollo, pero ni la mejoría económica, las calorías accesibles o el consumo excesivo de energía o algún macronutriente en particular explican el aumento de peso.

Los soldados de la lucha contra los carbohidratos aún no han dicho la última palabra. Taubes y otros aún sostienen que lo que nos enferma son las dietas bajas en grasas y altas en carbohidratos. Un estudio reciente de David Ludwig y colaboradores analizó las tasas metabólicas[52] de hombres y mujeres antes y después de la pérdida de peso. El equipo reportó que los sujetos mostraron gastos energéticos diarios ligeramente elevados al seguir una dieta baja en carbohidratos durante el periodo posterior a su pérdida de peso. Kevin Hall reanalizó los datos[53] y cuestionó esta conclusión; es probable que, si existe, el efecto sea muy pequeño. Sin importar si la dieta baja en carbohidratos produce en efecto gastos energéticos algo elevados tras la pérdida de peso, los resultados no contribuyen a resucitar el modelo carbohidrato-insulina. Para empezar, la pérdida de peso se logró mediante una reducción calórica estándar, y no mediante una restricción de carbohidratos. Y en segundo lugar, no existen evidencias de que los gastos energéticos diarios elevados que se reportaron en el grupo bajo en carbohidratos facilitaran el mantenimiento del peso.

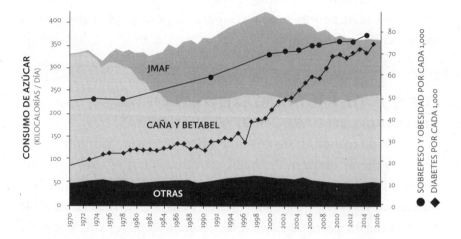

Figura 6.4. El consumo per cápita de azúcar en Estados Unidos se incrementó sin cesar desde 1970 hasta su máximo en el año 2000. Las tasas de sobrepeso y obesidad (incluyendo la obesidad extrema) y la diabetes siguieron en ascenso incluso tras reducirse el consumo de azúcar, incluyendo las calorías del jarabe de maíz de alta fructosa (JMAF).

Cuando analizamos las decenas de estudios que han medido las tasas metabólicas durante distintos tipos de dietas observamos que lo más probable es que la proporción de carbohidratos y grasas tenga un efecto menor o nulo[54] sobre el gasto energético diario. Si existe tal efecto, parece ser mucho menor de lo que predice el modelo carbohidrato-insulina, y los beneficios potenciales de cualquier salto metabólico parecen ser compensados por el aumento en la ingesta. No se ve ningún efecto claro del azúcar u otros carbohidratos sobre la grasa corporal o la enfermedad metabólica, más allá de los peligros usuales de la sobreingesta de calorías. Está claro que el azúcar no es sana (para empezar, contiene cero vitaminas, fibra y otros nutrientes) y es fácil consumir un exceso de alimentos azucarados, como explicaremos más adelante. Pero hay pocas evidencias de que las calorías del azúcar (incluyendo el jarabe de maíz de alta fructosa)[55] sean peores o mejores para tu peso y salud metabólica que las calorías de la grasa.

POR QUÉ TIENEN TANTO ÉXITO LAS DIETAS KETO BAJAS EN CARBOHIDRATOS (Y OTRAS)

Si el modelo carbohidrato-insulina no es acertado, ¿por qué tienen éxito las dietas cetogénicas bajas en carbohidratos? Las redes sociales están llenas de historias de kilos perdidos, tallas reducidas y diabetes revertidas, tras seguir una dieta baja en carbohidratos. Sin duda, la mayor parte de estos testimonios son reales y de buena fe; para muchas personas la pérdida de peso y las mejorías en la salud metabólica parecen ser realmente transformadoras. Pero aunque los resultados parezcan arte de magia, la razón de que las dietas bajas en carbohidratos realmente funcionen son muy sencillas: reducen la ingesta de energía y producen un equilibrio energético negativo. Cada día quemas más calorías de las que comes.

Las dietas bajas en carbohidratos pueden ser particularmente efectivas a corto plazo porque obligan al cuerpo a quemar su glicógeno. En las dietas muy bajas en carbohidratos (con 20 gramos de carbohidratos diarios o menos, por lo general) la vía metabólica de los carbohidratos de la figura 2.1 se suprime. Al ocurrir esto se vacían las reservas de glicógeno, los últimos pasajeros de la fila de los carbohidratos en las mitocondrias. A diferencia de la grasa, el glicógeno almacena agua. Puesto que el cuerpo almacena glicógeno en su forma hidratada, con tres o cuatro partes de agua por cada una de glicógeno, quemarlos también lleva a una pérdida de agua y una rápida reducción en el peso corporal.[56]

Una vez que las reservas de glicógeno se vacían, el cuerpo se vale de la vía metabólica de la grasa para producir energía. Comienzas a quemar tu grasa almacenada, pero sólo si el gasto energético diario excede la ingesta. Aquí es donde empieza la supuesta magia de las tan cacareadas dietas bajas en carbohidratos: *la gente afirma que pierde peso sin reducir su ingesta calórica.* A manera de prueba describen los deliciosos alimentos altos en grasas y calorías que pueden consumir, y afirman nunca sentirse hambrientos. Con frecuencia señalan que "no cuentan calorías", pero parecen bastante seguros —incluso convencidos— de que están ingiriendo tantas calorías (¡o más!) que antes de la dieta.

Es muy lindo escuchar estas historias de éxito; si encuentras una dieta que te hace perder peso, síguela. Pero no hay forma de que alguien pierda peso sin consumir menos calorías de las que gasta, sin importar de qué estén hechas esas calorías. Son las leyes de la física. Las personas que siguen dietas bajas en carbohidratos pueden *sentir* que están comiendo tantas calorías como antes, pero como discutimos en el capítulo 3 *todos* somos llamativamente malos para calcular cuántas calorías comemos al día. Es perfectamente posible perder peso sin contar calorías, igual que es posible exprimir tu cuenta de banco sin prestarle atención a tus finanzas. Pero no es posible perder peso sin comer menos de lo que quemas.

Las dietas bajas en carbohidratos y cetogénicas siguen las mismas reglas del juego que todas las demás, y cuando las comparamos directamente vemos que se comportan igual de bien (o mal). Lo comprobamos con el estudio DIETFITS que describí antes, pero las comparaciones entre un abanico más amplio de dietas muestran lo mismo. En un estudio de 2005 Michael Dansinger y colaboradores asignaron al azar a 160 adultos residentes de Boston a una de cuatro dietas populares por 12 meses:[57] Atkins, Ornish, Weight Watchers o Zone. La dieta Atkins es baja en carbohidratos, la dieta Ornish es baja en grasas y las dietas Weight Watchers y Zone están en un punto intermedio. Como era de esperarse, hubo mucha variación en el nivel de apego de los participantes a las dietas que se les asignaron, pero las tasas fueron similares entre dietas (ninguna dieta resultó más fácil de seguir que otra). Lo central fue que el tipo de dieta asignada no tuvo efecto sobre la cantidad de kilos perdidos. Sin importar la dieta, las personas que las siguieron fielmente perdieron peso. Todas las dietas funcionan si las sigues.

Hasta las dietas malas pueden hacerte perder peso y mejorar tu salud metabólica siempre y cuando reduzcan la ingesta calórica. Las dietas monotróficas, en las que consumes un solo tipo de alimento, suelen producir pérdida de peso porque la gente se cansa de comer lo mismo una y otra vez y termina por comer menos. La dieta de la papa es un ejemplo popular. Se dice que el mago Penn Jillette perdió más de 50 kilogramos[58] comiendo sólo papas (que, vale la pena señalar, están llenas de carbohidratos en forma de almidones). Mark Haub, profesor de la Universidad Estatal de Kansas, siguió una dieta de comida chatarra durante diez semanas[59] para demostrar que lo único que importa para perder peso son las calorías, y registró su progreso en Facebook para que pudiera verlo todo el mundo. En vez de comidas normales, se comió un Twinkie cada tres horas, y complementó la dieta con papas fritas, cereales llenos de azúcar y galletas. La dieta suena como una amenaza para la salud (¡yo desde luego no la recomiendo!), pero la clave eran las calorías: Haub se limitó a 1,800 kilocalorías al día, bien por debajo de su gasto energético diario. Al terminar las 10 semanas había perdido 12 kilos y pasó de un IMC "con sobrepeso" de 28.8 a uno "normal" de 24.9. También bajó sus niveles de colesterol y triglicéridos.

Es posible que las dietas bajas en carbohidratos sean útiles para las personas con diabetes tipo 2, puesto que una dosis importante de carbohidratos dispara los niveles de azúcar en la sangre hasta extremos peligrosos en personas que carecen de la respuesta normal a la insulina (incluso en personas sin diabetes, restringir los carbohidratos tiende a reducir los niveles de glucosa en la sangre). De hecho, ya desde el siglo xviii se usaban dietas bajas en carbohidratos para tratar la diabetes.[60] Virta, una iniciativa de salud que fundó Stephen Phinney para estudiar los beneficios de una dieta cetogénica sobre la diabetes, ha producido varios resultados esperanzadores. Muchos de los hombres y las mujeres enlistados en el programa bajo en carbohidratos de Virta han perdido peso y reducido o incluso eliminado su necesidad de insulina y otras medicinas para la diabetes.[61] No podemos decir que las dietas bajas en carbohidratos hayan *curado* su diabetes, porque sus altos niveles de azúcar en la sangre y la necesidad de medicamentos regresarían si volvieran a una dieta típica. Pero como sea que queramos llamarlo, los resultados son prometedores y los beneficios son reales para estos hombres y mujeres. Sin embargo, aún no queda claro si Virta funciona porque es bajo en carbohidratos o sencillamente porque es bajo en calorías. El estudio Virta no fue diseñado para comparar las dietas bajas en carbohidratos con las de otro tipo. Sabemos que las pérdidas importantes de peso pueden revertir la diabetes tipo 2[62] en adultos con sobrepeso y obesos, y al parecer no importa cómo lo logres. En el estudio Dansinger, que asignó aleatoriamente a sus sujetos a una dieta baja en carbohidratos, baja en grasas o mixta, todos los hombres y las mujeres que lograron apegarse a la dieta perdieron peso y mostraron mejorías en sus niveles de inflamación, en la proporción de colesterol HDL o "bueno" y en la sensibilidad a la insulina, tres importantes indicadores de riesgo de sufrir enfermedades cardiometabólicas. Estas mejorías en la salud estaban directamente correlacionadas con la cantidad de peso que perdieron, no con el tipo de dieta que siguieron. En el estudio DIETFITS, que asignó grandes grupos de hombres y mujeres a dietas bajas en carbohidratos o bajas en grasas, ambos grupos exhibieron mejorías en su salud cardiometabólica. En ambos grupos 36 personas que tenían síndrome metabólico cuando comenzó el estudio estaban libres de él al concluir, 12 meses después. En el caso de la gente con sobrepeso u obesidad que padece diabetes y otras enfermedades metabólicas, perder peso mejora su salud.

Y parece no importar mucho si limitas las calorías en cada comida o si te saltas algunas. El ayuno intermitente, durante el cual te abstienes de comer durante buena parte del día, ha sido muy promocionado como una forma de perder peso. Esta promesa suena sorprendentemente similar a la de las dietas bajas en carbohidratos: come lo que quieras (en los momentos en los que no ayunas) y no te molestes en contar calorías, ¡así comían nuestros antepasados! Pero la ciencia alcanzó también a esta moda dietética, y la realidad es más prosaica. En los ensayos aleatorios controlados, similares al estudio Dansinger, las personas a las que se les asignan dietas de ayuno intermitente no pierden más kilos[63] que quienes siguen las dietas de restricción calórica tradicionales, ni tampoco tienen más éxito manteniendo su nuevo peso. Ambos grupos experimentan los mismos efectos positivos sobre la insulina, el azúcar en la sangre y el colesterol. Si tienes sobrepeso, la restricción calórica acarrea pérdida de peso y resultados cardiometabólicos positivos, sin importar cómo la hagas.

Nada de esto habla a favor o en contra de una dieta particular. Si encuentras una dieta que te funciona, que te mantiene en un peso saludable y libre de enfermedades metabólicas, apégate a ella. Por el contrario, todos estos estudios en el frente de batalla de las guerras de las dietas parecen sugerir que nos estamos olvidando del aspecto central: todas las dietas funcionan si las sigues fielmente porque todas las dietas reducen la ingesta calórica. Pero muchas veces resulta increíblemente difícil apegarse a una dieta porque, como discutimos en el capítulo pasado, los administradores metabólicos con los que evolucionamos suelen combatir nuestros esfuerzos por perder peso y no descansan hasta que nos damos por vencidos y volvemos a comer más. En vez de creer que las dietas bajas en calorías son mágicas y de algún modo nos permiten violar las leyes naturales, es más interesante preguntarnos por qué algunas personas que siguen dietas bajas en carbohidratos pueden perder peso sin *sentir* que están reduciendo las calorías que comen. Después de todo, una dieta que no te hiciera sentirte infeliz sería el Santo Grial de la pérdida de peso.

UN HIPOTÁLAMO MUY, MUY HAMBRIENTO

Por más daños colaterales que hayan sufrido las leyes de la física durante la guerra de las dietas, la información de la que disponemos indica que las calorías son el único factor que realmente determina la ganancia y la pérdida de peso. Si comes más calorías de las que quemas, subes de peso. Si comes menos de lo que quemas, bajas de peso. La mezcla particular de carbohidratos, grasas y proteínas no tiene efectos particulares sobre el gasto energético, la pérdida de peso o los beneficios para la salud de alcanzar un peso óptimo. Así pues, si todas las dietas funcionan igual, limitando las calorías, ¿por qué unas son más fáciles de seguir que otras? Y si el azúcar no es un genio del mal que busca enfermarnos, ¿por qué la alimentación moderna nos lleva por el mal camino?

La respuesta parece encontrarse en nuestros cerebros. Como discutimos en el capítulo pasado, nuestro hipotálamo —un trocito de tejido sin ningún rasgo particular aparente que descansa en el fondo de nuestro cerebro— se encuentra en el núcleo de un complejo sistema que regula tanto el metabolismo como el hambre. Stephan Guyenet, que investiga el control neurológico del apetito y la obesidad, es autor de un libro minucioso y apasionante, *El cerebro hambriento*,[64] en el que describe detalladamente este sistema. La información sensorial proveniente de tus papilas gustativas y sistema digestivo, así como los nutrientes y hormonas que circulan por tu sangre, le proporcionan a tu hipotálamo información precisa sobre las calorías que entran y salen. El hipotálamo reacciona a esta información manipulando tu hambre y tu tasa metabólica para mantener en equilibrio tu energía. Por lo general este sistema empata con increíble precisión la ingesta y el gasto de energía; cuando comemos bastante para satisfacer nuestras necesidades, nos sentimos llenos y nos detenemos. Cuando quemamos nuestras reservas de glicógeno y grasa, nos sentimos hambrientos y comemos. Si comemos de más o pasamos hambre, nuestra tasa metabólica responde apropiadamente para corregir el desequilibrio. Es por esto que poblaciones como los hadza conservan el mismo peso todas sus vidas adultas sin el menor esfuerzo.

Pero el universo extraño y maravilloso de los alimentos que desarrollamos en el mundo industrializado ha expuesto la debilidad de este sistema. Para muchos de nosotros —demasiados— los alimentos que comemos pueden abrumar los controles y contrapesos que suelen moderar la ingesta. Para decirlo pronto, nuestras dietas modernas son demasiado sabrosas.

Disfrutamos la comida por la misma razón por la que disfrutamos todo lo demás: activa el sistema de recompensa de nuestros cerebros. Como todos los animales, desde los gusanos más simples hasta los más complejos primates, tenemos cerebros que evolucionaron para recompensar las conductas que aumentan nuestras oportunidades de sobrevivir y reproducirnos. El sexo, el azúcar, los vínculos sociales... todas estas cosas producen deseos esenciales y universales interconstruidos. Estamos precargados con neuronas que esperan sentir cosas "buenas" y liberar moléculas de recompensa como la dopamina y los endocannabinoides, una respuesta que nos hace volver por más. La lógica evolutiva es simple: los organismos con sistemas de recompensa bien ajustados a sus entornos físicos y sociales buscan más comida y más sexo y tienden a tener más descendientes, que a su vez heredan sus sistemas de recompensa neurológica.

Puesto que somos animales culturales enormemente complejos, aprendemos millones de formas de expresar estos deseos y desarrollamos un conjunto alucinantemente amplio de asociaciones para cada recompensa. Nuestros cerebros aprenden a activar nuestro sistema de recompensas ante la mera sugerencia de algo placentero. Salivamos al ver una dona u oler palomitas de maíz, o fantaseamos frente a un par de zapatos de tacón alto o una voz grave a causa de las asociaciones que nuestros cerebros hacen de manera subconsciente. Lo que nos parece sexy o sabroso o socialmente adecuado puede ser totalmente distinto en Hong Kong y en Helsinki, pero los sistemas básicos de recompensa son los mismos.

El cerebro humano tiene sistemas de recompensa que responden poderosamente a la comida, en particular a las grasas y el azúcar.[65] Pero no todas las comidas son creadas iguales. Algunos alimentos, como las papas hervidas y sin sazonar, no conmueven demasiado el sistema de recompensa. Pero los alimentos deliciosos —por lo general alguna combinación de grasas, sal y carbohidratos— activan nuestro sistema de recompensa como una orquesta sinfónica, e inundan nuestro cerebro con dopamina y otras moléculas de recompensa que nos hacen sentir bien. Los investigadores describen estas comidas deliciosas como "altamente apetitosas". En otras palabras, nos gusta comerlas.

Para contrarrestar nuestro deseo de ingerir alimentos apetitosos existe un conjunto de señales que reducen las recompensas que nos ofrecen, y así nos hacen sentir satisfechos. Cuando la comida se digiere y se absorbe en el torrente sanguíneo nuestro páncreas libera insulina, y nuestras células adiposas liberan la hormona leptina, las cuales actúan sobre nuestro cerebro para atenuar la respuesta de recompensa a la comida. Los receptores de dilatación en el estómago y las señales hormonales y neurológicas del sistema digestivo se comunican con nuestro cerebro para indicarle que nos estamos llenando. También se vigila la ingesta de proteína;[66] cuanto más proteína comemos, más llenos nos sentimos (de hecho, existen evidencias convincentes de que monitoreamos la cantidad de proteína que comemos y de que no nos sentimos satisfechos hasta que no tenemos suficiente). Todas estas señales de saciedad bajan el volumen de las señales de recompensas que produce la comida y nos hacen sentir satisfechos y eventualmente dejar de comer, incluso si la comida es deliciosa.

El estira y afloja entre lo apetecible y la sensación de saciedad es administrado por el sistema de recompensa del cerebro, que se comunica con el hipotálamo.[67] El hipotálamo integra todas estas señales (y otras; apenas hemos arañado la superficie de este sistema) para determinar el apetito y la saciedad. Como ya hemos discutido, suele mantener un excelente equilibrio entre la energía y el peso corporal, al menos en sociedades pequeñas como los hadza, con dietas tradicionales.

Pero las dietas modernas abruman a nuestros hipotálamos y su habilidad de administrar la ingesta y el gasto de energía, y lo hacen de dos maneras. Para empezar, nos bombardean con una variedad mucho mayor de la que jamás vieron nuestros ancestros cazadores-recolectores. Esta variedad sabotea nuestra capacidad de juzgar la ingesta porque podemos saltar de un grupo de neuronas de recompensa a otro. Nuestro cerebro apaga la respuesta de recompensa sólo para los sabores que está experimentando, pero deja otras expuestas, un fenómeno llamado saciedad sensorial específica. El ejemplo clásico es cuando pides el postre en un restaurante aunque te sientas repleto después de comer el platillo principal. El platillo principal por supuesto es salado, lo que activa las neuronas de recompensa para la grasa y la sal. Cuando terminas de comerlo, tu hipotálamo ha logrado apagar la recompensa para la comida salada; no podrías comer ni un bocado más. Pero el postre es dulce, y *esas* neuronas de recompensa están disponibles. Sólo ver el menú de postres hace que comiencen a activarse los circuitos de recompensa del azúcar. Tu hipotálamo es impotente. Tú bromeas sobre tu estómago especial para los postres y pides la *crème brûlée*.

Desde hace décadas sabemos que la variedad de alimentos tiene efectos devastadores sobre nuestra talla. En los albores de la epidemia de obesidad, a fines de la década de 1970, los investigadores descubrieron que si alimentaban ratas con una dieta estándar de laboratorio, compuesta de croquetas nutritivas y agua, mantenían de forma indefinida un peso saludable. Pero si les ofrecían una dieta de "cafetería" compuesta por alimentos occidentales típicos, con muchas opciones sabrosas, inevitablemente comían de más y engordaban.[68] A partir de estos primeros hallazgos con ratas, los investigadores han demostrado el fenómeno en una variedad de especies, desde monos hasta elefantes y, como era de esperarse, humanos.[69]

El otro grave problema de los alimentos modernos es que literalmente están diseñados para comerse de más. Este proceso comenzó hace miles de años con el cultivo y la selección de plantas y animales para mejorar los aspectos placenteros de los alimentos domesticados, como sus contenidos de azúcar y grasa, y reducir los elementos que nos hacen sentir satisfechos. La industrialización ha llevado este proceso a un nivel inédito. Buena parte de la comida que compramos en el supermercado, los alimentos enlatados y empacados que tanto divierten a mis amigos hadza, ha sido diseñada al grado de que resultaría irreconocible para nuestros antepasados. Se elimina la fibra, la proteína y cualquier otro componente que te provoque saciedad, y se añade azúcar, grasas, sal y otros ingredientes que estimulan tu sistema de recompensa. Como resultado, los azúcares y aceites añadidos son dos de las principales fuentes de calorías[70] de la dieta estadunidense actual y representan un tercio de la energía que consumimos. Los sistemas de recompensa con los que evolucionamos no están preparados para la intensidad y variedad de señales que nos proporcionan estas comidas procesadas. Nuestro hipotálamo no puede apagar nuestro apetito lo suficientemente rápido, y comemos de más.

Las compañías de alimentos saben exactamente lo que hacen. La ingeniería de sabores es una industria de miles de millones de dólares en la que equipos de científicos emplean un conjunto asombroso de técnicas y aditivos para diseñar comida altamente apetitosa, pero que sacia poco: alimentos que te hacen querer siempre más.[71] Estas comidas están concebidas para esquivar el sistema de recompensa y saciedad del cerebro. Además de incluir grasas y azúcar, los saborizantes químicos se prueban en grupos de enfoque hasta que se encuentra una combinación irresistible. Pasearte por los pasillos de alimentos procesados del supermercado con tu sistema de recompensa y tu hipotálamo del Paleolítico es como llegar con un hacha de piedra a un tiroteo. "A que no puedes comer sólo una" suena como una apuesta amigable, pero las compañías de alimentos saben que los dados están cargados a su favor.

Un estudio reciente de Kevin Hall y su equipo en el NIH demostró lo poderosa que puede ser la comida procesada.[72] En un estudio intrahospitalario de cuatro semanas se les dieron a hombres y mujeres dos conjuntos de alimentos idénticos en su proporción de carbohidratos, grasas y proteína, así como en las cantidades de fibra, sodio y azúcar. La gran diferencia era el procesado: un conjunto que consistía en alimentos altamente procesados, como hot dogs, platos de pasta preenvasada y cereales de desayuno en caja; el otro estaba formado por alimentos poco procesados, como filetes, lomos de salmón, fruta fresca, vegetales y arroz. Los sujetos comieron uno de los tipos de comida durante dos semanas, seguido por el otro (una mitad comenzó con los alimentos procesados y la otra con los alimentos sin procesar). No recibieron más instrucción que la de comer lo que quisieran. Los resultados fueron alarmantes. Los sujetos con las dietas procesadas comieron 500 kilocalorías más al día y subieron casi medio kilogramo a la semana.

¿CÓMO EVITAMOS LA TRAMPA DE LA OBESIDAD?

La alta disponibilidad de alimentos procesados muy diversos y sabrosos puede explicar fácilmente la escalada de obesidad en el mundo desarrollado durante las últimas décadas. Si bien, el aumento en la cantidad de calorías disponibles por persona explica el incremento en el peso promedio por persona,[73] no hace lo mismo con la diversidad de formas y tamaños corporales. Si la diversidad de comidas procesadas y deliciosas que nos rodea en el mundo industrializado engorda tanto, ¿por qué no somos todos obesos? ¿Por qué algunos somos capaces de mantener lejos los kilos a pesar de la tentación?

Una pista importante es que la obesidad tiende a darse en familia. Es altamente heredable, lo que significa que parece haber un fuerte componente genético: la gente que comparte las mismas variantes genéticas tiende a pesar lo mismo. Estudios con gemelos en la década de 1990 ayudaron a demostrar cómo funcionan estas similitudes. Si alimentas de más a la gente, subirá de peso (lo cual no es ninguna sorpresa), pero gracias a la compensación metabólica de la que hablamos en el capítulo anterior algunos ganarán más kilos que otros. Los gemelos tienden a compensar de la misma forma, y por lo tanto almacenan cantidades similares de grasa[74] en las mismas zonas del cuerpo. Los gemelos también responden en formas parecidas a la inanición y la pérdida de peso.[75]

La revolución en la investigación genética que ha ocurrido a lo largo de las dos últimas décadas ha revelado más de 900 variantes genéticas asociadas con la obesidad.[76] Como sospechábamos, casi todos estos genes están activos primordialmente en el cerebro, lo que indica claramente que en el caso de la obesidad este órgano se encuentra en el epicentro de la desregulación. El sistema de recompensa de los alimentos es complejo y muy extendido, y también lo son los sistemas que regulan el apetito, la saciedad y la tasa metabólica. La infinidad de piezas que conforman estos sistemas es fabricada por nuestros genes, y estos genes cambian de persona a persona.

Algunas variantes genéticas hacen que nuestros sistemas de recompensa y saciedad sean más proclives a la sobreingesta, mientras que
otras los vuelven más resistentes. Las cartas que te tocaron en suerte determinan en buena medida si te resulta fácil mantener un peso
saludable.

Pero genes no son destino. Después de todo, la evolución biológica es lenta. Las mismas variantes genéticas que nos meten en líos
en el mundo industrializado de hoy ya estaban allí en la generación
de nuestros tatarabuelos, mucho antes de la crisis de obesidad. Y
las mismas variantes pueden encontrarse en poblaciones de todo
el mundo, incluida la hadza, que no tienen problemas de obesidad.
Queda claro que podemos modificar nuestros entornos de formas
que nos benefician o nos hacen daño.

Una estrategia evidente para controlar nuestro peso y mantener una buena salud metabólica es construir nuestra dieta alrededor de alimentos llenadores y ricos en nutrientes que no contengan
muchas calorías. Por suerte, conocemos las características de una
dieta saciante y moderada en calorías; un estudio fundacional de
Susan Holt, de la Universidad de Sídney, publicado en 1995, probó
38 alimentos diferentes[77] para comprobar cuáles saciaban más a la
gente en las dos horas posteriores a ingerir una porción de 240 kilocalorías. Los alimentos saludables, como la fruta fresca, el pescado,
el filete y las papas eran los más saciantes. Las comidas procesadas,
como el pan blanco de caja, el cereal de caja y el yogur de sabores
estaban entre las menos saciantes, y las golosinas horneadas, como
las galletas, los pasteles y los *croissants* eran las menos llenadoras de
todas. Los hilos conductores eran las proteínas, la fibra y la densidad energética. Los alimentos con más fibra, más proteína y menos
calorías por mordida eran los más saciantes. Como era de esperarse,
lo apetitoso también era un factor. Los alimentos calificados como

más apetitosos —es decir que tenían una mayor respuesta sobre el sistema de recompensa— eran los menos saciantes.

El trabajo de Holt sobre la saciedad ofrece una salida a las guerras de las dietas para cualquiera dispuesto a escuchar. Las dietas que funcionan, incluyendo las variedades bajas en carbohidratos y bajas en grasas, son efectivas porque eliminan los alimentos poco saciantes y nos ayudan a sentirnos más llenos con menos calorías. Los vegetales, las frutas, la carne y el pescado pueden ser parte de una dieta saludable, siempre y cuanto evitemos los alimentos que nos tientan a consumir de más. Los entusiastas de las dietas bajas en carbohidratos subrayan, correctamente, que los alimentos azucarados son muy fáciles de sobreingerir: activan nuestros sistemas de recompensa, pero no nos hacen sentirnos llenos. Las bebidas azucaradas (como las gaseosas y las bebidas deportivas), los jugos de fruta y los alimentos procesados ricos en carbohidratos son peligrosos porque producen grandes respuestas de recompensa, pero no contienen nada de la fibra que vuelve tan llenadoras las frutas y las verduras. Pero la comida grasosa, sobre todo los alimentos procesados sin proteína, pueden provocar el mismo problema. Por eso las dietas bajas en carbohidratos suelen hacer énfasis en la carne y otros alimentos altos en proteínas que reducen las calorías sin sacrificar la saciedad. Las dietas vegetarianas y mixtas son altas en fibra y también pueden ser altas en proteína, reduciendo así la ingesta de energía sin dejar de saciar. La dieta que mejor te funcione dependerá de tu propio sistema de recompensa y de la variedad de alimentos que más te satisfaga con el menor número de calorías.

Incluso si no queremos adoptar una escuela dietética particular, todos podemos hacer algunas cosas para reducir la ingesta de calorías sin sentirnos infelices. Deshacerte de los alimentos procesados y ricos en calorías de tu casa y de tu escritorio, y reemplazarlos con alternativas ricas en proteínas o en fibra (como nueces crudas, fruta o vegetales frescos) puede ayudar a reducir la cantidad de calorías que consumes al día, sin que pases hambre. También es buena idea que cocines tus propias comidas, pues la mayor parte de los restaurantes está en el negocio de hacer comida deliciosa de la que es fácil abusar.

También podemos tratar de controlar el estrés en nuestras vidas. El estrés emocional y psicológico, así como el estrés físico, tal como la privación de sueño, pueden producir una desregulación de nuestros sistemas neurológicos de recompensa que conduzca a la sobreingesta. Nuestros cerebros también pueden aprender a sustituir las recompensas emocionales y psicológicas que anhelamos cuando nos sentimos solos, asustados o tristes por recompensas alimenticias. El resultado es que comemos por estrés, y esto de verdad existe: incluso en un entorno de laboratorio la gente come más tras una experiencia estresante.[78] La combinación de una oferta de comida deliciosa y el estrés social ayuda a explicar por qué todos los años en Estados Unidos y otros países industrializados la gente sube entre medio kilo y un kilogramo durante las vacaciones.[79] En el transcurso de una vida, el estrés crónico puede tener efectos devastadores en nuestro peso y nuestra salud. No es de sorprender que la pobreza y la falta de oportunidades estén fuertemente asociadas con la obesidad y la enfermedad cardiometabólica[80] en Estados Unidos, sobre todo en las comunidades afroamericanas y otras que tienen que transitar los obstáculos y trampas del racismo estructural. En el capítulo 9 nos ocuparemos de los desafíos sociales para la cuestión energética y la salud metabólica.

INSTRUCCIONES PARA COMER COMO UN HADZA

Era de mañana en el campamento hadza. Brian y yo hacíamos nuestras rondas, yendo de casa en casa para entregar unidades de GPS (parte de nuestro trabajo en uso del suelo) y ver qué tal iba todo. Algo de cháchara en cada choza, no mucho más. La gente aún se estaba despertando. Y entonces llegamos con Manasi.

Manasi había pasado la noche sobre una cobija en el suelo, bajo las estrellas. Como es típico de los hombres solteros cuando están pasando por un campamento hadza, no se había molestado en construir una casa desde que se mudó una semana atrás. Llevaba un par de días sintiéndose bastante mal. No tenía ánimos para dejar el campamento y se quedaba sentado sobre su cobija, revolviendo las cenizas calientes de una pequeña hoguera con las manos desnudas al tiempo que describía sus molestias. Malestar estomacal, cólicos, diarrea. Ah, ¿y gustábamos un trozo de cebra?

Manasi sacó de las cenizas un delgado trozo de carne de cebra chamuscada y la cortó en tres trozos pequeños. La cebra había sido cazada cinco días antes, y la carne compartida fue entre todo el campamento; sobre las ramas de los árboles cercanos a todas las casas colgaban tiras delgadas entibiadas por el sol. No teníamos claro cuánto tiempo llevaba este trozo particular entre los carbones, pero noté, consternado, que el interior era de un color rosa encendido. Manasi nos entregó nuestros trozos a mí y a Brian, sin hacer una pausa en su historia de aflicciones gastrointestinales. El imperativo hadza por compartir es muy potente y habría resultado grosero rechazar el obsequio. Brian y yo intercambiamos miradas de reojo: *Me imagino que no tenemos opción.* Me metí la carne a la boca antes de perder el valor y empecé a masticar. Tenía el sabor y la textura del cuero quemado. Tragué como pude e intenté convencerme de que las cenizas habían purificado tanto la carne como los dedos con disentería de Manasi.

Parte de mi trabajo como científico es hacer presentaciones públicas sobre mi investigación, durante las cuales con frecuencia me preguntan qué comen los hadza. Siempre pienso que me gustaría poder responder algo apropiadamente exótico. He probado una diversidad de alimentos hadza, desde miel y tubérculos hasta varios tipos de bayas y carne, y sería lindo describir una paleta de sabores y textura fuera de este mundo, los complejos acentos de sabor del jabalí verrugoso, el kudu y el baobab. Pero la verdad es que la comida hadza no es muy emocionante. Más allá de la miel y algunas de las frutas aciduladas, es bastante insípida. Los hadza no conocen las especias, más allá de un toque ocasional de sal. Casi toda la comida se sirve sola, ya sea cruda, asada o hervida. No es lo que la mayor parte de los occidentales describiría como sabrosa o apetecible. Ningún alimento es demasiado sangriento, viejo o feo. Si alguna vez abriste tu parrilla al día siguiente de un gran asado y te encontraste con una pierna de pollo fría y olvidada y un papa solitaria sobre la rejilla, ya lo sabes todo sobre la gastronomía hadza.

Adoptar los principios de la alimentación hadza conllevaría enormes beneficios para la salud en el mundo industrializado, pero veo difícil que se convierta en la dieta de moda. Sería casi imposible de comercializar en una sociedad inundada de alimentos procesados altamente apetitosos. No hay ningún santo grial que adorar o evitar, más allá de los testículos y las serpientes. La dieta hadza no es baja en calorías, cetogénica o vegetariana, y no pasan hambre o hacen ayunos intermitentes. Sencillamente, como ocurre con otras sociedades pequeñas, su dieta es sencilla y llenadora, con muchos tubérculos y bayas altas en fibra y carne repleta de proteínas (los hadza comen cinco veces más fibra al día que los estadunidenses promedio).[81] Es relativamente baja en grasa (aunque no se han estudiado las proporciones de grasas saturadas e insaturadas), lo cual probablemente los protege de las enfermedades cardiovasculares.[82] Siempre hay comida disponible en el entorno (siempre es temporada de tubérculos), pero tienen que trabajar para obtenerla. No los rodea todo el tiempo una enorme oferta de alimentos deliciosos, y mucho menos comida procesada diseñada para comer de más. Así pues, los hadza no desarrollan enfermedades metabólicas por la sencilla razón de que su entorno alimentario no los invita a la sobreingesta.

Si queremos poder traducir estas lecciones de la sabana en nuestras vidas cotidianas tenemos que superar la guerra de las dietas, el pensamiento mágico sobre las calorías y las teorías de la conspiración. Los humanos somos omnívoros oportunistas, y todas las evidencias disponibles, desde el Paleolítico y los cazadores-recolectores actuales hasta estudios controlados como DIETFITS y el trabajo de Hall en el NIH, indican que existe un amplio abanico de dietas saludables. Como regla general, tendríamos que optar por alimentos altos en fibra y proteína que nos haga sentir satisfechos y evitar comidas procesadas con azúcares y grasas añadidos que llevan nuestro sistema de recompensa al límite. La dieta que funciona para ti es la que te permite alcanzar y mantener un peso saludable sin sentir que te mueres de hambre. No tienes que contar calorías (que de todos modos son difíciles de calcular) o inscribirte en un estudio científico para rastrear tu ingesta y gasto energético. Lo único que necesitas es una báscula de baño. Si consumes menos de lo que quemas, bajarás de peso. Si no estás contento con tu peso, o si tus esfuerzos por cambiarlo no están teniendo éxito, es hora de probar otros alimentos.

Como sea, la dieta sólo es una parte de la solución para mantenerse saludable, apenas la mitad de la ecuación metabólica. Un mejor entorno alimentario nos ayudaría a regular nuestro peso y la energía que consumimos, pero no afectará las calorías que quemamos. Para eso necesitamos concentrarnos en la actividad física.

En el capítulo pasado desmentimos la idea de que el ejercicio es una herramienta útil para bajar de peso. Tan pronto aumenta la actividad física diaria, el cuerpo se ajusta y ahorra energía en otras áreas para mantener bajo control el gasto energético diario. Cualquier aumento duradero en el gasto diario tiene como respuesta un aumento en la ingesta, lo cual anula toda pérdida de peso. Pero si bien el ejercicio no sirve demasiado para cambiar la cantidad de calorías que quemamos cada día, sí modifica la forma en la que gastamos esas calorías, y puede significar la diferencia entre la salud y la enfermedad. Para mantenernos saludables como los hadza, debemos movernos como cazadores-recolectores. Para descubrir la razón visitaremos a nuestros primos simios en lo profundo de la selva africana.

Capítulo 7

¡Corre por tu vida!

Mi avión cruzaba el cielo nocturno, a 10,000 metros de altura sobre el desierto del Sahara. Miré abajo a través de mi ventanita de plástico, hacia la negra inmensidad, y me pregunté con qué me encontraría al aterrizar. Era mi primer viaje a África, y me dirigía a Uganda para estudiar cómo trepan los chimpancés. Viajaba solo, en la época previa a los teléfonos celulares, y mi única garantía era una hoja de papel impresa llena de consejos útiles, recopilados y heredados entre estudiantes de posgrado, sobre cómo negociar el viaje en taxi del aeropuerto de Entebbe a la capital, Kampala, y luego en autobús hasta el Parque Nacional Kibale, en el centro del país. Repasé mentalmente, una vez más, todas las listas y equipamiento que llevaba conmigo, y ensayé en silencio la conversación que tendría con la multitud de conductores de taxi en el aeropuerto para negociar la tarifa hasta Kampala. "Relájate", me dije, "estás preparado."

Y en términos generales sí lo estaba. Aunque era un novato en el trabajo de campo en la selva, llevaba semanas preparándome: botas de hule, camisas de manga larga, pantalones, ropa impermeable. Dos enormes bolsas de lona llenas de equipo, la mayor parte del cual pertenecía a mi asesor, que (como todos los buenos asesores) usaba a sus estudiantes de posgrado como mulas para transportarlo hasta el sitio. Me había puesto la batería completa de vacunas y tomaba religiosamente mis medicamentos profilácticos contra la malaria. Conseguí llegar hasta mi hotel en Kampala y luego a Kibale sin que me secuestraran. La lista de consejos explicaba cómo saludar a la gente en rutoro, el lenguaje local (*¡Oliota!* si era una sola persona, *¡Mulimuta!* si era un grupo; la respuesta siempre es *¡Kurungi!*). Hasta iba preparado para los bichos, pero los mosquitos y otras pestes voladoras no eran tan molestas como había temido. De vez en cuando me exprimía una larva de mosca del mango anidada en la piel, como si fuera un grano; por suerte nunca llegaron a mis zonas bajas. La primera vez que me atacó un grupo de hormigas soldado me arranqué los pantalones y me las quité de los muslos a manotazos como todo un profesional. Hasta conseguí extraerme una garrapata de lo profundo de la nariz, y hablo de lo *más* profundo, prácticamente entre los ojos, con un poco de paciencia y unas largas pinzas de depilar que me prestó un colega investigador muy servicial y horrorizado.

Pero no iba preparado para el olor de los chimpancés.

En mi primer día en la selva con el equipo de investigación del Proyecto de Chimpancés Kibale, subimos a un pequeño montículo desde el que se podía ver toda el área y nos detuvimos en silencio. Un poco más adelante, a unos 30 metros de distancia, un grupo de chimpancés se paseaba perezosamente alrededor de una desbordante higuera, sus cuerpos eran vibrantes manchas negras que sobresalían contra los verdes y marrones apagados de la selva. Uno por uno se dispersaron en el dosel y empezaron a comer, acostados en las enormes ramas y engullendo puñados de higos como dioses griegos. Fue mi primer avistamiento de simios salvajes, y la imagen se ha quedado grabada en mi memoria.

Como todos los investigadores del Proyecto de Chimpancés Kibale conocía las reglas. Debíamos observar a los chimpancés en silencio y darles su espacio. Estábamos en *su* mundo y teníamos que respetarlo. Y durante los primeros días todo marchó según el plan. Nos levantábamos antes del alba, encontrábamos a los chimpancés y los seguíamos tanto tiempo como podíamos (con frecuencia hasta la puesta de sol), manteniendo siempre una distancia segura de *al menos* 20 metros. Era muy excitante, pero aun así se sentía un poco como una visita al zoológico. Los chimpancés se mantenían lo suficientemente lejos como para que pudiera conservar mi distancia intelectual. *Ellos* eran animales y *yo* era un investigador serio que los observaba cuidadosamente con un desapego académico.

Pero poco antes de que terminara mi primera semana allí, un grupo de chimpancés nos sorprendió mientras los seguíamos: giraron y desfilaron a menos de un par de metros de nosotros, lo suficientemente cerca para que los oliéramos. Era un olor penetrante, como de almizcle y madera, que hablaba sobre su vida en una selva húmeda pero que también era perturbadoramente humano. Este reconocimiento visceral me hizo sentir como si me despertara de una duermevela. De pronto ya no sentí que estuviera observando animales. Estas criaturas eran algo más.

Peter Singer, un filósofo moral de la Universidad de Princeton, ha argumentado muy convincentemente que los límites que establecemos alrededor de nuestra especie son arbitrarios y que los animales sensibles son moralmente equivalentes a los humanos. Yo crecí en la zona rural del oeste de Pensilvania observando animales en el bosque, las praderas y ocasionalmente a través de la mira de un rifle de caza, y entendía que nuestra especie sólo es un rama entre los millones que existen en el árbol de la vida, pero nunca confundí un humano con otro. La noción de que los humanos no somos únicos, de que la línea entre nosotros y otros animales es arbitraria y carente de sentido, me habría parecido absurda, esas cosas que rumian los bobos que jamás pasaron un día en el bosque. Pero ahora, parado en medio de la selva en Uganda, no estaba seguro de qué veían mis ojos. Mi división mental entre humanos y animales seguía allí, pero los chimpancés habían cruzado a nuestro lado de la cerca. Algo le masculló a una investigadora veterana de nuestro grupo, que me dirigió una mirada elocuente y se volvió para seguir a los chimpancés.

Por supuesto, esa misteriosa hermandad es justamente la razón por la que los simios nos parecen tan fascinantes. No podemos evitar vernos en ellos. Es su inevitable humanidad la que llevó a la joven Jane Goodall a romper con la tradición y a darles a los chimpancés del Parque Nacional de Gombe nombres como Fifi y Gremlin, en vez de los inanes números de serie con los que las generaciones anteriores de ecólogos de aves y mamíferos habían identificado a sus sujetos. Desde que Goodall, Dian Fossey y Birutė Galdikas comenzaron su trabajo pionero con simios salvajes en la década de 1960 hemos aprendido lo parecidos que son a nosotros nuestros parientes evolutivos más cercanos en cuerpo y conducta (véase figura 4.1). Los chimpancés, los bonobos, los gorilas y los orangutanes tienen complejas vidas sociales y amistades de largo plazo. Cazan y usan diversas herramientas, luchan y juegan, se pelean y se quejan, y parecen lamentarse cuando mueren sus seres queridos. Los simios incluso tienen algo parecido a una cultura, pues aprenden normas sociales y trucos de recolección de su comunidad.

También compartimos malos hábitos con nuestros primos simios. Como aprendí ese verano en Kibale, los chimpancés son perezosos. Es verdad que son increíblemente fuertes, capaces de escalar árboles enormes sin esfuerzo, y de vez en cuando los machos se golpean y amenazan ferozmente entre sí. Pero por cada atisbo, entre la vegetación del bosque, de las explosiones de furia y los gritos del macho alfa mostrando los dientes, pasábamos horas observando a los chimpancés en reposo. Los chimpancés y los otros grandes simios duermen unas nueve o 10 horas por noche,[1] y pasan otras 10 horas al día descansando, acicalándose o comiendo. Caminan mucho menos que el estadunidense típico, y no trepan tanto como uno pensaría. Mis datos de ese verano en Kibale muestran que los chimpancés trepan unos 100 metros al día,[2] el equivalente energético de un par de kilómetros de caminata. Ocurre lo mismo con los otros simios: son unos animales bastante indolentes.

Para nosotros, una vida de ocio simiesco es una receta para el desastre. Los humanos sedentarios tienen muchas más probabilidades de desarrollar enfermedades cardiometabólicas, incluyendo padecimientos coronarios y diabetes. Sin embargo, a pesar de su holgazanería, los simios no se enferman. La diabetes es excepcionalmente rara entre ellos, incluso en los zoológicos. Tienen niveles de colesterol naturalmente altos, pero sus arterias no se tapan. La principal causa de muerte en simios en cautiverio es la cardiomiopatía, una enfermedad del músculo cardiaco cuyas causas no se conocen plenamente. Pero parecen ser inmunes al tipo de enfermedades cardiacas que asolan a los humanos. Los simios no sufren endurecimiento de los vasos sanguíneos ni tienen ataques cardiacos[3] por el bloqueo de las arterias coronarias. También se mantienen delgados. Como demostró mi trabajo con Steve Ross, Mary Brown y otros, los chimpancés y los bonobos en los zoológicos tienen menos de 10 por ciento de grasa corporal.

Que nuestros primos evolutivos más cercanos no necesiten estar activos para permanecer sanos, nos dice que el ejercicio no es como el agua o el oxígeno, un elemento que todos los animales requieren para sobrevivir. Nuestra necesidad de ejercicio es particular; nos distingue. Mientras nuestros ancestros homínidos evolucionaban para convertirse en cazadores-recolectores, sus cuerpos se adaptaron a las increíbles necesidades físicas que esto entraña. Ninguna parte permaneció inalterada. Los músculos, el corazón, el cerebro, los intestinos: todo se vio afectado. Como discutimos en el capítulo 4, esta transformación cambió de modo fundamental el ritmo al que trabajan nuestras células, acelerando nuestras tasas metabólicas para satisfacer las exigencias energéticas de nuestra estrategia de alto octanaje. Estas antiguas adaptaciones hoy tienen consecuencias para nosotros: nuestros cuerpos están hechos para moverse. En nuestro mundo moderno e industrializado, libre de las exigencias de la obtención de comida, necesitamos ejercitar nuestros cuerpos

para funcionar como se debe. Es el legado de nuestro pasado cazador-recolector.

Nuestro pasado como cazadores-recolectores nos ofrece un contexto evolutivo para el ejercicio —explica *por qué* resulta vital—,
pero nos dice nada sobre *cómo* es que el ejercicio nos mantiene saludables. Sabemos, gracias a nuestro trabajo con los hadza y el resto
de la investigación mencionada en el capítulo 5, que la idea canóni-
ca —la de que el ejercicio nos ayuda a quemar más calorías— es incorrecta. Tristemente, cuando muchas personas descubren que el
ejercicio no tiene un efecto importante en el gasto energético diario
o un impacto duradero sobre el peso asumen que no es importante. ¡Ése es justo el mensaje *incorrecto*! Los datos producidos a lo largo de las últimas décadas en cientos de estudios y miles de sujetos
son claros: nuestros cuerpos funcionan mejor cuando nos ejercitamos. Pero si el ejercicio no incrementa la cantidad de calorías que
quemamos al día, ¿qué hace exactamente para mantenernos sanos?

En este capítulo nos adentraremos en los efectos del ejercicio en
nuestro cuerpo. En particular exploraremos su impacto sobre nuestro metabolismo. Como veremos adelante, la respuesta metabólica al ejercicio —la infinidad de compensaciones y adaptaciones que
mantienen bajo control el gasto energético diario— es una de las
razones fundamentales por las que el ejercicio es tan benéfico. Más
que una excusa para evitar el ejercicio, el gasto energético diario
restringido es una de las principales razones por las que la actividad
física regular es tan importante. El ejercicio no cambia la cantidad
de calorías que quemas al día, pero sí cambia *cómo* las gastas, y eso
hace toda la diferencia.

EL EJERCICIO LLEGA A TODAS PARTES

Los beneficios del ejercicio no se limitan a su efecto en la energética. Para empezar, te mantiene sano y con buena condición física,

que es una buena forma de mantener a la muerte a raya. Un ejemplo entretenido: los hombres que pueden hacer más de 10 lagartijas de una vez[4] tienen 60 por ciento menos probabilidades de sufrir un ataque cardiaco que los que no pueden (anda, deja el libro y prueba cuántas puedes hacer; te espero). La condición aeróbica se asocia con una mejor salud cardiometabólica, y también con vidas más largas y saludables. Los beneficios de mantenerse fuertes son de particular importancia conforme envejecemos. Una medida estándar del estado físico para las personas de avanzada edad es un prueba de caminata de seis minutos en la que una persona camina tanto como puede en (adivinaste) seis minutos. Los adultos mayores que pueden avanzar al menos 1,000 metros[5] en este tiempo corren la mitad del riesgo de morir en la década siguiente que los que no pueden ir más allá de 950.

La actividad vigorosa, que se define como cualquiera que exija 6 MET[6] o más (capítulo 3) tiene efectos positivos por todo el cuerpo. Se trata de actividades como trotar, jugar futbol o basquetbol, hacer senderismo o andar en bicicleta, que elevan mucho tu ritmo cardiaco. El ejercicio vigoroso acelera el paso de la sangre por las arterias, lo que desencadena la liberación de óxido nítrico[7] que las mantiene abiertas y elásticas. Los vasos flexibles mantienen baja la presión sanguínea y corren menos peligro de obstruirse o estallar, el tipo de calamidades que provocan infartos y embolias. La actividad moderada (de 3 a 6 MET, como caminar a buen ritmo, andar en bicicleta sin mucho esfuerzo o hacer jardinería) también es excelente. Permite que la glucosa salga de la sangre y entre a las células, y se sabe que mejora el humor, reduce el estrés e incluso ayuda a tratar la depresión. El ejercicio regular también te mantiene mentalmente agudo y desacelera la tasa de deterioro cognitivo[8] que ocurre con la edad. Correr y hacer otros ejercicios aeróbicos incrementan el flujo de sangre hacia el cerebro y provocan la liberación de neurotrofinas, moléculas que promueven el crecimiento y la salud de las neuronas. Dave Raichlen y colaboradores sostienen que caminar y correr mejoran las funciones cognitivas[9] porque obligan al cerebro a coordinar una avalancha de información visual y proveniente de otros sentidos para mantenerse en el camino y conservar la velocidad y el equilibrio.

El ejercicio no termina ahí. Como Dan Lieberman, mi asesor de tesis de doctorado en Harvard, explica detalladamente en su libro *Exercised* (*Ejercitado*),[10] la actividad física afecta todos los sistemas del cuerpo, desde la respuesta inmunitaria hasta la reproducción. Aún estamos tratando de entender los mecanismos de señalización que subyacen a estos efectos, pero su alcance es asombroso. Además de influir directamente en los sistemas nervioso y circulatorio, que se extienden por todo el cuerpo, ejercitar los músculos libera cientos de moléculas distintas en el torrente sanguíneo.[11] Apenas comenzamos a entender la infinidad de formas en las que nos afecta el ejercicio. No hay una sola parte del cuerpo que no sienta su influjo.

UNA FORMA DISTINTA DE ENTENDER LA ENERGÉTICA DEL EJERCICIO

El aprendizaje fundamental que obtuvimos a partir de nuestro trabajo con los hadza y otras poblaciones físicamente activas es que nuestro cuerpo trabaja con un presupuesto energético fijo. Se trata del modelo del gasto energético diario restringido (capítulo 5). Como ocurre con otros animales, los sistemas metabólicos con los que evolucionamos se ocupan de que quememos todos los días la misma cantidad de energía, aunque cambie la demanda. Por supuesto, experimentamos fluctuaciones diarias en el gasto energético; quemamos más calorías si hacemos ejercicio y menos si no lo hacemos. Pero nuestros cuerpos se adaptan a nuestras rutinas o cargas habituales. En la medida en la que aumentas la cantidad de energía que gastas en la actividad física, disminuye la energía disponible para otras tareas (figura 7.1).

Los gastos energéticos diarios restringidos cambian la forma en la que entendemos el papel del ejercicio en nuestro presupuesto energético diario. Con un presupuesto energético fijo ocurren compensaciones permanentes. En vez de sumarse a las calorías que quemas cada día, el ejercicio tiende a reducir la energía que se gasta en otras actividades. No puedes gastar dos veces las mismas calorías.

Si bien la importancia de estas compensaciones se entiende desde la época de Darwin, básicamente han sido ignoradas en el área de la salud pública. Por el contrario, como se vio en los capítulos 3 y 4, los clínicos y los investigadores en salud pública se han apegado a la visión del metabolismo tradicional: la de que el ejercicio sencillamente aumenta el gasto energético diario y no afecta la energía disponible para otras tareas. No fue sino hasta hace poco, con el auge de los estudios de gasto energético con agua doblemente marcada para una amplia variedad de estilos de vida, que salió a la luz el modelo restringido. Por ello apenas hemos comenzado a entender la importancia de las compensaciones metabólicas para el ejercicio y la salud.

En los últimos dos capítulos vimos lo astutas que pueden ser nuestras maquinarias metabólicas. Enfrentados a la restricción calórica, nuestros hipotálamos reducen nuestra tasa metabólica y le suben el volumen a nuestro apetito. Si entran demasiadas calorías, se aceleran las tasas metabólicas y se quema buena parte de la ingesta excesiva. Piensa por un momento qué significa esto para tus órganos y sus muchas tareas: cuando la energía es escasa se suprimen algunos procesos metabólicos no esenciales; cuando las cosas van bien se promueven algunos procesos metabólicos no esenciales. El efecto de la actividad física diaria en otros gastos metabólicos se muestra en la figura 7.1.

No es una sorpresa que los humanos y otros animales, herederos de 500 millones de años de evolución vertebrada, seamos muy astutos al decidir qué tareas sacrificar cuando las cosas se ponen difíciles y cuáles proteger. Mi ejemplo favorito proviene del estudio con ratones de laboratorio de John Speakman que mencioné en el capítulo 5. Su equipo sometió a ratones macho adultos a distintos grados de restricción calórica[12] y midió cómo respondían sus cuerpos conforme el déficit energético se hacía más y más grave. Las tasas metabólicas y la masa corporal se desplomaron, como se esperaba, pero los efectos no estuvieron distribuidos uniformemente por todo el cuerpo. Conforme los ratones bajaban de peso la mayor parte de los órganos, como el corazón, los pulmones y el hígado, se encogió (y quemó menos energía). Los cerebros estuvieron protegidos y mantuvieron su tamaño. El estómago y los intestinos, por el contrario, *crecieron,* en un costoso esfuerzo por exprimir hasta la última caloría de su comida. La mejor comparación, sin embargo, ocurre entre el bazo y los testículos. El bazo, un órgano crucial del sistema inmunitario, reaccionó de inmediato y se encogió mucho más que otros órganos. Los testículos, por el otro lado, estuvieron protegidos y cambiaron muy poco hasta que el déficit energético fue realmente desesperado. Me encanta este estudio porque pone claramente sobre la mesa la estrategia metabólica evolutiva de los ratones: la vida es corta. Ten bebés. El sistema inmunitario es opcional.

En especies longevas como la nuestra la estrategia metabólica evolutiva es distinta. El trabajo de Sam Urlacher con niños shuar ha mostrado que los niños que se encuentran combatiendo una infección incrementan la cantidad de energía que gastan en la defensa inmunitaria,[13] al tiempo que ralentizan su crecimiento. Al parecer, cuando las cosas se ven negras los humanos fijamos la vista a largo plazo y asignamos energía para el mantenimiento y la supervivencia.

Cuando el ejercicio comienza a comerse una gran fracción del presupuesto energético diario[14] restringido vemos que entra en funcionamiento la misma priorización: comienzan a eliminarse funciones. Las actividades que no son esenciales —los lujos que podemos darnos cuando la energía es abundante— son las primeras en apagar-se. Las actividades esenciales se protegen hasta el amargo final. Como resultado, el ejercicio tiene repercusiones generalizadas en cómo administramos nuestro metabolismo y dónde gastamos nuestras calorías, y esto tiene efectos trascendentales sobre nuestra salud.

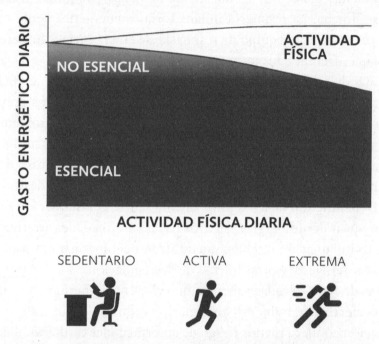

Figura 7.1. El gasto energético diario está restringido y no se incrementa con la actividad física diaria en una forma simple y lineal (véase capítulo 5). En cambio, conforme aumenta la actividad física diaria a causa de un estilo de vida más activo crece la cantidad de energía que se gasta en actividad física (área blanca) y se constriñe la energía dedicada a las tareas no esenciales. Bajo cargas de trabajo extremas la actividad física incluso puede comerse la energía de las tareas esenciales, provocando problemas como el síndrome de sobreentrenamiento.

Inflamación

Cuando tu cuerpo se encuentra bajo ataque de bacterias, virus o parásitos como la garrapata que vivió en las profundidades de mi nariz durante cinco días en Kibale, la primera línea de defensa del organismo es la inflamación. Las células del sistema inmunitario son enviadas al lugar de la infección, se libera en el torrente sanguíneo muchas moléculas señalizadoras llamadas citoquinas y el tejido se hincha. La respuesta inflamatoria es energéticamente cara pero esencial. Es el equipo de respuesta de emergencia, y lo necesitas para enfrentar a los invasores.

Cuando la inflamación ataca las zonas incorrectas y se vuelve contra nuestras propias células o contra unos inofensivos granos de polen en vez de alguna amenaza real surgen graves problemas. Es como si llegaran los bomberos a tirar puertas y a dirigir sus mangueras hacia una casa que no se está incendiando. En el caso de la inflamación crónica no se van nunca, y los resultados son destructivos. Dependiendo de los tejidos involucrados, la inflamación puede provocar desde alergias y artritis hasta enfermedades arteriales y más. La inflamación también puede afectar el hipotálamo y fomentar la sobreingesta y otras formas de desregulación.

Desde hace décadas sabemos que el ejercicio periódico es una forma efectiva de reducir la inflamación crónica,[15] y que menos inflamación conlleva menos riesgo de enfermedades cardiacas, diabetes y otras enfermedades metabólicas. Un presupuesto energético diario restringido ayuda a explicar por qué el ejercicio es tan efectivo para reducir la inflamación: cuando una gran fracción del presupuesto energético diario se gasta en ejercicio, el cuerpo se ve obligado a ser más frugal con las calorías que le quedan disponibles. Al suprimir la respuesta inflamatoria y guardarla para enfrentar amenazas reales, en vez de hacer sonar la alarma constantemente, se reduce la energía gastada en una activación innecesaria del sistema inmunitario.

Reactividad al estrés

Para enfrentar las emergencias reales que la vida inevitablemente te pone enfrente necesitas una respuesta al estrés saludable. Para que nuestros antepasados cazadores-recolectores pudieran escapar de los leopardos que los atacaban de vez en cuando era esencial que sus cuerpos pudieran producir una oleada de adrenalina y cortisol, el coctel de hormonas que desata la respuesta de lucha o huida. Hoy en día todavía es útil cuando necesitas huir de un perro o alcanzar un taxi. Pero tal como ocurre con la inflamación, cuando la respuesta al estrés se desencadena en forma incorrecta o nunca se apaga el resultado es estrés crónico, una condición devastadora para nuestra salud.

Se sabe bien que el ejercicio reduce el estrés y mejora el estado de ánimo, en parte al reducir la magnitud de la respuesta al estrés. Un buen ejemplo proviene de un estudio suizo que, para inducir una respuesta de estrés, puso a hablar en público a dos grupos de hombres:[16] atletas de resistencia y sujetos sedentarios. Los grupos eran de edades, pesos, alturas y niveles generales de ansiedad similares, pero sus respuestas al estrés resultaron notablemente distintas. Ambos grupos mostraron ritmos cardiacos y niveles de cortisol elevados, pero la respuesta de los atletas fue menor y se disipó más rápidamente. Sus cuerpos invirtieron menos energía en la respuesta al estrés, tal como predice el modelo del gasto energético diario restringido.

Otro excelente ejemplo de los efectos saludables del ejercicio como supresor de la respuesta al estrés proviene de un estudio con mujeres en edad universitaria con depresión moderada.[17] Las mujeres se apuntaron en un estudio de cuatro meses, con ocho semanas de trotes regulares y ocho semanas sin ejercicio estructurado. Como es de esperarse, a partir de nuestra perspectiva evolutiva del metabolismo, el ejercicio no tuvo efecto sobre el peso (sus cuerpos se ajustaron perfectamente al aumento en la carga de trabajo) pero sí redujo su respuesta al estrés. Cuando se ejercitaron en forma regular sus cuerpos produjeron 30 por ciento menos adrenalina y cortisol al día. Su depresión también mejoró, lo que demuestra una vez más los efectos generalizados del ejercicio en nuestros cuerpos.

Reproducción

Adivina, ¿quién tiene niveles de testosterona más altos, un hombre hadza en la flor de la edad o un bostoniano perezoso? Resulta que ni se acercan. Los niveles de testosterona entre los hombres hadza son más o menos la mitad de los estadunidenses promedio. Y no son sólo los hombres, ni únicamente los hadza. En todo el mundo, los hombres y las mujeres en sociedades pequeñas y físicamente activas como los hadza, los tsimané y los shuar tienen en la sangre niveles muchos menores de hormonas reproductivas (testosterona, estrógeno y progesterona) que sus contrapartes en el mundo industrializado sedentario.

Sabemos con certeza que los bajos niveles de hormonas reproductivas en las sociedades pequeñas se deben a sus estilos de vida muy activos porque reflejan los efectos del ejercicio sobre las hormonas que vemos en los estudios experimentales. Las mujeres de edad universitaria que participan en estudios sobre ejercicio muestran sistemáticamente niveles menores de estrógeno y progesterona, y sufren con más frecuencia trastornos de sus ciclos menstruales. Los efectos supresores del ejercicio sobre el sistema reproductivo son difíciles de explicar con ayuda de la tradicional idea sobre gasto energético, pero tiene todo el sentido del mundo desde una perspectiva de gasto energético restringido. Con más energía consagrada a la actividad física, queda menos disponible para la reproducción.

Los estudios que examinan las respuestas de las hormonas reproductivas al ejercicio también revelan lo largo que puede ser el proceso de ajuste durante el cual nuestros cuerpos se adaptan a distintos niveles de actividad física. Anthony Hackney, fisiólogo del ejercicio en la Universidad de Carolina del Norte, Chapel Hill, a unas cuadras de mi oficina, lleva décadas estudiando las respuestas fisiológicas al entrenamiento de resistencia. Al comparar los niveles de testosterona de los corredores de fondo con hombres sedentarios de la misma edad[18] descubrió que entre los hombres que llevan un años entrenando ocurre una disminución promedio de 10 por ciento en la testosterona, de 15 por ciento entre quienes llevan dos años y de cerca de 30 por ciento en quienes entrenan cinco años o más, lo que sugiere que pueden pasar años para que el cuerpo se ajuste plenamente a los distintos niveles de ejercicio. Estos estudios también sirven como puente entre la fisiología del ejercicio en el mundo industrializado y la ecología humana en grupos como los hadza. Esa reducción de 30 por ciento en la testosterona entre corredores de muchos años es más o menos la misma que vemos entre los hombres de pequeñas sociedades tradicionales que han tenido toda la vida para ajustarse a los altos niveles de actividad física.

Suprimir el sistema reproductivo puede parecer una mala idea pero, en general, es justo lo contrario. El ejercicio es uno de los medios más efectivos para reducir el peligro de sufrir cánceres[19] del sistema reproductivo (como el de mama y de próstata), en parte porque mantiene a raya los niveles de hormonas reproductivas. De hecho, los niveles de hormonas reproductivas en el mundo industrializado sedentario probablemente sean mucho más altos que en nuestros ancestros cazadores-reproductores, a juzgar por los que vemos en los hadza y en otras poblaciones tradicionales físicamente activas.

La supresión reproductiva inducida por el ejercicio tiene su costo, al menos en términos del tamaño promedio de tu familia. En poblaciones como los hadza, donde no existen métodos anticonceptivos y la gente suele preferir familias numerosas, las mujeres por lo general tienen un bebé cada tres a cuatro años. En Estados Unidos la mayor parte de las madres que pueden hacerlo tienen un bebé cada uno o dos años, aun si están amamantando. En el caso de las estadunidenses, sus menores niveles de actividad y el acceso a alimentos altos en calorías les permiten a sus cuerpos dedicar más energía a la reproducción y recuperarse del último embarazo más rápidamente que las mujeres hadza, algo que discutiremos nuevamente en el capítulo 9. El periodo entre nacimientos que experimentan las madres hadza probablemente se encuentra más cerca de la fisiología "normal" con la que evolucionamos los seres humanos.

Llevado al extremo, el ejercicio puede empezar a incidir en la función normal del sistema reproductivo. Con cargas de trabajo excesivas los ciclos ovulatorios se detienen por completo, la libido se evapora y el conteo de espermatozoides se desploma. Y ése apenas es el inicio de tus problemas.

EL LADO OSCURO

¿Recuerdas esa época a inicios de la década de los años 90 cuando el mundo del ciclismo se vio cimbrado por varios escándalos de dopaje? Por supuesto que no, porque estoy hablando de la década de 1890. Consumir drogas es un pasatiempo humano más antiguo que la invención de la rueda, así que era de esperarse que el dopaje ya existiera en los albores del ciclismo competitivo.[20] La bicicleta moderna se inventó en 1885, y en menos de una década el uso de drogas durante las competencias estaba generalizado y, por lo general, tolerado. Pero la gente empezó a preocuparse en la década de 1890 cuando los ciclistas comenzaron a morir. Al parecer el coctel predilecto para aumentar el desempeño —una mezcla de cocaína, cafeína, estricnina y heroína— tenía algunos efectos desagradables.

Pero los ciclistas perseveraron, y hasta la mitad del siglo xx siguieron usando estimulantes y analgésicos para tolerar extenuantes carreras de varios días como el Tour de France, que se inauguró en 1903. Tras el desarrollo y el uso generalizado de anfetaminas para turbocargar a los soldados de ambos bandos durante la Segunda Guerra Mundial, los atletas comenzaron a incorporarlas también a sus cocteles. No fue sino hasta 1967 que el Comité Olímpico Internacional decidió que ya era suficiente y prohibió el uso de estimulantes y narcóticos. El efecto fue inmediato: los ciclistas y otros atletas dejaron de admitir que se dopaban.

La década de 1960 también fue testigo de la expansión de la paleta farmacéutica de los ciclistas. Comenzaron a doparse con testosterona e imitaciones de la testosterona, hormonas muy potentes que promueven la masa muscular y la agresión. El COI también los prohibió en 1975, pero su uso sigue siendo generalizado. Una investigación de la Agencia Mundial Antidopaje de 2006 descubrió que la testosterona y sus parientes sintéticos[21] representaron 45 por ciento de las infracciones por dopaje ese año. Más tarde ese verano el ciclista estadunidense Floyd Landis ganó el Tour de France, pero lo despojaron de la victoria cuando falló una prueba de doping. ¿La culpable? La testosterona.

Desde un punto de vista estrictamente pragmático —dejando de lado los riesgos para la salud de beber veneno para rata y narcóticos, y el fracaso moral de hacer trampa— uno puede entender por qué los atletas se sienten tentados a ingerir estimulantes y analgésicos para acelerar en una carrera e ignorar a sus músculos agónicos. Pero *¿testosterona?* ¿Por qué los ciclistas arriesgarían su salud y sus carreras al tomar una hormona que el cuerpo fabrica por sí mismo? Por supuesto, la testosterona ayuda a desarrollar músculos más grandes, que pueden ser útiles durante el entrenamiento, meses antes de la temporada de competencias. También aviva la agresión competitiva, que puede resultar práctica durante la carrera si es que no te encuentras ya del humor correcto. Pero ¿por qué querría un atleta profesional, en las últimas etapas de la competencia más importante de su deporte, ganar *más* músculo u obtener motivación extra en forma de una sustancia química?

La respuesta se encuentra, en parte, en los efectos supresores del ejercicio sobre nuestro cuerpo. Con las cargas de trabajo que suele experimentar la mayoría de la gente —incluso los deportistas ambiciosos— los efectos supresores resultan benéficos. Mantienen la inflamación, la respuesta al estrés y las hormonas reproductivas en niveles saludables. Pero con cargas extremas el efecto es más agudo. Como discutiremos en el siguiente capítulo, los ciclistas del Tour de France como Landis queman más de 6,000 kilocalorías cada día de competencia, y la carrera dura casi un mes. Llevan sus cuerpos al límite. La consecuencia es dramática: sus cuerpos apagan otras funciones y se cobran una porción de las tareas esenciales que nos mantienen sanos (figura 7.1).

Éste es el lado oscuro del gasto energético diario restringido, y ayuda a explicar un fenómeno bien conocido, pero mal entendido en atletismo: el síndrome del sobreentrenamiento. Desde hace décadas sabemos que demasiado ejercicio puede ser malo para la salud. Con las cargas que con frecuencia soportan los atletas de élite, sus cuerpos terminan por descomponerse. Se enferman con más frecuencia y tardan más en recuperarse, porque su sistema inmunitario está debilitado. Las heridas tardan más en sanar. El salto de cortisol que ayuda a que nos despertemos en las mañanas está apagado, y se sienten cansados todo el tiempo. Sus sistemas reproductivos entran en hibernación. Baja la libido. Las mujeres tienen periodos irregulares o dejan de menstruar por completo. El conteo de espermatozoides de los hombres disminuye. La testosterona, la hormona que ayuda a mantener la masa muscular y sus ventajas competitivas, se desploma... a menos, por supuesto, que puedan elevarla artificialmente con unas cuantas inyecciones discretas.

Resulta revelador que darles más comida a los atletas sobreentrenados no resuelve el problema (a menos que sufran de un trastorno alimentario, que por desgracia no es infrecuente entre los atletas de élite). Por ejemplo, un estudio de 2014 de Karolina Lagowska y colegas les proporcionó suplementos alimenticios a 31 atletas de resistencia[22] (remeras, nadadoras y triatletas) que tenían ciclos ováricos irregulares y otros síntomas de sobreentrenamiento. A tres meses de saturarlas de calorías extra, el gasto energético de las mujeres aumentó una cantidad modesta: comían *y* quemaban cerca de 10 por ciento más calorías al día, el efecto metabólico que cabría esperar dada la respuesta usual del cuerpo a la sobreingesta. El peso y la cantidad de grasa corporal de las mujeres no cambió: no estaban almacenando la energía extra, sino usándola. Algunas de estas calorías extra fueron hacia el sistema reproductivo y aumentaron la producción de hormona luteinizante (que estimula los ovarios) en una proporción modesta, no suficiente para tener un impacto significativo en la función ovárica. El gasto energético diario aún estaba demasiado restringido para ingerir suficientes calorías que hicieran una diferencia, y sus prodigiosos regímenes de ejercicios aún se llevaban una parte demasiado grande del presupuesto energético como para que el sistema reproductivo funcionara normalmente.

Resulta interesante notar que investigadoras como Lagowska se toparon con los límites en el gasto energético diario hace décadas, pero desde un ángulo diferente. Ellas descubrieron que, al restarle la energía gastada durante el ejercicio al gasto energético total, se obtenía una estimación muy útil de las calorías disponibles para tareas distintas al ejercicio, como la función inmunitaria y la reproducción: la disponibilidad energética. Conforme aumentan las cargas de trabajo y la disponibilidad energética de un atleta cae por debajo de 30 kilocalorías al día por cada kilogramo de masa magra (un cálculo inadecuado para un atleta recreativo, pero es una forma de representar el tamaño corporal), el peligro de sobreentrenamiento se multiplica. La reacción intuitiva es proporcionar más calorías para tratar de aumentar el gasto energético diario. El gasto energético restringido ayuda a explicar por qué esto no funciona muy bien. Si el gasto energético diario es fijo, la única forma de aumentar la disponibilidad energética es disminuir la carga del entrenamiento.

Más que una aberración misteriosa o una carencia de alimento, el síndrome de sobreentrenamiento es, sencillamente, la extensión lógica de los mismos ajustes energéticos por los que el ejercicio moderado nos hace tanto bien. Como ocurre con el sexo, el agua, la música *bluegrass*, la cerveza y tantas otras cosas maravillosas, sí existe tal cosa como un *exceso* de ejercicio. Así pues, ¿cuánto ejercicio es suficiente y cuándo nos metemos en problemas?

DE SIMIOS Y ATLETAS

Debería ser fácil encontrar la cuota óptima de actividad física diaria; después de todo hay un mundo de distancia entre los chimpancés que pasan su día holgazaneando en Kibale y los maniáticos que corren el Tour de France con ayuda de la química. Nuestro pasado como cazadores-recolectores es, como de costumbre, un buen lugar para empezar.

Cazar y recolectar exigen mucho trabajo, pero no son el Tour de France. Nuestra investigación con los hadza demostró que los hombres y las mujeres suman unas cinco horas de actividad física al día. Una tercera parte de esa cifra —unas dos horas— se destina a lo que los fisiólogos llaman actividad "moderada y vigorosa", como caminar rápidamente o desenterrar tubérculos, el tipo de ejercicio que te acelera mucho el ritmo cardiaco. El resto es actividad "ligera", como pasearse por el campamento o recoger bayas. Las cargas de trabajo diarias para grupos como los tsimané y los shuar son parecidas. Por supuesto, los cazadores-recolectores actuales y otras sociedades pequeñas son culturalmente diversas, pero resulta razonable considerar que unas dos horas en el rango de actividad "moderada" o "vigorosa" es una aproximación razonable a la cantidad de actividad

física que hacían al día nuestros antepasados cazadores-recolectores. Si queremos pensarlo en términos de pasos al día, estaríamos
hablando de bastante más de 10 mil. Los hombres y las mujeres hadza promedian unos 16,000 pasos al día.[23]

Comparemos esto con el entrenamiento de los atletas de élite.
Los ciclistas profesionales entrenan unas cinco horas al día, casi todas en los niveles "vigorosos" de actividad (6+ MET). Los nadadores
olímpicos con frecuencia suman cinco o seis horas de nado al día
durante las temporadas de entrenamiento. Esto es tres veces más
ejercicio de lo que nuestros cuerpos evolucionaron para tolerar, según los estándares de los hadza. No es de extrañarse que los atletas
de resistencia profesionales se vean tentados a experimentar con
hormonas y otras sustancias que disfrazan las consecuencias metabólicas de sus programas de entrenamiento sobrehumanos.

En el otro lado del espectro, los chimpancés salvajes hacen menos de dos horas de actividad física al día,[24] y casi toda es ligera. Promedian unos 5,000 pasos al día,[25] una cifra notablemente parecida
a la del estadunidense adulto típico, que hace unas dos horas de actividad ligera (5,000 pasos al día) y menos de 20 minutos de actividad de moderada a vigorosa al día. A los chimpancés les funciona
muy bien su vida de holgazanería simiesca; sus cuerpos llevan millones de años adaptándose a ella. Pero el cuerpo humano ha evolucionado para esperar más: tres veces más, si usamos como guía a los
hadza y otras culturas de recolectores. A pesar de todas las fascinantes semejanzas que nos emparentan con nuestros parientes simios,
nuestras maquinarias metabólicas son esencialmente diferentes.
Cuando nos comportamos como simios, nos enfermamos.

Así, de buenas a primeras deberíamos tratar de pasar de pie unas
cinco horas al día, con una hora, más o menos, de ejercicio estructurado o de alguna otra actividad que nos suba el ritmo cardiaco.
Esta cantidad de actividad física nos ubicaría a medio camino entre
nuestros primos simios y los atletas olímpicos sobreentrenados, y

en la buena compañía de nuestros amigos cazadores-recolectores. Con un poco de suerte envejeceremos con corazones fuertes, piernas vigorosas y mentes lúcidas. Sanos como un hadza.

Estos niveles de actividad física estilo hadza concuerdan bien con los datos clínicos y epidemiológicos. En culturas de todo el mundo la actividad física diaria es uno de los indicadores más sólidos de calidad de vida y longevidad. Un estudio de gran escala siguió a cerca de 5,000 adultos estadunidenses por entre cinco y ocho años[26] para averiguar si la actividad diaria afectaba su riesgo de morir durante ese periodo. Las personas que hacían una hora o más de actividad moderada o vigorosa al día tenían 80 por ciento menos probabilidades de morir que los participantes más sedentarios. Un estudio similar con 150,000 adultos australianos[27] halló que una hora de ejercicio vigoroso al día ayuda a contrarrestar los efectos negativos de sentarse todo el día frente a un escritorio. En Dinamarca los hombres y las mujeres del célebre Estudio del Corazón de la ciudad de Copenhague[28] que promediaban al menos 30 minutos de ejercicio al día redujeron a la mitad su riesgo de morir.

Mi ejemplo favorito sobre cómo encontrar la cantidad perfecta de actividad física proviene de un estudio con trabajadores postales de Glasgow.[29] Como te imaginarás, estos hombres y mujeres caminan mucho todos los días para llevar el correo. Los carteros en el estudio que registraron 15,000 pasos al día (unas dos horas de caminata) estaban virtualmente exentos de problemas cardiacos y otras enfermedades metabólicas. Y estamos hablando de *Escocia,* hogar de las barras de chocolate fritas, con una de las menores expectativas de vida de Europa Occidental.[30] No tienes que mudarte a la sabana africana o disfrazarte de cazador-recolector para gozar los beneficios de un estilo de vida activo.

Para los que pasamos la vida frente a una computadora, enviando memes crípticos en vez de repartiendo el correo, una dosis hadza de actividad física puede sentirse fuera de nuestro alcance. Los

Centros de Control de Enfermedades de Estados Unidos recomiendan unos modestos 150 minutos de actividad moderada y vigorosa *a la semana,* y aun así sólo 10 por ciento de los estadunidenses alcanzan esa meta. Pero no te desesperes. Sólo trata de empezar a moverte. Busca hasta que encuentres una actividad que te encante. Usa las escaleras en vez del elevador. Ve al trabajo en bicicleta. No tiene que ser ejercicio; cualquier actividad física te ayuda a regular tu gasto energético y a reducir las calorías que gastas en inflamación y otras actividades perjudiciales.

Ya que estamos en esto, también podríamos aprender de los hadza y otros cazadores-recolectores sobre las mejores formas de descansar. La diferencia es en calidad, no en cantidad. Incluso sin luz eléctrica o el jardín de las delicias televisadas que nos tientan en Occidente, los hadza, los tsimané y otras poblaciones tradicionales duermen tanto[31] como los adultos en las poblaciones industrializadas, con un promedio de unas 7 u 8 horas por noche. Pero llevan un horario regular, dictado por el sol. En el mundo industrializado demasiadas personas hemos desplazado nuestros horarios, y el desajuste entre el reloj interno de nuestro cuerpos y nuestros horarios de sueño puede reducir el gasto energético diario y aumentar nuestro riesgo de enfermedades cardiometabólicas.[32] Los adultos hadza también acumulan la misma cantidad de horas de descanso[33] durante el día que los occidentales, y las pasan en el campamento o descansando durante una salida. Pero en el mundo industrializado pasamos demasiado tiempo de nuestras vidas en sillas y sofás cómodos que debilitan nuestros músculos. Los hombres y las mujeres hadza adoptan posturas de descanso más activas, como ponerse en cuclillas, que activan los músculos del abdomen profundo y las piernas. Incluso un nivel bajo de actividad muscular ayuda a reducir el nivel de glucosa, colesterol y triglicéridos en la sangre.

Entonces, ¿cuál es la cantidad ideal de ejercicio? *Más* es la respuesta sencilla. La gran mayoría de los occidentales nos parecemos demasiado a los chimpancés en nuestra actividad diaria, y quemamos demasiadas calorías en tareas no esenciales (y potencialmente dañinas) como la inflamación, en vez del ejercicio. A menos que ya llegues al límite de tus capacidades físicas con frecuencia, lo mejor que puedes hacer es pasar más tiempo en movimiento; tu cuerpo te lo agradecerá. También es buena idea ser consciente cuando estamos poco activos, evitar largos periodos sentados en una silla y mantener una rutina de sueño regular. Y si eres uno de los pocos que ya hace varias horas de ejercicio al día, busca las señales del sobreentrenamiento, como la fatiga constante o los resfriados que no se curan. Si un día te sorprendes a ti mismo inyectándote testosterona sintética en el trasero en un hotelito francés es una señal clara de que tienes que bajarle un poco.

PERO ESPERA, AÚN HAY MENOS

¿De verdad todos estos beneficios metabólicos del ejercicio no tienen ningún efecto sobre el peso? Bueno, pues la respuesta corta es *no*. Estas décadas de investigación han arrojado resultados inequívocos. Como discutimos en el capítulo 5, el ejercicio no es efectivo para la pérdida de peso, y estar más activo físicamente no es una buena protección contra el verdadero culpable del aumento patológico de peso: la sobreingesta. Pero hay dos salvedades importantes, excepciones curiosas en el efecto del ejercicio sobre nuestro cuerpo que merecen nuestra atención.

La primera es que una ausencia completa de actividad física —sentarse todo el día, todos los días, en el sillón o frente al escritorio— parece estropear la capacidad de nuestro cuerpo para regular sus tareas metabólicas, *incluyendo* la regulación del apetito. El ejercicio llega a todos lados: envía hormonas y otras moléculas hasta el último rincón del cuerpo. Sin estas señales y mensajes el sistema no funciona correctamente. Como ocurre con esos ermitaños millonarios que viven durante meses en la oscuridad[34] y sin contacto humano, las cosas se ponen raras. Las tareas básicas de la higiene celular, como la degradación de lípidos en la sangre o el transporte de glucosa dentro de las células, comienzan a desbaratarse.

Algunas de las primeras —y mejores— evidencias sobre los peligros de la inactividad provienen de un lugar improbable, la Fábrica de Yute Ludlow en Chengail, India. En 1956 la fisióloga Jean Mayer, de Harvard, se asoció con un dietista y un oficial médico[35] de esta gigantesca fábrica (por entonces tenía más de 7,000 empleados de planta) para estudiar los efectos de la actividad diaria sobre el peso corporal. Clasificaron a 213 trabajadores según las exigencias físicas de su trabajo, desde los vendedores que se sentaban en un puesto todo el día, seis días a la semana, hasta los cargadores que transportaban pacas de yute de más de 80 kilos por toda la fábrica. Por lo general la cantidad de actividad física diaria no tenía efecto sobre el peso: los oficinistas que arrastraban el lápiz pesaban lo mismo que los carboneros que hacían grandes esfuerzos (figura 7.2). Pero los hombres extremadamente sedentarios eran otra historia. Los vendedores, que Mayer describe como dueños de un "estilo de vida extraordinariamente inerte", pesaban 25 kilogramos más que los otros hombres. Los supervisores, el segundo grupo más sedentario, pesaban 15 kilos más. El sistema de controles y equilibrios que hace corresponder la ingesta de energía con el gasto no estaba funcionando.

Los mecanismos que llevan a la gente "extraordinariamente inerte" a la sobreingesta aún se están investigando. No es tan sencillo como que las personas sedentarias tengan gastos energéticos diarios más bajos. Si fuera así, veríamos que la actividad diaria y el peso tendrían una correlación en todos los hombres, no sólo en los más sedentarios. La falta de correspondencia entre actividad y peso es un fenómeno generalizado. Un estudio reciente de Lara Dugas, Amy Luke y colaboradores siguió a casi 2,000 hombres y mujeres[36] estadunidenses y de otras nacionalidades durante dos años y mostró que la actividad física diaria, medida con ayuda de un acelerómetro, no tenía efecto sobre el aumento de peso. Para la inmensa mayoría de las personas, la actividad física y la energía que quema al día no tiene efecto sobre el peso.

Una explicación más convincente es que la actividad física modifica la regulación del hambre y el metabolismo en el cerebro.[37] El ejercicio regular parece ayudar al cerebro a hacer corresponder el

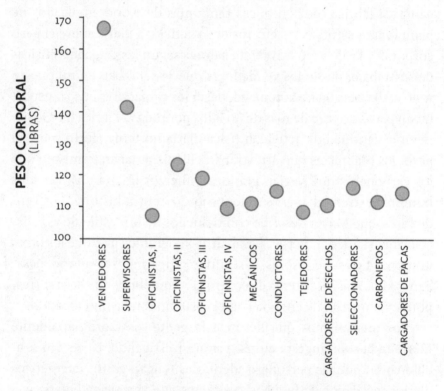

Figura 7.2. Pesos promedio de los hombres en el estudio de Meyer en la fábrica de yute Ludlow en 1956. Los hombres se agruparon y clasificaron según las exigencias físicas de su ocupación, desde vendedores sedentarios hasta cargadores de pacas "muy esforzados". La actividad física diaria no tenía correlación con el peso, excepto en los hombres más sedentarios.

apetito y las necesidades calóricas. Aquí la inflamación podría tener un papel. El sobreconsumo de alimentos grasosos, ricos en calorías, podría desencadenar inflamación en el hipotálamo, provocando una mala regulación de las señales de hambre y saciedad y un aumento de peso, al menos en ratas de laboratorio. Sólo es una hipótesis, pero tal vez la inflamación crónica provocada por la inactividad tiene efectos igualmente adversos en el cerebro.

Sin importar cuál sea el mecanismo, queda claro que pasar horas de inactividad todos los días es desastroso para tu salud. Como podemos ver en el estudio de la fábrica de yute, la inactividad extrema puede llevar a una alimentación desregulada y a un aumento patológico de peso. El tiempo que pasamos sentados todos los días, ya sea frente a la computadora o viendo televisión, es un fuerte pronosticador de enfermedades cardiacas, diabetes, cánceres y muchos otros problemas serios. Más de cinco millones de muertes anuales pueden atribuirse en el mundo a los estilos de vida sedentarios.[38] La modernización nos hace pasar tiempo bajo techo, lejos del sol y en el tierno abrazo de las pantallas. Y la letargia, tan parecida a la de nuestros parientes simios, nos está matando.

La segunda salvedad en la relación entre actividad y peso es que el ejercicio también puede ser útil para administrar el peso una vez que logras deshacerte de él. El ejercicio no es una herramienta muy útil para *perder* peso, pero al parecer sí lo es para *mantenerlo.* Un excelente ejemplo proviene de un estudio con policías obesos en Boston[39] (no se trata de los mismos hombres que en el estudio sobre testosterona que mencionamos antes). A los hombres se les asignó uno de dos programas de pérdida de peso durante dos meses: sólo dieta o dieta y ejercicio. Como era de esperarse, no hubo diferencia entre la cantidad de peso que perdió cada grupo. Pero una vez que se terminó la intervención activa para perder peso, los hombres que siguieron ejercitándose tuvieron mucho más éxito manteniéndolo (figura 7.3). Fue el caso tanto para los hombres que hicieron ejercicio durante los primeros dos meses como para quienes únicamente hicieron dieta de inicio. Y también ocurrió lo opuesto: los hombres que no hicieron ejercicio tras la pérdida de peso lo recuperaron todo.

Una de las mejores evidencias del papel del ejercicio para mantener la pérdida de peso proviene del Registro Nacional de Control de Peso,[40] un grupo en línea de más de 10,000 hombres y mujeres que han perdido al menos 15 kilos y han logrado mantener el nuevo peso durante al menos un año. Estas personas cuestionan la cínica idea de que es imposible conseguir una pérdida de peso significativa y sostenible. Los miembros del Registro han perdido en promedio más de 30 kilos y se han mantenido por más de cuatro años. Son realmente excepcionales.

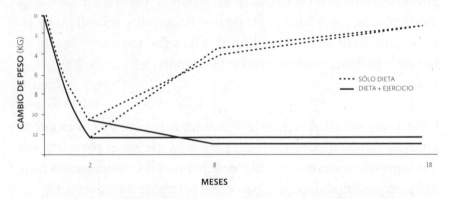

Figura 7.3. Pérdida y aumento de peso en los hombres del estudio de policías de Boston. Añadir ejercicio a una dieta reducida en calorías no incrementó la pérdida de peso durante la fase activa de pérdida de peso, de dos meses. Sin embargo, los hombres que hicieron ejercicio después mantuvieron su nuevo peso. Los que no se ejercitaron en los meses siguientes a la pérdida de peso lo recuperaron.

Vale la pena recordar que buena parte de lo que sabemos sobre los miembros del Registro proviene de encuestas. La gente no es muy de confiar cuando discute sobre su dieta, ejercicio o peso. Y sin embargo, los elementos en común entre estas historias de éxito son interesantes. En casi todas (98 por ciento) reportan un cambio en la dieta para perder peso, lo cual tiene sentido dado que la dieta puede afectar los sistemas de recompensa y saciedad de nuestro cerebro y repercutir en cuánto comemos (capítulo 6). También reportan estar más activos físicamente, y el ejercicio que con más frecuencia se añade es la caminata.

Son más reveladores los estudios empíricos con miembros del Registro realizados por investigadores que recolectan datos objetivos sobre su metabolismo y estilo de vida. Un estudio de 2018 comparó la actividad física diaria de los miembros del Registro (con ayuda de acelerómetros) con dos grupos más: adultos obesos que pesaban lo mismo que los miembros del Registro antes de su pérdida de peso y adultos de peso normal que nunca fueron obesos y pesaban lo mismo que los miembros del Registro en la actualidad. Como era de esperarse a partir de los resultados del estudio con policías de Boston, los miembros del Registro hicieron una hora más al día de actividad física ligera[41] (como caminata casual) y cerca de 40 minutos más de actividad física moderada y vigorosa que el grupo obeso. El ejercicio parece haber ayudado a los miembros del Registro a mantener lejos los kilos.

Notablemente, los miembros del Registro también sumaban más actividad física al día que los adultos de peso normal que nunca fueron obesos. En otras palabras, los miembros del Registro trabajaban más duro que los adultos que nunca fueron obesos para mantener el mismo peso corporal. Un estudio de seguimiento que midió sus gastos energéticos diarios explica la razón. A pesar de su tamaño y TMB menor, los miembros del Registro tenían los mismos gastos energéticos diarios que los adultos obesos. Sus cuerpos —o más

específicamente, los sistemas de control de peso en sus cerebros—
se habían quedado atascados en los gastos energéticos diarios que
tenían antes de perder peso, y debían administrar la misma cantidad de calorías que quemaban antes de su pérdida de peso, cuando eran mucho más voluminosos. Para mantenerse en equilibrio
energético y conservar su nuevo peso los miembros del Registro tuvieron que encontrar una forma de quemar todas esas calorías. El
ejercicio les dio la respuesta.

Los gastos energéticos diarios de los miembros del Registro Nacional de Control de Peso arrojan luz sobre los mecanismos internos
de nuestras maquinarias metabólicas. Para empezar, sugieren que la
ingesta diaria de energía con la que trabaja nuestro hipotálamo no
cambia mucho tras la pérdida de peso inducida por la dieta, ni siquiera si llevamos años con ese nuevo peso, cuando la respuesta de
inanición ha pasado y la TMB ha vuelto a la normalidad. Tal vez hay
un eco lejano de la respuesta de inanición que lleva al hipotálamo a
conservar su nueva marca para la ingesta de comida. Otra posibilidad
es que la restricción del gasto energético diario también afecte la regulación de la ingesta de energía y que el cuerpo se resista a efectuar
cambios en las calorías que incorpora. Como sea, es un problema.
Como discutimos en el capítulo 3, la pérdida de peso reduce nuestro
gasto energético diario. Si nuestros sistemas de hambre y saciedad
en el hipotálamo siguen fijos en la ingesta previa a nuestra pérdida
de peso nos llevarán a comer más calorías de las que quemamos, y
como resultado recuperaremos lentamente el peso hasta que nuestro peso corporal y nuestro gasto energético diario se encuentren
exactamente en el mismo lugar que al inicio. ¿Te suena conocido?

El ejercicio es una forma de mantener la pérdida de peso en un
mundo de gastos energéticos restringidos, y permite a las personas
que han perdido peso conservar sus viejas ingestas y gastos energéticos sin recuperar el peso. Como discutimos antes, el ejercicio también parece ayudar al cerebro a hacer corresponder mejor la ingesta

y el gasto. Es probable que el ejercicio haga ambas cosas para los que pierden peso con éxito; ayudar a llevar el gasto energético diario hasta los niveles previos a la pérdida de peso y regular la ingesta de comida.

IR AL LÍMITE

Hace unos años, durante una conferencia sobre metabolismo, me quedé hasta tarde en el bar del hotel hablando con un colega que había pasado su carrera investigando el gasto energético y la obesidad. Unas horas antes yo había dado una charla en la que presentaba las evidencias de que el gasto energético diario está acotado. Mis recuerdos son un poco borrosos, pero la conversación fue más o menos así.

—Tal vez tienes razón —dijo—, y el ejercicio no ayuda mucho a incrementar el gasto energético diario o a perder peso. Pero debes tener cuidado. En cuanto la gente se entere de que el ejercicio no le ayuda a perder peso va a dejar de hacerlo. Evitar la muerte no es un incentivo lo suficientemente poderoso. La única motivación confiable es la vanidad.

Era la opinión honesta de un científico frustrado, que sabía de lo que hablaba, sobre la debilidad inherente de la especie humana. Sospecho que tenía razón. Cuando se trata de nuestros deseos más recónditos, nuestros parientes simios holgazanes se parecen a nosotros más de lo que querríamos admitir. En lo profundo de nuestro subconsciente aún deseamos pasarnos el día echados, comiendo y acicalándonos. Los zoológicos humanos industrializados que hemos construido nos la ponen demasiado fácil. *Por supuesto* que nos gustaría evitar las enfermedades cardiacas. Pero primero nos gustaría revisar nuestros teléfonos. Tal vez conseguir una botana. Relajarnos un poco. Si el ejercicio no nos hace ver atractivos, puede esperar.

Pero el peligro de promocionar el ejercicio como un medio de perder peso es que no funciona. Con el tiempo la gente se da cuenta de que los resultados no coinciden con las promesas. Algunos seguirán haciéndolo, atraídos por los muchos otros beneficios del ejercicio —mejor ánimo, una mente más lúcida, un cuerpo más fuerte— y dispuestos a ignorar los señuelos. Pero habría más clientes satisfechos si los que trabajamos en el campo de la salud pública fuéramos más honestos sobre lo que vendemos. El ejercicio no te va a mantener delgado, pero sí con vida.

El ejercicio hace mucho más que acelerar nuestras maquinarias metabólicas. Es la sección rítmica de nuestra enorme orquesta interna, que hace marchar al mismo ritmo a nuestros 37 billones de células. El gasto energético diario restringido no disminuye la importancia de la actividad física. Al contrario. Que el gasto energético diario esté restringido ayuda a explicar por qué el ejercicio tiene efectos tan extendidos por el cuerpo. Mi laboratorio y otros estamos inmersos en la difícil tarea de desentrañar el impacto del ejercicio sobre nuestros otros sistemas. Sin duda queda mucho por descubrir sobre el impacto del ejercicio sobre el metabolismo y el resto de nuestro cuerpo.

Y sin embargo, las evidencias a favor del gasto energético diario restringido suscitan otras preguntas. ¿Cómo podemos reconciliar la idea de que el gasto energético sea limitado con los increíbles programas de entrenamiento que vemos en atletas de élite, montañistas y exploradores árticos? Como veremos en los últimos dos capítulos, la maquinaria metabólica que impulsa a una atleta Ironman, un ciclista del Tour de France o una excursionista en el Ártico es la misma que le da combustible a una mujer embarazada. Pero por más asombrosas que sean estas hazañas, no cuentan toda la historia de nuestro voraz apetito de energía. Durante la evolución de nuestra especie nuestras demandas energéticas han ido más allá de lo que nuestros cuerpos pueden proporcionarle. Las calorías que cada uno de nosotros tiene a su disposición le dan forma al mundo moderno… y amenazan nuestra supervivencia a largo plazo.

Capítulo 8

La energética al extremo: los límites de la resistencia humana

Bryce Carlson tiene el aspecto de una persona normal. A finales de la treintena, de cuerpo espigado y una gran sonrisa, resulta claro que está en forma, pero no se vería fuera de lugar en la fiesta de Navidad de la oficina; es la clase de tipo que todos los días se despierta animado a una hora impía de la mañana para hacer ejercicio antes de llegar a trabajar y durante el almuerzo menciona como quien no quiere la cosa que está entrenando para un maratón. Definitivamente un contendiente en la carrera anual de 5 kilómetros de la empresa, pero no un superhumano con un récord mundial.

Las apariencias engañan.

En la mañana del 20 de junio de 2018, en el muelle de Quidi Vidi en la costa de Newfoundland, Bryce hizo destellar su alegre sonrisa y despidió con la mano a un grupo de locales y periodistas. Miró su reloj —8:00 a.m.—, tomó los mangos de dos largos remos de fibra de carbono y *jaló*, sintiendo en los hombros y la espalda el peso de su bote *Lucille*. Pero *Lucille* no era el típico bote de remos; se parecía más a una nave espacial con remos, con un casco ovalado blanco y liso y una diminuta cabina encaramada en la proa. Y tampoco era el típico día en el agua. Al alejarse de la costa, con la espalda hacia el mar, Bryce intentaba pasar a la historia. Se disponía a cruzar el Atlántico Norte, con la esperanza de remar más de 3,000 kilómetros, solo y sin ayuda, hasta las islas Sorlingas, cerca de la costa sur de Inglaterra.

Incluso con un GPS y otras tecnologías modernas a bordo se trataba de un proyecto arriesgado. De las 14 personas que se habían embarcado en esta loca aventura sólo ocho habían completado el cruce.[1] Dos se habían ahogado en las aguas heladas y oscuras del Atlántico Norte, y sus cuerpos nunca fueron hallados. Pero no importaba; Bryce soñaba a lo grande. Sus planes no sólo eran sobrevivir el cruce sino ganarlo. Quería poseer el récord mundial por la travesía del Atlántico Norte con impulso humano más rápido de la historia. Él y *Lucille* tenían 53 días para llegar a Inglaterra.

Las cosas podrían haberle salido mejor. Casi al principio del viaje se rompió la unidad desalinizadora principal que usaba para obtener agua dulce. Se volteó una decena de veces, y el agua salada se coló a los aparatos electrónicos a bordo y estropeó el sistema de navegación. Pero Bryce persistió. Una tarde nublada de sábado, a principios de agosto, Bryce entró al puerto de St. Mary en las islas Sorlingas y desembarcó de *Lucille* para ser recibido como un héroe. Se habían reunido cientos de personas para echarle una mirada al dueño del nuevo récord. Bryce había logrado el cruce en 38 días, 6 horas y 49 minutos, pulverizando el viejo récord.

El viaje pasó factura. Durante el cruce Bryce comió entre 4,000 y 5,000 kilocalorías diarias,[2] pero quemó mucho más que eso. Llegó al otro lado del Atlántico con 8 kilos menos que al empezar; había quemado unas 625 kilocalorías de grasa y músculo al día, a pesar de su enorme ingesta de energía. Si sumamos la energía que consumía de su propio cuerpo a la energía que contenía su dieta, Bryce quemó bastante más de 5,000 kilocalorías diarias durante su odisea.

Durante su travesía oceánica, Bryce estuvo completamente solo, pero su metabolismo se encontraba en buena compañía: otros atletas de resistencia registran gastos igualmente altos. Los ciclistas del Tour de France queman 8,500 kilocalorías diarias durante la carrera.[3]

Los triatletas pueden quemar esa energía en un Ironman de 12 horas.[4] Se dice que Michael Phelps, la quimera humano-delfín ganadora de 23 medallas de oro olímpicas de natación, comía 12,000 kilocalorías al día[5] en época de entrenamiento. Estas hazañas parecen poner en duda la idea de que el gasto energético diario está restringido y de que nuestros cuerpos se ajustan a las cargas de ejercicio para mantener los gastos diarios en el rango normal de 2,500 a 3,000 kilocalorías al día. En este capítulo exploraremos esta interrogante e investigaremos los límites del gasto energético humano. Como veremos, la misma maquinaria metabólica que restringe nuestros gastos durante la vida diaria establece las fronteras de nuestras ambiciones más extremas. No tienes que ser sobrehumano para rebasar los límites de la resistencia humana. Sólo pregúntale a tu mamá.

CUESTIÓN DE TIEMPO

¿Qué tan rápido puedes correr? Es una pregunta sencilla, sin una respuesta sencilla. Tu velocidad máxima depende de la razón por la que estás corriendo y de lo seria que sea tu motivación. ¿Escapas de un león? ¿Juegas futbol con tus amigos de la primaria? También depende de *cuánto* tiempo vas a correr. Puedes hacer un sprint de unos segundos, pero si piensas correr un kilómetro tienes que bajar un poco el ritmo. Nuestra velocidad máxima se encuentra en un continuo, desde *sprints* cortos y rápidos hasta trotes largos y más lentos. Casi todos sabemos que así funcionan nuestros cuerpos desde aquellas tardes en las que jugábamos quemados en el patio de la escuela.

El efecto del tiempo en la resistencia es tan intuitivo e instintivo que por lo general no le prestamos mucha atención. Pero la fisiología de la fatiga no es para nada obvia. Los científicos del deporte y los fisiólogos aún discuten sobre los mecanismos de nuestro cuerpo que fijan dichos límites (si quieres un asiento de primera fila en esta refriega científica te recomiendo el excelente libro de Alex Hutchinson, *Resistencia*).[6] Una cosa es cierta: llegar a tu límite no se trata únicamente de que te quedes sin combustible. Por el contrario, al parecer tu cerebro integra señales provenientes de todo el cuerpo —incluyendo los subproductos metabólicos de los músculos en movimiento, la temperatura corporal, tu percepción sobre la dificultad y el tiempo de ejercicio que resta— y emplea esa información para regular cuán duro puedes esforzarte. Cuando te caes de cansancio, es tu cerebro el que te apaga, aunque tú no tienes ningún acceso a esas decisiones. Como vimos con el hipotálamo y su control sobre el apetito y el metabolismo, los sistemas neurológicos que determinan la resistencia y la fatiga operan en las profundidades del cerebro, fuera del alcance de nuestra conciencia.

En la década de 1990 el control neurológico de la fatiga y la resistencia era una noción controvertida, pero se fue aceptando conforme contamos con más evidencias. Primero resultó claro, gracias a los estudios de laboratorio y las experiencias de los sujetos, que una persona que se siente extenuada aún posee combustible de sobra. Incluso cuando sentimos que hemos alcanzado nuestro límite definitivo queda mucho ATP en nuestros músculos cansados y glucosa y ácidos grasos circulando por nuestra sangre. Con frecuencia vemos cómo los corredores de élite caen al piso al final de una larga carrera, totalmente extenuados, sólo para pararse un minuto después y correr una vuelta de la victoria por el estadio, sonrientes. Y en segundo lugar, el control neurológico de la fatiga ayudó a explicar los extraños efectos del estado de ánimo y la percepción sobre nuestro desempeño. De algún modo, los maratonistas de clase mundial que llevan dos horas probando sus límites aún son capaces de correr más rápido en la culminación de la carrera: la desesperación y la determinación pueden desbloquear un potencial atlético oculto. Por el contrario, los estudios de laboratorio muestran que la fatiga mental reduce la resistencia.[7] Los atletas y los entrenadores de todo

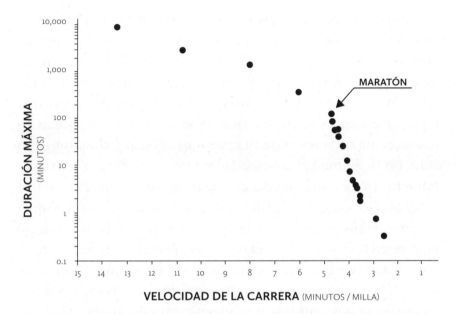

Figura 8.1. La resistencia, medida como la cantidad máxima de tiempo que puedes mantener una carga de trabajo dada, está íntimamente relacionada con la potencia. En la imagen se graficaron tiempos récords mundiales de carrera contra velocidades de la carrera en eventos que van desde 800 metros hasta 1,000 kilómetros de longitud. Los maratones se corren cerca de la velocidad máxima VO_2. A velocidades mayores la resistencia se desploma vertiginosamente y el cuerpo se ve obligado a depender del metabolismo anaeróbico para obtener un porcentaje cada vez mayor de la potencia.

el mundo conocen la importancia de encontrarse en el estado de ánimo correcto si uno quiere ganar.

El papel central del cerebro en la fatiga también ayuda a explicar la relación entre el gasto energético y la resistencia (figura 8.1). Estos efectos son fáciles de ver al correr, pero los mismos principios fisiológicos operan en la natación, el ciclismo y otros deportes. Como discutimos en el capítulo 3, cuando corres más rápido, quemas calorías

más aprisa. El efecto es lineal, esto es, si corres 10 por ciento más rápido tienes que quemar energía 10 por ciento más rápido. No es muy
diferente de lo que vemos en el motor de un automóvil: un aumento de 10 por ciento en la velocidad por lo general te hace quemar gasolina 10 por ciento más rápido (o agotar la batería 10 por ciento más
rápido, si conduces un automóvil eléctrico). Pero existen algunas diferencias importantes entre tu motor metabólico y el motor de tu
auto. En tu automóvil la velocidad no tiene un efecto importante
sobre la distancia que puedes conducir con un tanque lleno o una
batería recién cargada; sólo determina qué tan rápidamente te que-
das sin combustible. Pero con la carrera la velocidad tiene un efecto
enorme en la cantidad de energía que quemas antes de llegar a tu límite. Cuanto más rápido corres, menos energía quemas en total
antes de toparte con una pared. Si participas en una carrera de un
kilómetro te derrumbarás tras quemar 100 kilocalorías. Si corres
un maratón terminarás igual de cansado tras quemar 2,600. Cuando se nos acaba el combustible nuestros cuerpos no se detienen de
golpe (aunque puede sentirse que sí). La intensidad es importante.

Una de las razones por las que la velocidad afecta la fatiga es por
el cambio de tipo de combustible que tu cuerpo quema durante el
ejercicio.[8] Cuando estamos en reposo y durante las actividades de
baja intensidad (leer este libro o caminar por el parque) nuestros
cuerpos queman grasa como su fuente principal de combustible.
Esto tiene sentido como estrategia biológica: tienes una cantidad
casi ilimitada de energía almacenada en forma de grasa, y a bajos
niveles de gasto energético no necesitamos nada más aunque tome
más tiempo procesar y quemar esa grasa para fabricar ATP. Conforme la intensidad del ejercicio comienza a aumentar se agrega más
glucosa a la mezcla de combustible. Parte de esta glucosa adicional
la suministra el azúcar circulante en la sangre, parte de las reservas
de glicógeno en los músculos. Comparada con la grasa, la glucosa se
quema más fácil y rápidamente (incluso si está siendo derivada del

glicógeno). Este aumento en la disponibilidad permite que el músculo esté bien aprovisionado de ATP conforme la intensidad del ejercicio y la demanda energética se elevan.

La dependencia de glucosa a altas intensidades es la razón por la
que los corredores hablan de turbocargarse de carbohidratos y planear sus bebidas y barras energéticas durante la carrera con mucho
cuidado. Quedarse sin carbohidratos que quemar lleva a la temi-
da "pájara", un estado de debilidad y aletargamiento un poco zom-
bi durante el cual tu cuerpo se ve obligado a ajustar la mezcla de
grasas y glucosa que quema. Algunos corredores hacen justamente eso, ejercitarse en un estado reducido en carbohidratos para que
sus cuerpos aprendan a quemar más grasas y a ahorrar la preciada
glucosa (las vías para quemar grasas que se muestran en la figura 2.1
se fortalecen, en parte mediante la producción de mayor cantidad
de las enzimas necesarias). Pero hay límites a la cantidad de energía
que proporciona la grasa. El día de la carrera todo depende de los
carbohidratos.

En algún punto, conforme siguen aumentando la velocidad y el
gasto energético, las mitocondrias son incapaces de producir ATP lo
suficientemente rápido para satisfacer la demanda, ni siquiera con
un suministro continuo de glucosa. Si estamos midiendo el consumo de oxígeno en el laboratorio, cuando llegas a este punto observamos cómo el consumo de oxígeno alcanza una meseta y permanece
estable incluso cuando tu velocidad y tu demanda energética siguen
aumentando. Quiere decir que ya no durarás mucho. Tu punto de
quiebre es tu VO_2 máximo, el límite de tu capacidad aeróbica. La cadena de suministro que lleva oxígeno y glucosa hasta tus células y
las convierte en ATP dentro de las mitocondrias ha alcanzado su límite. Ya no puede producir energía más rápido.

Con tu producción de ATP aeróbica (basada en oxígeno) rebasa-
da, los músculos se ven forzados a pasar al metabolismo anaeróbico
(capítulo 2). Conforme se incrementa el metabolismo anaeróbico la

producción de CO_2 sigue creciendo, aunque el consumo de oxígeno permanezca sin cambio. El pH de tu sangre se hace más ácido. La glucosa de tu sangre se descompone en piruvato, la molécula que salta dentro de las mitocondrias, se transforma en acetil CoA y alimenta el ciclo de Krebs. La recompensa es bastante ATP (figura 2.1), pero ahora hay un embotellamiento para entrar a las mitocondrias, y el exceso de piruvato se desvía y se convierte en lactato y luego en ácido láctico. Tus músculos comienzan a arder. *¿Cuánto tiempo más puedes seguir?* Tu cerebro tiene la última palabra. Todos los corredores conocen una voz oscura y amorfa que comienza a gemir en el interior de su cabeza, rogándoles que *paren.* Su volumen e intensidad crece hasta que te traga por completo. A la larga te rindes; ya no puedes dar un paso más. O bajas la velocidad o te desmoronas en forma de un bultito jadeante.

El gasto energético y el límite VO_2 máx. son las únicas piezas del rompecabezas que determinan las fronteras de tu resistencia, pero son cruciales. El cerebro escucha con atención el momento en el que el cuerpo pasa del metabolismo puramente aeróbico a una mezcla más problemática de aeróbico y anaeróbico. Conforme los corredores de élite alcanzan su velocidad VO_2 máx. su resistencia se desploma (figura 8.1). Un maratonista de clase mundial puede mantener un ritmo de 4:41 minutos por milla —*justo* en el límite de su VO_2 máx.— durante poco más de dos horas. Si aumenta esta velocidad apenas 5 por ciento, a 4:28 minutos por milla, la cantidad de tiempo que puede conservar el ritmo se divide a la mitad. Quiere decir que ha cruzado el umbral de su VO_2 máx. y que el mecanismo que regula el metabolismo anaeróbico para darle combustible a sus músculos le indica al cerebro que meta el freno antes de que ocurra algún desperfecto. Cualquier aumento de velocidad a partir de este punto hará que su resistencia —la cantidad máxima de tiempo que puede correr antes de colapsar— caiga precipitadamente conforme su cuerpo depende más y más del metabolismo anaeróbico.

Nuestra maquinaria metabólica es la que da forma al paisaje interno e invisible de las carreras de resistencia. Los maratones son emocionantes porque toda la carrera se realiza en la orilla de un acantilado, justo al borde del límite de VO$_2$ máx. (figura 8.1); cada corredor monitorea su propio cuerpo y trata de leer el de sus oponentes en busca del momento propicio para sacarles ventaja. El límite de VO$_2$ máx. convierte las carreras más cortas en un deporte sangriento en el que cada competidor intenta encontrar la mezcla justa de oxígeno y de dolor para completar carreras más y más rápidas sin reventar antes del final.

Aun así, los deportes de pista y campo suelen ser bastante cortos. Incluso un maratón llega a su fin en menos de tres horas si eres rápido. ¿Qué pasa con los eventos *realmente* largos? ¿Esos poco glamorosos e interminables derroches de sufrimiento, por ejemplo aquellos en los que tú y una jauría de perros cruzan la Antártida durante tres meses, el trineo que llevaba toda tu comida se cae dentro de una grieta sin fondo y terminas comiéndote a los perros uno por uno[9] en un intento desesperado por llegar a casa? Esta clase de eventos es, comprensiblemente, bastante rara, pero un número cada vez mayor de estudios ha monitoreado los gastos energéticos de personas como Bryce, que buscan extender los límites del desempeño humano. Lo que nos enseñan sobre la resistencia ha transformado nuestra comprensión de los límites metabólicos de nuestros cuerpos.

LA RESISTENCIA A LO LARGO DE DÍAS, SEMANAS Y MESES

Por más impresionante que haya resultado, el cruce del Atlántico Norte no fue la expedición más larga de Bryce Carlson. Antes de cruzar un océano cruzó un continente.

En la mañana del 16 de enero de 2015 un alegre y valiente equipo de corredores se reunió en Huntington Beach, California, con arena en los zapatos y el océano Pacífico a sus espaldas. Bryce estaba allí, por supuesto, con cerca de una decena más de hombres y mujeres ansiosos por ponerse en marcha. Uno de ellos, un hombre llamado Newton, residente de Vermont, estaba celebrando su septuagésimo tercer cumpleaños, pero los corredores no se encontraban en el lugar para soplar las velitas. Estaban por emprender una audaz carrera transcontinental: la Carrera a través de Estados Unidos.

Arrancaron a las 8:00. Cruzaron con un cómodo trote la expansión urbana del sur de California, en dirección este, hacia el sol. Para media tarde los corredores ya habían completado un maratón, el objetivo para ese día. Descansaron en un campamento temporal cerca de la línea de meta, se fueron a la cama, se despertaron al día siguiente y lo volvieron a hacer. Y otra vez, y otra vez... Bryce y los otros participantes de la Carrera a través de Estados Unidos, incluyendo a Newton, corrieron un maratón al día, seis días a la semana (y a veces siete) por 140 días. Recorrieron casi 5,000 kilómetros, abriéndose camino por los desiertos del suroeste estadunidense, las montañas y las planicies de Texas, los verdes bosques de las Carolinas y el norte de Washington, D. C., para terminar en la Casa Blanca.

Por suerte para nosotros, Darren y Sandy Van Soye, el equipo de marido y mujer que organizó la Carrera a través de Estados Unidos, invitó a un grupo de científicos a participar en ella (Darren también era uno de los corredores). Bryce, por entonces profesor en Purdue University y miembro del equipo principal de corredores, tuvo la preclara idea de organizar un componente de investigación para la carrera, y los Van Soye estuvieron de acuerdo en que él lo encabezara. Durante una conferencia sobre antropología el año previo a la carrera, Bryce me abordó de buenas a primeras y me preguntó si quería medir los gastos energéticos de los corredores. Era la primera vez que veía a Bryce o escuchaba algo sobre la Carrera a través de Estados Unidos, y estaba seguro de que deliraba. ¿Una carrera de cinco meses y 5,000 kilómetros a través de toda América del Norte? Todo el proyecto sonaba absurdo. Acepté de inmediato.

Con mis colaboradores Cara Ocobock (una exestudiante de doctorado de mi laboratorio) y Lara Dugas (a quien conocimos en el capítulo 5) conjuramos un plan. Mediríamos los gastos energéticos diarios y las TMB de los corredores antes de la carrera y luego dos veces durante el evento: al principio y al final. Pensamos que estas medidas nos darían dos datos de crucial importancia. Primero, al tomar dos medidas durante la carrera tendríamos una medición confiable de las calorías que quemaban cada día con cargas de trabajo extremas, un dato inusual y muy valioso. Segundo, podíamos comparar gastos energéticos diarios al principio y al final de la carrera para determinar la compensación energética. ¿Podrían los cuerpos de los corredores adaptarse a cargas tan extremas, reduciendo el gasto energético para compensar el colosal aumento en la actividad física?

Seis de los corredores principales aceptaron participar en nuestro estudio metabólico. Caitlin Thurber, una estudiante de posgrado de mi laboratorio, encabezó el trabajo de campo de medir los gastos energéticos diarios (usando agua doblemente marcada). Viajó a California para el comienzo de la carrera y luego, cinco meses después, a Virginia durante la semana final. Incluso localizó a dos corredores que se separaron a mitad de la carrera para seguir un programa más rápido (probando, una vez más, que la ambición y la cordura son relativas). Lara Dugas también reunió cuidadosas mediciones de TMB de los corredores al principio y al final de la carrera, aunque ella no pudo echar mano de los dos competidores rebeldes. Uno de los seis corredores de nuestra muestra abandonó la carrera a las pocas semanas a causa de una lesión.

Cuando Caitlin procesó las muestras de agua doblemente marcada ese verano obtuvo un emocionante conjunto de resultados. Durante la primera semana de la carrera los corredores quemaron exactamente lo que habríamos predicho al sumar el costo de un maratón (unas 2,600 kilocalorías) a sus gastos diarios antes de la carrera. Era exactamente lo que esperábamos. Una semana no es tiempo suficiente para que el cuerpo se ajuste a la nueva carga de trabajo —un maratón al día—, así que el costo de la actividad sencillamente se sumaba al presupuesto normal del cuerpo. Bryce y los otros corredores promediaban la increíble cantidad de 6,200 kilocalorías al día.[10]

Pero para el final de la carrera, 140 días después, sus cuerpos habían cambiado. Incluso con la misma carga demencial de un maratón al día los corredores quemaban 4,900 kilocalorías al día, una cifra aún impresionante, pero menor a la de la primera semana de la carrera. Parte de ese decremento podía atribuirse a las montañas más bajas del este y a que perdieron un poco de peso durante el evento, pero al menos 600 kilocalorías al día sencillamente parecían haberse esfumado de su presupuesto energético diario. Ésta era la compensación energética, su metabolismo restringido en acción: enfrentados a una enorme carga de trabajo los cuerpos de los corredores redujeron el gasto energético dedicado a otras tareas para tratar de mantener a raya los gastos energéticos. El enorme costo de un maratón diario era más de lo que podía absorber la compensación energética —sus gastos energéticos durante las últimas semanas de las carreras seguían bien por arriba de sus cifras previas al evento—, pero sus cuerpos lo estaban intentando.

Encontramos otro detalle interesante cuando analizamos las mediciones de TMB de Lara Dugas: a diferencia de lo que ocurrió con los gastos energéticos diarios de los corredores, sus TMB no cambiaron para nada entre el principio y el fin de la carrera (si acaso fueron un poquitín más altas). La compensación energética no se reflejó en el componente de TMB del gasto energético diario. Por el contrario, el componente del gasto energético que se encogió fue lo que normalmente llamamos gasto energético por actividad [física] o GEA, la porción del gasto energético diario que queda cuando restas la TMB y los costos de la digestión. Resulta curioso que la GEA se reduzca a pesar de que la carga de trabajo (un maratón al día) permaneciera constante, pero de hecho vemos que la compensación energética se manifiesta con regularidad en el componente de GEA.[11] ¿Por qué el gasto por actividad se reduce cuando el ejercicio aumenta?

Una posibilidad es que la gente reduzca sus comportamientos no vinculados con el ejercicio —lo que el investigador James Levine llamó termogénesis por actividad sin ejercicio o TASE—[12] para reducir el GEA cuando sus cargas de actividad aumentan. La idea es que el cuerpo puede reducir inconscientemente algunas conductas sutiles y que suelen pasarse por alto, pero que queman calorías, como juguetear con los dedos o permanecer de pie, en respuesta al incremento de la demanda por el ejercicio. Es una idea interesante que sin duda contribuiría a explicar la compensación energética, pero las evidencias son mixtas. Como han mostrado Ed Melanson y otros, la mayor parte de los estudios que miden la respuesta TASE al ejercicio[13] han encontrado efectos reducidos o nulos. Además resulta difícil imaginar que los participantes en la Carrera a través de Estados Unidos se ahorraran 600 kilocalorías al día dejando de juguetear con los dedos.

La otra explicación posible es que el GEA detecte más que la mera actividad física. Nuestros cuerpos tienen un fuerte ritmo circadiano: la tasa metabólica en reposo (el metabolismo colectivo de nuestros órganos en acción) sigue una trayectoria diaria parecida a la de una montaña rusa:[14] sube y baja; alcanza la cima a finales de la tarde y su valle temprano por la mañana. Medimos la TMB durante el valle, a principios de la mañana. Cuando calculamos el GEA al restarle la TMB y los costos de la digestión al gasto energético diario ignoramos implícitamente el ascenso diario en el gasto energético en reposo, y agrupamos todas esas calorías que no se gastan en ninguna actividad como parte del GEA. Yo tengo la sospecha de que la compensación energética que con frecuencia vemos desprenderse del GEA refleja una decreciente amplitud en la fluctuación circadiana del gasto energético en reposo. El incremento en la carga de trabajo no necesariamente hace más bajos los valles del gasto en reposo, pero sí aplana los picos. El decremento resultante en el GEA hace que *parezca* que la compensación energética es producto de los cambios en la actividad, pero de hecho se debe a la reducción en el gasto energético producto de todo lo demás, por ejemplo la supresión saludable de la actividad inmunitaria, las hormonas reproductivas y la reactividad al estrés que discutimos en el capítulo pasado. Es un área muy activa de investigación, y mi laboratorio y otros estamos trabajando para poner estas ideas a prueba.

ES ALIMENTARIO, MI QUERIDO WATSON

Como tenía curiosidad por saber cómo se comparaban los gastos energéticos diarios de los participantes en la Carrera a través de Estados Unidos con otros esfuerzos físicos de largo aliento me eché un clavado en la bibliografía científica para encontrar lo que pudiera sobre el metabolismo durante eventos extremos: el triatlón Kona Ironman, el ultramaratón de 160 kilómetros de los Estados Occidentales, el Tour de France, el senderismo antártico, expediciones militares, todo. Encontré algunas estimaciones verosímiles del gasto energético diario de los poseedores de récords de distancias ultralargas, desde la máxima distancia corrida en 24 horas hasta el récord de 46 días para la Senda de los Apalaches, que tiene 3,500 kilómetros de longitud. Busqué eventos de resistencia que duraran más que la Carrera a través de Estados Unidos, pero salí con las manos vacías. La actividad más larga y energéticamente más costosa que pude encontrar fue el embarazo: nueve meses, con gastos energéticos diarios de 3,000 kilocalorías diarias o más en el tercer trimestre.

Cuando estudiamos estos récords de resistencia humana resulta obvia una cosa: los gastos energéticos fueron más altos para los
eventos más cortos, como el triatlón, y más bajos para los eventos
más largos, como el Tour de France. Sin embargo, era difícil comparar todos los estudios, en buena medida porque los sujetos diferían mucho en tamaño corporal, cosa que como sabemos afecta las
tasas metabólicas (capítulo 3). Para compensar el tamaño, recurrí a
lo que solemos hacer los investigadores del metabolismo: dividí el
gasto energético diario entre la TMB. Esta proporción, llamada alcance metabólico, elimina el efecto del tamaño corporal, puesto que
el tamaño afecta tanto el gasto diario como la TMB de forma similar.
Imagina que el alcance metabólico es un gasto energético diario con
corrección de tamaño.

Cuando grafiqué el alcance metabólico contra la duración el resultado fue sorprendente y hermoso. Desde mi computadora me
observaba una línea clara y elegante, un gracioso arco que se curvaba hacia abajo, desde los altos gastos de los eventos más cortos hasta
los bajos costos de los eventos más largos (figura 8.2). Me di cuenta
de que estaba observando un mapa.

Estos puntos, esa línea, marcaban los límites de la resistencia
humana. Añadí rápidamente todos los otros estudios de resistencia
extrema que pude encontrar, desde actividades militares hasta atletas en entrenamiento. Cada uno cayó, diligentemente, dentro de los
límites de la capacidad humana. Ninguno destacó de esta frontera.
¿Y el embarazo? Cayó perfectamente dentro del límite, marcando el
extremo más lejano de nuestra capacidad metabólica. Las madres
gestantes desafiaban los mismos límites metabólicos que los ciclistas del Tour de France. El embarazo es el máximo ultramaratón.

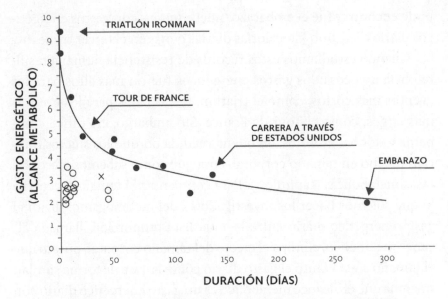

Figura 8.2. Los límites a la resistencia (que se muestran aquí como alcance metabólico, o múltiplos de la тмв) para eventos que duran días, semanas o meses. Los círculos sólidos son eventos en los límites de la resistencia humana (algunos están indicados). Los círculos vacíos indican estudios de otras actividades de larga duración y alta intensidad, desde montañismo hasta entrenamiento olímpico. El gasto estimado para el cruce del Atlántico Norte de Bryce Carlson está marcado con una ×.

Sabemos que el techo metabólico en la figura 8.2 es un límite real porque nadie lo ha cruzado jamás. Los ciclistas y triatletas de élite y otros que se han aventurado a las fronteras de nuestro mundo metabólico entrenan durante toda su vida para acercarse a esos límites tanto como sea posible. Sus contendientes hacen lo mismo, de modo que las carreras se definen por los márgenes mínimos, apenas segundos que separan a los competidores más fuertes tras horas o incluso semanas de carrera. Si pudieran romper de algún modo el techo metabólico —si, por ejemplo, un ciclista pudiera mantener el alcance metabólico de un ultramaratonista de 100 kilómetros durante las cuatro semanas del Tour de France— ganarían por horas y terminarían la carrera con una ventaja de kilómetros del resto del pelotón. Pero no lo hacen, porque no pueden. No pueden exceder los límites del cuerpo humano; sólo pueden llevarse hasta los límites y esperar que sus opuestos pestañeen primero.

Bryce Carlson es el único ser humano que conozco que ha visitado la frontera metabólica dos veces en deportes sumamente distintos. Él y el equipo principal de la Carrera a través de Estados Unidos llegaron al límite mientras corrían por el continente, y él casi la alcanza de nuevo cuando cruzó remando el Atlántico Norte a bordo de *Lucille.*

LA RESISTENCIA ES UN ASUNTO VISCERAL

Poco después de reunir las mediciones que tomamos durante la Carrera a través de Estados con las de los otros estudios de alto rendimiento presenté nuestro descubrimiento de los límites metabólicos humanos en una conferencia de energética en Suiza. John Speakman, un pionero en fisiología metabólica, se mostró elogioso, pero bastante poco impresionado. Speakman había realizado varios estudios en busca de los mecanismos fisiológicos que acotan los gastos energéticos máximos en mamíferos. El trabajo de John apuntaba hacia la termorregulación como el asunto crítico: si las tasas metabólicas suben demasiado el cuerpo se sobrecalienta. En un estudio memorable, rasuró ratonas con crías lactantes[15] para demostrar que podían quemar más calorías y producir más leche cuando eran capaces de perder calor corporal más rápidamente. Yo había cartografiado los límites del rendimiento humano, pero John quería conocer el mecanismo fisiológico que lo configuraba.

No había pensado mucho sobre el mecanismo, pero no me parecía que el límite termorregulador fuera muy probable. Después de todo, en nuestra amplia muestra de estudios estaban representadas personas que corren triatlones en Hawái, andan en bicicleta durante los ardientes veranos europeos y caminan por la helada Antártida. Todos coinciden en los mismos límites de resistencia. Si el sobrecalentamiento fuera el obstáculo principal los excursionistas antárticos —como los ratones rasurados de Speakman— deberían haber sido capaces de exceder los límites normales de la resistencia humana.

John y yo trabajamos con los datos y encontramos una explicación más robusta. Cuando graficamos la pérdida de peso contra el gasto energético de los atletas de rendimiento de nuestra serie de datos apareció un patrón muy claro. La pérdida de peso aumentó proporcionalmente al gasto diario. Estos atletas no trataban de perder peso —por el contrario, intentaban atiborrarse con tanta comida alta en calorías como consiguieran deglutir—, pero por más que lo intentaran no conseguían ingerir calorías lo suficientemente rápido como para satisfacer sus necesidades, y conforme se incrementaban los gastos crecía el déficit energético.

Luego, otra pieza del rompecabezas encajó en su lugar. Cuando juntamos las mediciones de gasto energético diario con los datos de pérdida de peso encontramos que todos los atletas (y madres gestantes) de nuestra serie de datos consumían la misma cantidad de energía al día. Sin excepción, desde los exploradores antárticos hasta los corredores de distancia de clase mundial, los cuerpos de estas personas absorbían aproximadamente dos y media veces su TMB (tal como hicimos con el gasto energético, calculamos la ingesta energética como múltiplos de la TMB para compensar las diferencias en tamaño corporal). Todo el gasto energético, por encima del límite de ingesta de dos veces y media su TMB, provenía de sus reservas de grasa, y ésta era la razón por la que los atletas por encima de ese nivel de gasto perdían peso.

Para poner a prueba si el cuerpo realmente es incapaz de absorber más energía incluimos en el análisis estudios de sobreingesta forzada. En estos estudios la gente come muchas más calorías de las que quema cada día. También en estos casos, cuando calculamos la cantidad total de calorías absorbidas por el cuerpo, todos en la serie de datos rondaban las dos y media veces la TMB. Para ponerlo en términos de calorías: sin importar las circunstancias, la cantidad máxima de energía que el cuerpo puede absorber es de unas 4,000 o 5,000 kilocalorías diarias. Más allá de esto te encontrarás en un equilibrio energético negativo, quemando más grasas y glicógeno del que puedes reponer diariamente y consumiéndote lentamente.

Por supuesto, puedes mantener un equilibrio energético negativo durante unos pocos días o incluso unos cuantos meses; eso es lo que refleja la parte más elevada del límite de resistencia humana. Pero no puedes estar así por siempre. Para tener una resistencia realmente ilimitada necesitas conservar el peso corporal, y para hacerlo tienes que mantener tu gasto energético diario en cerca de dos veces y media la TMB (aproximadamente 4,000 a 5,000 kilocalorías) o menos. Tu cuerpo sencillamente no puede digerir y absorber calorías más rápido que eso. Para eventos que duran días, meses o más, lo que nos frena no son nuestros músculos: son nuestros intestinos.

Aún no sabemos cómo hace el cuerpo para interpretar la pérdida de peso durante los eventos de varios días o semanas y traduce esa señal en fatiga y pérdida de resistencia. Es prácticamente seguro que el cerebro coordina esta respuesta, como ocurre con los maratones y las carreras más cortas. Después de todo, los ciclistas no se detienen porque tienen *hambre*; se detienen porque están *extenuados*, una sensación que se fabrica enteramente en el cerebro.

Lo que sí creemos es que la señal de pérdida de peso desempeña un papel central. Como discutimos en el capítulo 5, el cerebro monitorea los cambios de peso con mucha precisión y responde apropiadamente. Así pues, resulta lógico pensar que la tasa de pérdida de peso es una señal crítica para el cerebro durante su tarea de regular la resistencia y el esfuerzo. Y, a la inversa, encontrar una forma de multiplicar la capacidad del cuerpo para absorber calorías sería una forma efectiva de aumentar la resistencia en eventos de varios días y semanas. Los ciclistas del Tour de France —o en todo caso sus doctores— parecen concordar. En las décadas de 1980 y 1990 algunos ciclistas comenzaron a inyectarse dosis intravenosas de lípidos y glucosa[16] por las noches, entre etapas de la carrera. Suministrar estos nutrientes directamente en el torrente sanguíneo esquiva el sistema digestivo y los límites normales a la absorción de energía. Tal vez por eso algunos ciclistas del Tour de France (que, hay que aclarar, fueron medidos durante una carrera en la década de 1980) perdieron menos peso del que era de esperarse. Comparados con otros atletas de nuestra serie de datos, los ciclistas del Tour de France eran atípicos, pues perdieron menos de 1.5 kilos en el transcurso de la carrera. Las grasas y los azúcares no son ilegales en los deportes de resistencia (*algo* tienes que comer), pero un goteo intravenoso durante las noches no se ve bien. La prohibición del suministro intravenoso de energía durante la década de 1990 parece haber acabado con la práctica, pero como otros potenciadores ilícitos del desempeño tal vez sólo pasó a la clandestinidad.

ATLETAS POR TODAS PARTES

Nuestros límites metabólicos no importan únicamente cuando cruzamos la Antártida o hacemos trampa en el Tour de France. Los límites a nuestra absorción de energía determinan nuestras vidas diarias. Para las madres, los límites a la absorción de energía tal vez eviten que los embarazos duren demasiado. Para que el feto pueda crecer durante la gestación las madres tienen que ingerir más energía de la que queman. Ésta es la regla fundamental del embarazo: la madre debe subir de peso. Pero conforme sube su peso también lo hace su gasto energético. A los nueve meses, la duración de un embarazo normal, las madres están llegando al límite.[17] Si el bebé crece más su madre no podrá absorber suficientes calorías para mantenerlos a los dos. Creemos que las señales de estrés metabólico que se liberan cuando las madres se acercan a sus límites metabólicos ayudan a desencadenar el proceso de parto.

Los cambios modernos en dieta y estilo de vida podrían estar afectando este detonante metabólico[18] en formas que ponen a madres y bebés en mayor peligro. El nacimiento siempre ha sido un tema delicado para nuestra especie, en la que los bebés grandes nacen justo en el límite de tamaño de los huesos que conforman el canal de parto. Si el neonato es aunque sea un poco más grande ocurren complicaciones serias y con frecuencia letales. ¿Y cómo pueden los bebés crecer demasiado? Reciben demasiada energía de su madre, ya sea apoderándose de una proporción más alta de los nutrientes de la sangre de ella o prolongando demasiado su estadía. En poblaciones como los hadza, donde las mujeres gestantes permanecen físicamente activas durante el tercer trimestre y sus alimentos no son procesados y se digieren más lentamente, hay menos energía disponible para que la incaute el feto. Es poco probable que sus bebés crezcan demasiado antes de que los límites metabólicos de sus madres desencadenen el parto. No tenemos buenas cifras sobre las tasas de complicaciones en el parto para los hadza u otras sociedades pequeñas, pero parecen ser muy bajas. En Estados Unidos y otras poblaciones sedentarias e industrializadas las madres están rodeadas de calorías fáciles, y el feto no necesita competir con las demandas energéticas de la actividad física. Tal vez esto lleve a los bebés a nacer un poco más tarde y un poco más grandes; no mucho, pero lo suficiente para causar problemas. Resulta notable que las tasas de nacimientos por cesárea se hayan disparado a lo largo del último medio siglo, de la mano de los cambios en la dieta y la actividad física.

Nuestros límites digestivos también le ponen un tope al gasto energético diario durante la vida diaria normal. A largo plazo,

conforme los meses se convierten en años y los años en vidas, sencillamente no podemos quemar más energía de la que podemos ingerir. Tenemos que vivir con nuestros medios metabólicos. Nadie
puede mantener un gasto energético diario mucho mayor que dos
veces su TMB. Y, ¿adivina qué? No hay nadie que lo haga. En todo el
planeta, cuando observamos los gastos energéticos diarios durante la vida cotidiana de los cientos de poblaciones que han sido medidas, desde los holandeses hasta los hadza, todos viven sus vidas
bastante por debajo del límite de 2.5 veces la TMB. En poblaciones físicamente activas como los hadza el cuerpo se ajusta para mantener
los gastos diarios en un nivel sustentable.

Acabamos de redescubrir el modelo de gasto energético restringido: como Magallanes que viajó hacia el oeste, llegamos al mismo
lugar del que partimos en el capítulo 5, pero desde una dirección
distinta.

¿QUÉ HACE TAN ESPECIAL A MICHAEL PHELPS?

El estudio en el que cartografiamos los límites de la resistencia humana también me proporcionó alivio cognitivo sobre un tema con
el que llevaba años peleándome. Desde que publicamos el primer
estudio sobre gasto energético en los hadza, que mostraba que el
gasto energético humano está restringido, siempre me hacían la
misma pregunta durante las conversaciones y las charlas públicas.
Era un acontecimiento tan regular que lo bauticé el Enigma de Michael Phelps. "¿Cómo puede ser", preguntaban mis colegas escépticos, "que Michael Phelps pueda comer 12,000 kilocalorías al día si el
gasto energético humano está restringido?" Era una pregunta justa,
y no tenía una respuesta sencilla. Michael Phelps me perseguía en
sueños.

La devoción que le profesamos a los hábitos alimentarios de los
atletas de élite como parte clave su mitología revela cosas sobre la

psique humana. Los perfiles de los atletas profesionales con frecuencia ofrecen listas detalladas de sus dietas. De todas las increíbles hazañas de Phelps —los récords mundiales, las 23 medallas de oro olímpicas, los innumerables ascensos al podio— la cifra que se queda en la memoria de la gente es la cantidad de comida con la que se atiborraba. Tal vez es tan potente para nosotros porque la comida es un asunto muy personal: ¡¿12,000 *kilocalorías al día?!* ¿Qué otra evidencia necesitas de que estos superhéroes son fundamentalmente distintos de ti y de mí?

Para resolver el Enigma de Michael Phelps primero necesitamos entender cuál es realmente su ingesta de alimento. En realidad nadie ha medido la ingesta de Phelps o de sus compañeros olímpicos (al menos nadie ha publicado esas mediciones). La cifra de 12,000 kilocalorías que flota en la conciencia colectiva[19] parece haber sido una exageración de Phelps o de la gente de su entorno, un poco de pantomima olímpica. En otro momento dijo que su consumo diario de energía durante el entrenamiento está más cerca de 7,000 u 8,000 kilocalorías. E incluso esa cifra es una estimación bastante aproximada basada en sus recuerdos de sus días de entrenamiento y hay razones para cuestionarla. La ingesta de energía autorreportada es poco confiable, incluso en los estudios más rigurosos, y otros nadadores reportan dietas mucho más prosaicas. Katie Ledecky, otra estrella del nado olímpico,[20] reporta una dieta bien por debajo de las 4,000 kilocalorías al día. Pero tomemos la cifra de 7,000 kilocalorías diarias como una primera aproximación para Phelps.

Como la mayor parte de los nadadores de élite, Michael Phelps es un tipo grandote, muy por arriba del promedio[21] en altura (1.94 m) y peso (87 kg) durante sus días como competidor. Si metemos estos números en nuestras ecuaciones de TMB del capítulo 3 esperaríamos que tuviera una TMB de unas 1,900 kilocalorías al día. Pero hay bastante incertidumbre en torno a esa predicción. La gente puede desviarse de sus TMB esperadas por 200 kilocalorías o más. En alguien como Phelps, con un porcentaje de grasa corporal menor que la del adulto promedio (y por lo tanto más masa magra, que quema más energía) sería normal una TMB superior al promedio. A efectos de nuestra discusión fijemos su TMB en 2,100 kilocalorías diarias.

Luego, pensemos qué significa comer 7,000 kilocalorías al día. Tu sistema digestivo no extrae hasta la última caloría de la comida que ingieres (si así fuera casi nunca harías caca). En cambio, la eficiencia digestiva humana —la proporción de energía absorbida contra la de energía ingerida— es de más o menos 95 por ciento. Tu kilometraje cambia según tu dieta y las particularidades de tu anatomía y fisiología digestivas. Si Phelps comía 7,000 kilocalorías al día posiblemente absorbía unas 6,650 kilocalorías disponibles para que su cuerpo las quemara. El resto se perdería en el escusado.

Con 6,650 kilocalorías al día Phelps debía absorber cerca de tres veces su TMB. Esto lo pondría en el límite superior de la absorción de energía en nuestra serie de datos de resistencia humana. Encontramos que los atletas de élite absorbían en promedio dos y media veces su TMB, pero (como cualquier otra cosa en la biología del metabolismo) existía un poco de variación alrededor del valor promedio. Unos cuantos atletas de nuestra muestra tenían tasas estimadas de absorción de energía de apenas un poco más de tres veces la TMB. De haber comido 7,000 kilocalorías al día Phelps habría empujado, pero no roto, los límites de la regla de 2.5 veces la TMB. De élite, pero no sobrehumano.

Cada año, miles de niños en Estados Unidos y el resto del mundo van diligentemente a sus entrenamientos y competencias de natación, muchos con el sueño de convertirse en el próximo Michael Phelps o la siguiente Katie Ledecky. ¿Qué distingue a la diminuta fracción de nadadores que llegará a los más altos niveles de los miles y miles que no lo lograrán? Sin duda, para ganar necesitas oportunidades, buenos entrenadores, mucho respaldo y una inusual determinación mental. Pero tal vez haya más. Tal vez también necesites un sistema digestivo *extremadamente* bueno para absorber calorías, de modo que a tu cuerpo no se le acabe el combustible durante las interminables horas de entrenamiento en la alberca. Tal vez Phelps, Ledecky y los demás atletas de ultraélite de nuestro panteón olímpico moderno se distinguen tanto por sus notables intestinos como por su fuerza brutal.

EVOLUCIONAMOS PARA ROMPER LAS REGLAS

A los humanos nos gustan los mitos de origen sencillos. Una causa, un efecto, una lección. Visnú creó el mundo y Shiva va a destruirlo. Podemos cocinar nuestra comida porque Prometeo robó el fuego. La abuela tiene que morir porque Eva se comió la manzana. John y Paul unieron a los Beatles y Yoko los separó. El mundo está sostenido por tortugas.

También gravitamos hacia las historias evolutivas sencillas. Pero la selección natural casi nunca se concentra en un rasgo aislado, y la mayor parte de los rasgos tienen múltiples efectos que contribuyen, en conjunto, a su éxito o fracaso evolutivo. Un rasgo que hoy nos parece evidentemente útil tal vez no evolucionó para cumplir esa función. Pensamos en las plumas como adaptaciones para el vuelo, pero nacieron en los primeros ancestros de las aves como estrategia de aislamiento.[22] Darwin pensaba que los ancestros humanos empezaron a caminar en dos patas[23] para poder sostener armas en las manos, que no es una mala suposición (puesto que lo hacemos hoy), pero claramente errada a la luz del registro arqueológico. He visto a colegas discutir incesantemente si la selección natural favoreció los grandes cerebros de los homínidos porque mejoraban sus capacidades para obtener alimento o porque favorecían sus habilidades sociales (seguramente por ambas cosas y muchas más). El lenguaje tiene tantos usos y beneficios que en 1866 la Academia Francesa prohibió cualquier discusión sobre sus orígenes,[24] puesto que no había manera de distinguir entre la infinidad de explicaciones. Pero por más frustrante que resulte, si queremos alcanzar una comprensión profunda y real de nuestro pasado evolutivo tenemos que aceptar la complejidad de la evolución y la interdependencia de nuestros rasgos y habilidades. Vérselas con las evidencias y sopesar ideas contrarias es lo que distingue la ciencia de la mitología.

Nuestra maquinaria metabólica nos proporciona una demostración perfecta de las interconexiones fisiológicas de nuestro cuerpo. La misma maquinaria que limita nuestra resistencia atlética determina la gestación y acota el gasto energético diario. Resulta interesante notar que *todos* estos aspectos de nuestro metabolismo están potenciados en comparación con nuestros primos simios. Tenemos más resistencia, bebés más grandes y gastos energéticos diarios más altos que los chimpancés, los bonobos o cualquier otro gran simio. La selección natural multiplicó nuestra capacidad metabólica a niveles astronómicos, incrementando el gasto en todas direcciones. Cuando sube la marea todos los botes flotan.

Así que, ¿cuál de todos estos rasgos fue La Cosa que llevó a la selección natural a multiplicar nuestra capacidad metabólica? ¿Una mayor resistencia para buscar comida y perseguir presas? ¿La capacidad de tener bebés más grandes y con más frecuencia? ¿Mayores gastos energéticos para alimentar cerebros más grandes y más actividad física diaria? Como la mayor parte de los argumentos sobre La Cosa que explica la evolución humana, la premisa es engañosa. Lo más probable es que todas estas ventajas (y posiblemente otras más) potenciaran la selección natural de la capacidad metabólica de nuestros ancestros homínidos. Cada una es parte integral de lo que hoy nos hace humanos.

Una cosa es segura: hemos ido moviendo nuestras fronteras metabólicas mucho más lejos que las de nuestros parientes simios. Como discutimos en el capítulo 4, la caza y la recolección cambiaron la forma en la que adquirimos energía del mundo que nos rodea y la usamos para crecer, reproducirnos y sobrevivir. Evolucionamos con una gran huella energética. Como el lenguaje, el uso de herramientas y el bipedalismo, una mayor capacidad metabólica ha tocado virtualmente todos los aspectos de nuestras vidas.

Pero nuestra motivación evolutiva para multiplicar el gasto energético no terminó con el metabolismo acelerado que nos distingue; hemos roto las reglas de maneras aún más fundamentales. Durante los dos últimos millones de años hemos descubierto cómo usar en nuestro provecho la energía que se encuentra fuera de nuestros cuerpos. Es una innovación sin precedentes en la historia de la vida. El futuro de nuestra especie depende de cuán bien consigamos administrar nuestra hambre de energía, cada vez más voraz. Tal vez los hadza tengan algunas ideas que compartir con nosotros.

Capítulo 9

El pasado, el presente y el incierto futuro del *Homo energeticus*

—¿Cuánto tiempo te tomaría caminar hasta tu casa? —preguntó Onawasi un día que nos encontrábamos sentados en el área de los varones en un campamento llamado Setako, en las ardientes planicies al pie de las montañas Tli'ika.

Era una pregunta razonable. Sin medios alternativos de transporte, los hombres y las mujeres hadza caminan a todos lados. Ningún lugar es demasiado lejano. No les molesta la perspectiva de caminar dos días hasta el pueblo para intercambiar miel por ropa nueva o una olla, o de emprender caminatas aún más largas para visitar amigos en campamentos lejanos. Si esto te suena difícil de imaginar no estás solo. El estadunidense promedio se sube al automóvil para cualquier viaje mayor a un par de kilómetros.[1]

En una comunidad seminómada como la de los hadza, donde la gente se mueve con fluidez entre campamentos, te adaptas desde pequeño a pasar los días a pie. Recuerdo una conversación con unos chicos de unos 10 años de edad sobre un aguerrido escape de un internado. Sus padres habían ahorrado suficientes chelines para que tomaran clases durante cerca de un mes —una gran inversión para una familia hadza—, pero a los chicos, como a los niños de todas partes del mundo, no les enloquecía la idea de la escuela. Otros muchachos se habrían aguantado, pero sólo porque irse no era una opción: la escuela estaba a varios días a pie de su casa y los separaba una sabana salvaje llena de grandes felinos, serpientes letales y otros peligros. Pero éstos eran chicos hadza. No los asustaban unos días de caminata. Un día, antes del alba, los tres se escabulleron de los dormitorios y se dirigieron rumbo a casa. No debían tener más de ocho años. Durmieron en el suelo por las noches y durante el día caminaron kilómetros bajo el sol ardiente, por un terreno desconocido y sin nada de comer. No todos los días hablo con chicos que eran más valientes a los ocho años que yo de adulto, pero al parecer ése fue uno.

Mientras me contaban la historia, examinaba sus rostros en busca de algún destello de temor, o tal vez alguna sensación de orgullo por su aventura, pero lo único que vi fue la implacable despreocupación típica de los hadza. Creo que no entendían por qué me interesaba tanto su historia. No les gustó esa escuela así que se fueron a casa. ¿Por qué tanto alboroto?

La pregunta de Onawasi se refería más a la distancia que al tiempo. Los hadza saben que a los investigadores y otros visitantes nos gusta medir las distancias en kilómetros o millas, pero ése no es el sistema de medición con el que crecieron. La cantidad de días que te llevar caminar hacia lugares lejanos es, posiblemente, la medida de distancia más significativa para los hombres y las mujeres hadza. Sabían que mi hogar estaba lejos, pero ¿qué tan lejos, exactamente? Onawasi quería hacerse una idea, tal vez imaginarse el viaje por diversión. No planeaba caminar hasta mi casa, pero quién sabe, tal vez no era imposible. Sus hijos eran grandes y no tenía ninguna obligación terrenal. Bien podía ponerse en camino al día siguiente, con el arco en la mano y el sol en el rostro, tan libre como un tejón de la miel. No tenía que pedir vacaciones en el trabajo ni preocuparse por la hipoteca.

Excepto que, por supuesto, la idea de caminar hasta mi casa era completamente irrazonable; estaba a más de 13,000 kilómetros, a dos continentes y un océano de distancia. Incluso si pudiera caminar sobre el Atlántico, un hombre hadza que recorriera sus típicos

16 kilómetros diarios tardaría dos años y medio en llegar. Ese viaje quemaría 400,000 kilocalorías.

Onawasi se merecía una respuesta seria, así que comencé a explicarle que sería un viaje muy largo, de *años.* Y no podría caminar durante todo el trayecto; había un océano en medio. Tampoco podía *rodear* el océano; era demasiado grande. Tenía que conseguir un bote...

Y allí fue donde Onawasi perdió el interés. Caminar un par de años era una cosa, pero los hombres hadza no se suben a los botes.

Terminé mi conversación con Onawasi sonriendo para mis adentros por lo absurdo de su pregunta. Años después no pienso lo mismo. Viajar 13,000 kilómetros en dos años y medio no es ridículo: es la velocidad normal para un humano. Lo absurdo es que yo hubiera hecho ese viaje en menos de un día. Me había trasladado, *por el aire*, casi 1,000 veces más rápido de lo que evolucionamos para viajar, y terminé tan rápido en un campamento hadza que mi cuerpo experimentó *jet lag.* Mi viaje en avión costó al menos diez veces más energía de lo que habría costado caminando, cinco millones de kilocalorías[2] de combustible por pasajero. La energía que mi cuerpo tardaría cinco años en quemar se consumió en un solo día. Pero yo ni siquiera sudé. De hecho apenas lo noté. *Eso* era lo absurdo.

La vida consume energía. Todas las tareas fisiológicas, cualquier trabajo metabólico, quema calorías. La forma en la que consumimos esas calorías y las quemamos determina todos los aspectos de nuestra existencia, desde el ritmo de nuestras vidas hasta nuestra salud y nuestra condición física. A lo largo de este libro hemos explorado este paisaje metabólico, diseccionando desde las mitocondrias hasta los maratones. Pero nos hemos limitado a nosotros mismos, a examinar únicamente la energía que consumen nuestros cuerpos.

La economía energética moderna, el inmenso mercado global de los combustibles fósiles y renovables, se siente alejada de nuestro presupuesto de energía metabólica interna. Ni siquiera usamos el mismo lenguaje. Nuestros cuerpos funcionan con calorías, mientras que nuestros hogares funcionan con kilowatts-hora y nuestros transportes queman litros de gasolina o barriles de petróleo. Pero la distinción entre nuestra maquinaria metabólica interna y las maquinarias externas que rigen nuestro mundo es en gran medida un artificio lingüístico, un juego de manos verbal con el que nos engañamos a nosotros mismos. Una caloría es una caloría, ya sea que esté en la comida que ingerimos, en la luz del sol que atrapamos en un panel solar o en las plantas fosilizadas que quemamos en nuestros automóviles. Nuestras dos maquinarias, la interna y la externa, son profundamente interdependientes y están entrelazadas en formas que rara vez apreciamos. Desde hace cientos de miles de años, cuando nuestros ancestros cazadores-recolectores aprendieron a controlar el fuego, hemos estado quemando energía en forma externa y aprovechándola en nuestro beneficio. Al tiempo que domesticamos el fuego él nos domesticó a nosotros. Del mismo modo que nuestro metabolismo refleja hoy sus raíces evolutivas, nuestra economía energética moderna y nuestra dependencia de ella son una extensión de nuestro pasado cazador-recolector.

Hoy, mientras nos lanzamos de cabeza hacia el extraño y maravilloso mundo del futuro, nos encontramos derrapando demasiado cerca de la orilla, y sin barandillas. Tenemos más control sobre nuestro entorno energético que nunca antes, con tecnologías nuevas y asombrosas que impulsan nuestro mundo y nuestros cuerpos. Podemos alimentar a miles de millones, volar por todo el planeta, tocar la luna y mover montañas y ríos a voluntad. Y sin embargo, el mal manejo de nuestro entorno energético también nos ha llevado a crisis existenciales: obesidad y cambio climático.[3] Nuestra capacidad de transitar por esta doble crisis energética determinará el futuro colectivo de nuestra especie.

A lo largo de este libro hemos discutido la nueva ciencia del metabolismo humano, y nos hemos concentrado en cómo funcionan en realidad nuestros cuerpos desde una perspectiva evolutiva. Miramos hacia dentro y nos remontamos hacia atrás en el tiempo. Terminemos, pues, con un vistazo hacia fuera y hacia el futuro. Los humanos hemos desarrollado poderes increíbles, casi divinos, para controlar nuestros entornos energéticos, tanto internos como externos. En menos de un siglo se han hecho realidad algunas de las más descabelladas ideas de la ciencia ficción. Pero un gran poder conlleva una gran responsabilidad, y también la capacidad de echarlo todo a perder. Nuestros antecedentes no son muy esperanzadores. ¿Cómo podemos usar nuestros poderes para mantenernos sanos y evitar desaparecer como especie?

CONCENTRAR TU ENERGÍA Y JUGAR CON FUEGO

Llevábamos casi toda la mañana caminando y cazando arriba y abajo de la orilla rocosa y agreste de la escarpadura del Tli'ika cuando Danfort comenzó a hacer algo que no había visto antes. Al pasar junto a los achaparrados árboles de acacia partió ramitas muertas del tamaño de un pulgar y, sin detenerse, inspeccionó el centro de los extremos quebrados. Lo hizo unas cuantas veces, tirando cada rama al suelo antes de pasar a la siguiente. Claramente no era lo que buscaba. Pero ¿qué buscaba? No podía entenderlo. Tomé nota de este extraño comportamiento y decidí preguntarle la próxima vez que nos detuviéramos a descansar.

El descanso vino antes de lo que había anticipado. Una ramita finalmente lo satisfizo y de inmediato encontró un trozo de sombra para sentarse y ponerse a trabajar. Antes de que pudiera preguntarle

qué tramaba todo resultó claro: estaba haciendo fuego. La noche
anterior había llovido un poco, y las ramas en el suelo estaban húmedas. Pero había encontrado una seca por dentro y estaba listo
para entrar en acción. Separó por la mitad una sección de la rama,
del largo de un dedo, y ahuecó un pequeño espacio en la superficie
expuesta. Luego le sacó a una flecha la punta metálica y colocó cuidadosamente el extremo de la madera en el surco. Sostuvo la rama
rota contra el suelo con la punta de su sandalia, juntó las manos de
modo que el cuerpo de la flecha quedó entre ellas y la hizo girar hacia un lado y el otro al tiempo que la sostenía con fuerza sobre la
madera seca bajo su pie.

A los pocos minutos comenzó a ascender una delicada voluta
de humo, enredándose en el cuerpo de la flecha que giraba furiosa-
mente. Pronto tenía un ascua, un trocito brillante de polvo resplan-
deciente sobre la cara expuesta de la rama rota. Yo me encontraba
sentado a poca distancia, maravillado por la velocidad y habilidad
con la que había comenzado el fuego. Pero todavía no entendía muy
bien por qué se había tomado tantas molestias; llevaba toda la mañana cazando y tuvo la suerte de ver un antílope y un damán, pero
no había conseguido darle a ninguno. No tenía nada que cocinar, y
desde luego no hacía frío. *¿Para qué necesitaba el fuego?*

Danfort colocó una mano ahuecada sobre la llama embrionaria,
rebuscó algo en los bolsillos de sus shorts y con una sola mano sacó,
hábilmente, un cigarrito regordete liado a mano y a medio fumar.
Tomó la colilla entre los labios y se inclinó cuidadosamente sobre el
ascua brillante. Un par de bocanadas y estaba encendido. Danfort se
sentó erguido, dio una pitada y me dirigió una sonrisa. Estaba claro
cuál era el propósito del fuego: la satisfacción universal de un descanso para fumar.

Desde los orígenes de nuestro género y los primeros días de la caza y la recolección, la tecnología es un elemento definitorio de la estrategia humana. En 1964 Louis Leakey y su equipo en la Garganta de Olduvai anunciaron que habían descubierto los restos fósiles de un homínido[4] extinto con un cerebro de cerca de la mitad que los humanos actuales y apenas una pizca mayor que el de los simios. Pero Leakey vio más allá del pequeño cerebro. Lo atrajeron las sencillas herramientas de piedra asociadas con los fósiles, cuchillos y laminitas para desguazar presas o cortar plantas. Provocador como siempre, Leakey bautizó la especie *Homo habilis,* situando así a esta criatura de pequeña cabeza dentro del género humano. Su argumento era claro: cualquiera que fuera lo suficientemente inteligente para usar herramientas, particularmente al servicio de la caza y la recolección, había cruzado el umbral. Era más humano que simio.

Los solemnes contemporáneos de Leakey, vestidos con sus trajes de tweed, rechazaron estas audaces declaraciones, sosteniendo que había llevado demasiado lejos los límites del género. En las siguientes décadas los nuevos descubrimientos[5] han enturbiado aún más el panorama: el uso de herramientas no delimita una frontera precisa entre los animales y los humanos, como propuso Leakey. Las herramientas de piedra más antiguas preceden a los *habilis,* y ahora sabemos que los simios usan con frecuencia herramientas simples (pero no piedras dentadas) en estado salvaje. Aun así, la noción general de Leakey se ha convertido en un consenso de la paleoantropología. La dependencia de las herramientas de piedra marca un cambio definitivo en el estilo de vida de nuestros ancestros homínidos. Somos los únicos depredadores del planeta que dependemos de la tecnología para matar y consumir a nuestras presas. Esos cuchillos de piedra hicieron posible la caza y la recolección, el estilo de vida humano por excelencia.

Las herramientas simples, desde los cortadores de piedra de Olduvai a los cuchillos de tu cocina, son útiles porque nos permiten concentrar la energía. Los humanos tenemos la fuerza para cortar un filete con las manos, pero sólo si podemos encauzarla mediante la hoja de un cuchillo. Sin esta herramienta no podríamos desgarrarla, armados únicamente con nuestros dedos carnosos y nuestros dientes sin filo. Lo mismo ocurre con las otras herramientas de mano sencillas, desde las palas y las palancas hasta los arcos y las flechas. No nos hacen más fuertes ni nos proporcionan energía extra: todo el trabajo proviene de nuestros cuerpos. Pero sí nos permiten usar nuestra energía de maneras ingeniosas.

Las herramientas simples son tan útiles que jamás desaparecieron; por el contrario, a lo largo de estos dos millones de años fuimos refinando las clásicas (al parecer todos los días aparece otro infomercial anunciando un cuchillo nuevo y mejorado) e inventando otras nuevas. Tu casa está llena de ellos, desde todos los artefactos de tu cocina hasta las herramientas de jardinería en tu cochera. Durante los primeros dos millones de años, más o menos, la caja de herramientas de los cazadores-recolectores se limitaba a los palos para excavar y los cuchillos y martillos de piedra. Hace unos 70,000 años la gente empezó a descubrir formas ingeniosas de almacenar energía muscular y concentrarla para arrojar una lanza o una flecha. El arco hadza es un descendiente directo de esta innovación, y un buen ejemplo de su efectividad. Cuando los hombres hadza usan sus arcos la fuerza con la que tensan las cuerdas[6] con frecuencia excede su propio peso corporal; es el equivalente de hacer una lagartija con un solo brazo. Esta energía se almacena en la tensión del arco y se libera en un instante cuando se dispara. La flecha deja el arco a más de 160 kilómetros por hora, con suficiente energía para atravesarle las costillas a un jabalí verrugoso desprevenido.

Pero, por más ingeniosas e importantes que sean estas herramientas simples, su impacto palidece en comparación con el control del fuego. El fuego fue el gran salto tecnológico. Las herramientas de piedra, el arco y la flecha y otras herramientas simples te permiten manipular cómo almacenas, concentras y liberas la energía de tu cuerpo, pero el fuego representó para nuestros ancestros homínidos el acceso a una maquinaria totalmente nueva. A diferencia de sus maquinarias metabólicas internas, nuestros ancestros cazadores-recolectores podían mantener estos fuegos encendidos, tanto tiempo y tan calientes como quisieran. Podían irse y dejar que se enfriaran y luego encenderlos nuevamente. Lo más importante de todo era que podían aprovechar el poder del fuego a favor de tareas metabólicas esenciales: crecimiento, mantenimiento y reproducción. Fue un hecho inédito en los 2,000 millones de años de historia de la vida: el gasto energético externo como extensión del propio metabolismo.

Se discute acaloradamente cuál fue el momento exacto en el que los homínidos adquirieron control del fuego. Algunos sostienen que comenzó tempranamente en nuestro género, hace más de un millón de años[7] con el *Homo erectus*. El cálculo más conservador, basado en evidencias inequívocas de hogueras para cocinar y huesos de animales chamuscados, sitúa la fecha hace unos 400,000 años.[8] Sin importar el momento exacto, al principio el fuego parece haber tenido tres usos: cocinar alimentos, conservarse tibios y mantener alejados a los posibles depredadores.

El uso del fuego como calefacción permitió que, por primera vez, nuestros ancestros pasaran noches sin frío. Como discutimos en el capítulo 3, hasta un frío moderado puede elevar nuestras tasas metabólicas 25 por ciento, es decir, unas 16 kilocalorías por hora. Dormir con frío durante ocho horas le habría costado a un cazador-recolector de la Edad de Piedra más de 100 kilocalorías. Con fuego para mantenerse tibio esas calorías podían gastarse en otras tareas fisiológicas importantes, como crecer, reproducirse y repararse. Tal vez nuestros ancestros también durmieron más profundamente al saber que los grandes felinos y otras especies huyen instintivamente del fuego.

El impacto del fuego en nuestra dieta y nuestra digestión fue aún más profundo. Como explica detalladamente Richard Wrangham en su excelente libro *En llamas: cómo la cocina nos hizo humanos*,[9] cocinar transformó por completo nuestras dietas y, a su vez, modificó nuestros cuerpos. El fuego de leña libera unas 3,200 kilocalorías por kilogramo de combustible.[10] En una hoguera sencilla la mayor parte de esa energía se dispersa en el aire, pero la energía que capturan los alimentos en forma de calor cambia su estructura y sus propiedades químicas. La carne se hace más fácil de masticar. Las proteínas se desnaturalizan, lo que las vuelve más fáciles de digerir. Almidones que de otro modo serían indigeribles se transforman de modo que nuestro sistema digestivo tenga acceso a sus carbohidratos. Los efectos son más notables con los vegetales de raíz, que están llenos de almidones resistentes que no podemos digerir: obtenemos el doble de calorías de una papa cocida que de una cruda. En resumen, el fuego turbocargó la dieta homínida al aumentar la cantidad de energía por mordida y reducir la energía gastada en la digestión.

Con el tiempo, nuestros ancestros cazadores-recolectores evolucionaron para depender del fuego para la preparación de sus alimentos. Nuestra capacidad digestiva se redujo y la energía que habríamos dedicado a tener un abultado sistema digestivo parece haberse destinado a la reproducción, tal como esperaríamos de la selección natural. Como discutimos en el capítulo 5, los seres humanos tenemos bebés más grandes y más frecuentes que cualquiera de nuestros parientes simios. La energía extra que obtenemos al cocinar los alimentos puede haber contribuido también a la evolución de cerebros más grandes y energéticamente más caros.

El reverso de la moneda fue que los homínidos se volvieron fisiológicamente dependientes de la cocción de los alimentos. Todas las culturas de que tenemos noticia, desde los trópicos hasta el Ártico, cocinan su comida. Y si bien sería poco ético poner a prueba si la cocción realmente es necesaria al privar a la gente de alimentos cocinados, hay suficientes seguidores del movimiento crudista como para constituir un experimento natural. Los crudistas evitan la cocción de los alimentos por diversas razones filosóficas o ideas erróneas sobre la "fuerza vital" de la comida. El mayor estudio sobre su salud y fisiología se realizó con un grupo de más de 300 hombres y mujeres que seguían dietas crudas[11] (con distintos niveles de severidad) en Alemania. A las personas que se apegan a dietas crudas les cuesta mucho trabajo mantener un peso saludable, y muchos tienen un IMC menor a 18.5, rayando en lo que se considera malnutrición. Las mujeres con frecuencia dejan de ovular; su grado de perturbación ovárica está en proporción directa con la cantidad de comida cruda de su dieta. Las funciones reproductivas de los hombres también se encuentran comprometidas en ocasiones, y algunos reportaron pérdida de libido. Sin comida cocinada la habilidad de los humanos para sobrevivir y reproducirse —las dos medidas no negociables de la aptitud evolutiva— se ven seriamente disminuidas.

A pesar de que estos hombres y mujeres tenían acceso a alimentos domesticados, bajos en fibra y ricos en calorías, como aceites prensados en frío y otras innovaciones muy energéticas de la industria alimentaria moderna, no era suficiente. Incluso con estos inventos modernos el cuerpo humano no corre muy bien con una dieta cruda. No hay forma de que nuestros ancestros cazadores-recolectores, adaptados al fuego, subsistieran por completo con una dieta de comida cruda.

Una vez que asimilamos en nuestros cuerpos la dependencia del fuego nuestras maquinarias internas y externas quedaron irremediablemente unidas. Nuestro propio metabolismo ya no era suficiente; nos volvimos dependientes de una segunda fuente externa de energía, el fuego, para impulsar nuestras vidas. Nos convertimos en una especie pirobiológica: el *Homo energeticus*.

El fuego conllevó, desde luego, más que una fuente extra de calorías. Las llamas pueden usarse para transformar el paisaje,[12] por ejemplo quemando secciones de bosque o arbustos para acorralar presas o promover el crecimiento de plantas nuevas. El fuego también desbloqueó un nuevo universo de sustancias y materiales. Los cazadores-recolectores paleolíticos aprendieron a usar el fuego para endurecer las puntas de sus lanzas de madera, una práctica que las mujeres hadza aún conservan para preparar sus palos para excavar. Nuestros ancestros descubrieron que las rocas pasadas por el fuego con frecuencia producían mejores herramientas. Los neandertales y los humanos modernos aprendieron a fabricar hornos para producir betún,[13] un fuerte pegamento obtenido de la savia de abedul que usaban para pegar cabezas de hacha y otras hojas de piedra a mangos de madera. Hace 30,000 años los humanos ya obtenían fuegos lo suficientemente calientes para quemar cerámica.[14] Hace unos 7,000 años, las culturas agrícolas tempranas descubrían cómo fundir minerales para obtener cobre y otros metales.[15] Hace 3,000 años ya sabían cómo producir hierro y vidrio.[16] Las compuertas se habían abierto. Cien generaciones después sus descendientes vamos por la vida con teléfonos inteligentes en los bolsillos y mandamos cohetes con robots hacia planetas lejanos.

EL TSUNAMI TECNOLÓGICO

A lo largo de los últimos 10,000 años nuestro dominio y nuestro consumo de energía externa han crecido de forma exponencial. Hemos ido más allá del fuego y hoy cosechamos energía de todas las fuentes concebibles. Pero por más que las tecnologías se hayan transformado, las usamos con los mismos objetivos de siempre. Conforme se multiplican nuestras fuentes externas de energía se multiplica nuestra dependencia fisiológica a ellas.

La mayor transformación en nuestra economía energética tras

la introducción del fuego fue la domesticación de plantas y animales. Desde hace unos 12,000 años diversas poblaciones de todo el mundo comenzaron a converger en una idea revolucionaria.[17] En vez de recorrer el paisaje agreste para encontrar plantas y animales que comer, podían llevar su comida a casa y cultivarla allí. En el registro arqueológico, comprimido por el tiempo, en el que 1,000 años pueden estar capturados en un estrato de sedimentos de un centímetro, la revolución agrícola parece haber ocurrido en un instante. Pero en realidad no es difícil imaginar cómo pudo suceder gradualmente. He visto a hombres hadza experimentar con el cultivo de arbustos de rosas del desierto, las plantas que usan para hacer veneno para flechas, en los terrenos cercanos a su campamento. Con frecuencia remiendan las colmenas de abeja que explotan, tapando con rocas los agujeros que abren en los árboles para que las abejas regresen y reconstruyan sus panales. Es común ver perros ferales que merodean los campamentos, roban sobras y, de vez en cuando, son reclutados para ayudar a los humanos a cazar presas pequeñas. Hace 12,000 años, en un mundo lleno de sociedades de cazadores-recolectores, dichos experimentos seguramente se repetían por todo el planeta.

Estas experiencias exitosas les dieron a los agrónomos tempranos el control sobre las maquinarias metabólicas de plantas y animales. La selección humana usurpó el papel de la selección natural. En su estado natural, una planta que invirtiera demasiado en producir frutas o que creciera demasiado rápido se encontraría en desventaja por haber destinado poca energía a construir tallos y raíces resistentes que la mantuvieran erguida durante una tormenta o a producir las fibras, espinas o sustancias tóxicas que mantienen a raya a los herbívoros. Pero en el jardín de un granjero esas plantas con grandes frutos eran preciadas y replantadas, y su éxito reproductivo era mucho mayor que el de sus vecinos tacaños. Con el tiempo, manipulamos los metabolismos de nuestras plantas domesticadas para redirigir su energía hacia los almidones y azúcares que mueven nuestros cuerpos. En comparación con sus ancestros silvestres, las frutas y vegetales que encontramos hoy en el mercado parecen grotescos monstruos de feria, repletos de energía.

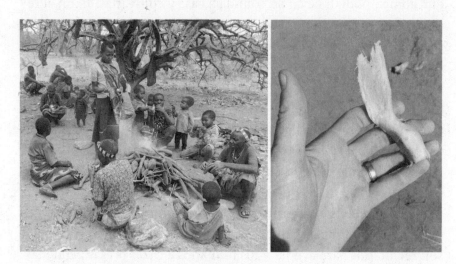

Figura 9.1. Mujeres hadza asando tubérculos makalitako. Los tubérculos silvestres son leñosos y fibrosos en comparación con sus parientes domesticados. Para comerlos hay que masticarlos para extraer el almidón y escupir el centro fibroso.

Hicimos el mismo truco con nuestros animales domésticos. Al protegerlos de sus depredadores naturales y seleccionar a los ganadores y los perdedores en el juego de la reproducción, favorecimos a los que le dedicaban más energía al crecimiento y la producción de leche. Bajo nuestra supervisión estas especies evolucionaron para ser fuentes de grasa y proteínas suaves, mansas y confiables. Nos proporcionaron una maquinaria metabólica para convertir hierbas y otros forrajes no comestibles para nosotros en leche, sangre y carne para nuestro consumo.

Los caballos y otras especies de gran tamaño también representaron otro tipo de máquina: una fuente de trabajo mecánico para prolongar o sustituir nuestras propias habilidades físicas. Como James Watt, inventor de la máquina de vapor, dedujo mediante experimentos en los albores de la Revolución industrial, un caballo puede producir tranquilamente unas 640 kilocalorías de trabajo por hora[18] (ésa es la definición de *caballo de fuerza*) y mantener ese rendimiento durante diez horas, día tras día. La cifra es aún más impresionante de lo que parece a primera vista. Los músculos tienen una eficiencia máxima de 25 por ciento para convertir el combustible metabólico en trabajo mecánico. Para producir 6,400 kilocalorías de trabajo en un día de 10 horas un caballo quema más de 25,000 kilocalorías de energía, *además* de la energía que gasta en la TMB, la digestión y sus otras necesidades fisiológicas.

La aparición de animales de tiro debió de haber representado un increíble impulso para la economía y la psique de los primeros agricultores. Una persona con un caballo poseía poderes sobrehumanos. Podía hacer el trabajo de diez hombres[19] y controlar una fuerza hercúlea. A lomo de caballo podía cubrir fácilmente 50 kilómetros al día,[20] y hasta el doble de esa distancia si era necesario, sin sudar ni una gota. Es más de tres veces el terreno que puede cubrir un cazador-recolector a pie. De pronto, lo que una vez pareció lejano estuvo al alcance de la mano.

Como ocurrió con el control del fuego, la domesticación de plantas y animales incrementó el contenido de energía de nuestros alimentos y redujo la energía necesaria para obtenerla. Los primeros agricultores experimentaron una bonanza. Con menos energía requerida para la actividad física y la digestión, sus maquinarias internas pudieron desviar la energía hacia otras tareas. Como es de esperarse de cualquier organismo, esas calorías extra se destinaron a la reproducción. En las culturas agrícolas tempranas de todo el mundo se aceleraron las tasas de fertilidad,[21] pues las madres y los bebés

se beneficiaron de las calorías extra que proporcionó la domesticación. En los siglos que siguieron a la adopción de la agricultura las
familias adquirieron en promedio dos hijos extra por cada madre.
Podemos ver estos efectos en las poblaciones de cazadores-recolectores y recolectores-agricultores actuales. Una mujer hadza típica
tendrá seis hijos a lo largo de su vida,[22] mientras que una mujer tsimané, con los beneficios calóricos de algunas tareas agrícolas tradicionales,[23] tendrá nueve.

Conforme crecieron las poblaciones, los primeros agricultores
se encontraron con problemas nuevos y extraños con los que sus ancestros cazadores-recolectores nunca tuvieron que vérselas, como
la sobrepoblación y los retos de la sanidad pública. Las enfermedades infecciosas que se habrían diluido rápidamente en los campamentos poco nutridos de los cazadores-recolectores se convirtieron
en auténticas plagas que devastaron las primeras aldeas y ciudades
agrícolas. Como la pandemia de COVID-19 ha dejado dolorosamente
claro, hoy en día seguimos enfrentándonos a estos desafíos.

Pero las grandes poblaciones también estimularon la innovación.
Una población más nutrida reúne a más personas que viven, trabajan y piensan juntas. Reunir más cabezas tiene un efecto sinérgico
en el desarrollo de nuevas ideas, un fenómeno que Joe Henrich, biólogo evolutivo humano de Harvard, llama el cerebro colectivo.[24]
Una mayor capacidad para producir alimento también permitió que
la gente se diversificara. Algunos se liberaron para pasar sus vidas
adultas ocupados en tareas distintas a la producción de alimentos,
un lujo que ningún cazador-recolector reconocería. Nacieron artes
y oficios totalmente nuevos. Hace más de 3,000 años las culturas del
Mediterráneo, el Pacífico Sur y otras regiones habían descubierto
cómo aprovechar el poder del viento para navegar.[25] Hace 2,000
años aparecieron los molinos de agua, cuando la gente aprendió a
usar la energía de un río en movimiento[26] en su provecho para mo-
ler granos, elevar el agua hacia sus sistemas de irrigación y realizar

una amplia gama de tareas. Los molinos de viento llegaron unos pocos siglos después.[27] Cada invento y cada perfeccionamiento de los inventos anteriores multiplicaron nuestras maquinarias externas y la cantidad de energía a nuestra disposición.

El último capítulo en la historia de nuestra economía energética externa, el que aún estamos viviendo, comenzó en el siglo XVIII con el uso de carbón para impulsar las máquinas de vapor y las fábricas de la Revolución industrial. Los combustibles fósiles representan los metabolismos de incontables animales y plantas del pasado lejano que siguen trabajando duro millones de años después de muertos. Cuando los quemamos liberamos la energía almacenada en esos antiguos organismos. Llevamos miles de años extrayendo y quemando carbón, pero los avances en las técnicas mineras y un próspero sector industrial marcaron su auge en la Europa del siglo XVIII. Le siguió la producción de petróleo y gas natural, que pasaron de constituir combustibles marginales a pilares del uso global de energía tras el desarrollo de la perforación comercial a mediados del siglo XIX. Hoy en día estos combustibles fósiles representan más de 35,000 kilocalorías diarias de energía por cada persona en el planeta,[28] 80 por ciento del gasto energético externo de nuestra especie.

En el mundo industrializado el salto cuántico en consumo energético facilitado por la explotación de combustibles fósiles ha transformado por completo la forma en la que producimos nuestra comida. En 1840, en los albores de la Revolución industrial estadunidense, los agricultores conformaban 69 por ciento de la mano de obra y 22 por ciento de la población de esa nación.[29] Cada granjero producía lo suficiente para él mismo y para cuatro personas más. A medida que los combustibles fósiles comenzaron a hacerse presentes en la producción alimentaria durante las décadas siguientes, en forma de máquinas motorizadas, fertilizantes derivados del petróleo, transportes y refrigeración avanzados, se disparó la cantidad de alimentos que pudo producir un agricultor. Hoy en día los granjeros y los rancheros sólo representan 1.3 por ciento de la mano de obra estadunidense, apenas 0.8 por ciento de la población de ese país.[30] El procesamiento, el transporte y la venta minorista emplean aproximadamente otro 1 por ciento de los adultos que trabajan. Juntas, las personas que se dedican a la agricultura y al procesamiento de alimentos producen suficiente comida para satisfacer sus propias necesidades y las de 35 personas más.

El sistema alimentario moderno exige una inmensa cantidad de energía. La producción en Estados Unidos consume cerca de 500 billones de kilocalorías al año.[31] Una tercera parte se quema en forma de gasolina o diésel para operar maquinaria agrícola y transportes. Otra tercera parte se encuentra en el combustible fósil con el que se producen fertilizantes y pesticidas. La electricidad con la que operan las granjas, los almacenes y los supermercados consume el resto.

Esos billones de kilocalorías canalizados hacia la producción de alimentos tienen profundos efectos, tanto en el costo como en el contenido energético de nuestra dieta. Para entenderlo consideremos primero la energía y el costo en tiempo que se requiere para transformar una planta o un animal en comida. En sociedades cazadoras-recolectoras como los hadza la producción de comida requiere que una persona camine y estudie el paisaje para ubicar su objetivo. Luego debe recoger el alimento, ya sea disparándole a una presa y rastreándola, desenterrando tubérculos, recolectando bayas o talando árboles para obtener miel. Lo siguiente es llevarla a casa, pero la cosa no termina ahí. Los animales tienen que ser destazados y cocinados (para lo cual hay que reunir leña), los tubérculos deben ser asados y pelados, hay que machacar las semillas de baobab para extraer la nuez de su interior. Finalmente, tras todo este esfuerzo, se obtiene una comida. Este trabajo afecta de manera directa la tasa de producción de alimentos. Los adultos hadza obtienen más o menos entre 1,000 y 1,500 calorías por hora de trabajo.[32]

Las prácticas agrícolas tradicionales facilitaron un poco las cosas. Los campos y los rebaños están cerca de tu casa, así que gastas menos tiempo y energía caminando para obtener tu comida. Los cultivos pueden cosecharse a granel, con las ventajas que acarrea el trabajo a gran escala. Si las plantas y los animales están domesticados pueden almacenar un poco más de energía por gramo. Así, para los tsimané y otras sociedades de recolectores-agricultores la tasa de producción de energía ronda las 1,500 a 2,000 kilocalorías por hora.

En una sociedad industrializada moderna, pocas personas trabajan en la producción de alimentos, éstas suelen contribuir con un solo aspecto (quienes cultivan trigo no son los mismos que lo transforman en cereal para el desayuno). Esto hace difícil calcular la tasa de producción de alimentos para una persona, pero existe una estrategia alternativa. Las economías industrializadas usan dinero para intercambiar trabajo por diversos bienes y servicios. En un mercado libre, una hora de trabajo en un oficio, por ejemplo el de la manufactura, debería producir suficiente dinero para pagar una hora de producción en otro, por ejemplo la producción de alimentos. En vez de medir directamente la producción de alimentos podemos preguntarnos cuánta comida puede adquirir un obrero con una hora de salario.

En los Estados Unidos del año 1900, con la industrialización ya en marcha, una hora de trabajo físico en un trabajo de manufactura daba para comprar más de 3,000 kilocalorías[33] de harina, huevos, tocino y otros productos básicos (figura 9.2). Conforme el flujo de energía fósil fue aumentando, también lo hizo nuestro poder adquisitivo. Actualmente una hora de salario le permite a un trabajador estadunidense comprar 20,000 kilocalorías de esos mismos productos. Los elementos básicos de la producción de alimentos no son muy distintos a los de un campamento hadza o una aldea tsimané, pero el tiempo y la energía humanas necesarias se han reducido enormemente gracias al uso de gastos energéticos externos. El tiempo y la energía necesarios para sembrar, cultivar, transportar y procesar nuestra comida proviene de máquinas que funcionan con combustibles fósiles y que pueden hacer todo esto a una escala y con una eficiencia increíbles. También añaden su energía multitudes de trabajadores agrícolas mal remunerados (y con frecuencia explotados) que trabajan codo a codo con gigantescas máquinas para recolectar, procesar y empacar nuestros alimentos. Toda esta energía barata termina en la comida que encuentras en el supermercado y te permite obtener más calorías en tres horas de lo que un hombre o mujer hadza producen en una semana.

El procesamiento industrial también ha multiplicado la densidad energética de nuestra comida: la cantidad de calorías en cada mordida. Todas las técnicas modernas de procesamiento, como la extracción de aceites y azúcares, la manufactura de jarabes y endulzantes, y el trillado y molido para extraer el centro almidonado de cada grano requieren una cantidad increíble de energía. En el mundo preindustrial estos esfuerzos actuaban como un freno para el procesamiento de alimentos y los volvían bienes raros y costosos. El azúcar era un producto de lujo.[34] Hoy, la energía proveniente de los combustibles fósiles hace rentable el procesamiento. Los alimentos con más calorías por gramo son también los más baratos de producir y consumir.[35] Los endulzantes como el azúcar de betabel (remolacha) y el jarabe de maíz de alta fructosa[36] se han convertido en el componente más significativo de la dieta estadunidense y representan 20 por ciento de las calorías que consumimos. Los aceites le siguen en importancia, con 13 por ciento de nuestras calorías. De hecho, el procesamiento ha invertido la relación normal entre costo y contenido energético. El resultado es una dieta altamente procesada y turbocargada. La densidad energética de una dieta industrializada[37] es 20 por ciento mayor que la dieta hadza, y obtenerla

requiere poco o ningún esfuerzo físico. Nuestros ancestros cazadores-recolectores no darían crédito.

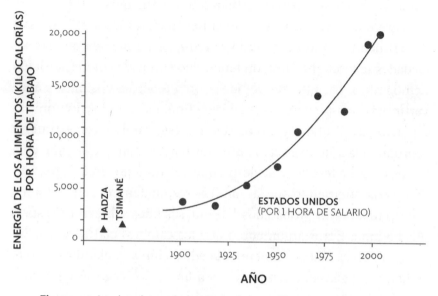

Figura 9.2. Los hombres y las mujeres de las poblaciones industrializadas pueden obtener mucha más energía de los alimentos por hora de
trabajo de lo que resulta posible para los cazadores-recolectores o los
agricultores tradicionales.

La combinación de las calorías fáciles de digerir y el bajo costo de la
comida, consecuencias de la Revolución industrial, podría haber conducido a una explosión de la fertilidad. Por suerte eso no ocurrió. Pero
todas las calorías extra afectaron la fertilidad *potencial*. La combinación de dietas procesadas ricas en energías (incluyendo la fórmula
materna) y los estilos de vida sedentarios reducen el costo energético de la reproducción, acortando el tiempo que le toma al cuerpo de
la madre reponerse entre embarazos. Para las madres estadunidenses adolescentes y veinteañeras con más de un hijo, los periodos entre nacimientos[38] suelen ser de dos años o menos, a la par —o incluso

un poco más cortos— que los intervalos entre gestaciones que vemos entre los tsimané.[39] Con estas tasas, una madre estadunidense fácilmente podría tener diez o más hijos durante sus años fértiles.

Pero en vez de despegar con la Revolución industrial, las tasas de fertilidad en todo el mundo se redujeron a medida que las sociedades se modernizaron, un fenómeno conocido como transición demográfica. Las mujeres comenzaron a tener menos hijos y a invertir más tiempo y recursos en cada uno. La combinación precisa de factores culturales y biológicos tras este cambio[40] en estrategia reproductiva aún no es clara. Muchos han notado que la reducción en las tasas de fertilidad se desprende del aumento en la expectativa de vida, sugiriendo que las familias responden (conscientemente o no) a una mayor probabilidad de que sus hijos sobrevivan hasta la edad adulta. Otros argumentan que los cambios culturales, incluyendo el acceso de las mujeres a la educación y la planificación familiar, fueron los que cambiaron el nombre del juego. Sin importar cuál fue la causa, debemos estar agradecidos. La transición demográfica ha frenado el crecimiento demográfico y nos ha comprado tiempo para salvar el planeta.

CONSECUENCIAS IMPREVISTAS

El enorme costo energético de la producción alimentaria sitúa a las poblaciones humanas industrializadas en un territorio extraño y ominoso. Una ley de vida es que ninguna especie puede persistir si gasta más energía obteniendo alimento de la que éste le proporciona. Los mamíferos salvajes suelen obtener unas 40 calorías de alimento por cada caloría que gastan buscándolo.[41] A los humanos en las sociedades cazadoras-recolectoras como los hadza o las recolectoras-agrícolas como los tsimané les va un poco peor; cada caloría de trabajo que invierten en producir alimento rinde unas 10 calorías. Nuestro sistema de producción moderno viola las leyes fundamentales de la ecología. Cuando incluimos la energía de origen fósil que consume la producción alimentaria resulta que quemamos 8 calorías por cada caloría de comida que producimos.[42] No es la mejor receta para salvarnos de la extinción.

Y se pone peor. La energía que consume la producción de alimentos sólo es una parte de nuestra economía energética. Cada año, en Estados Unidos consumimos la pasmosa cantidad de 25,000 *billones* de kilocalorías.[43] Con una población de aproximadamente 330 millones de personas, el gasto energético anual en Estados Unidos resulta ser de 77 millones de kilocalorías por persona. Esto representa 210,000 kilocalorías al día, equivalentes al gasto energético diario de un mamífero de nueve toneladas (los elefantes africanos apenas pesan siete toneladas). Cada estadunidense consume más energía que 70 cazadores-recolectores.

En algunos países el consumo per cápita es aún más alto.[44] Los países que tienen gigantescas reservas de petróleo, como Arabia Saudí, o la suerte de poseer muchas fuentes alternativas de energía, como Islandia, tienden a consumir libremente la energía. Pero la mayor parte del mundo carece del acceso directo a la energía externa que en los países industrializados damos por hecho. Globalmente nuestra especie consume 141,000 billones de kilocalorías al año, un promedio de 47,000 calorías diarias por persona y casi 16 veces el gasto energético de nuestra maquinaria metabólica interna. Hay 7,700 millones de personas en el planeta, pero quemamos energía como si hubiera 120,000 millones.

Si todo te esto suena un poco insostenible y ligeramente aterrador debo decirte que estás equivocado: es totalmente insostenible y totalmente aterrador. Los mejores cálculos con los que contamos en la actualidad sugieren que nos quedan unos 50 años de petróleo y gas natural,[45] y tal vez 110 años de carbón. Dichos horizontes, sin duda, se expandirán un poco conforme mejoren las tecnologías para encontrar y extraer estos combustibles, pero esto sólo prolongará la caída. El impacto es inevitable, ya sea en este siglo o el siguiente. Cuando se agoten los combustibles fósiles perderemos casi 80 por ciento de la energía que quemamos de manera externa. La gente a la que le toque vivir el fin de los combustibles fósiles podría ser la primera generación desde nuestros ancestros paleolíticos en tener una economía energética externa menor que la de sus padres. Sin alguna otra fuente de energía que sustituya los combustibles fósiles colapsarán los sistemas locales y globales de producción y transporte de alimentos. Serán *Los juegos del hambre* sin los artilugios, *Mad Max* sin los motores.

Lo único más aterrador que quedarse sin combustibles fósiles es la catástrofe que desencadenaremos si los quemamos todos. El cambio climático antropogénico está muy avanzado; la Tierra ya es 0.8 °C más caliente que a finales del siglo XIX,[46] cuando comenzaron a popularizarse los combustibles fósiles. La generación actual de modelos climáticos, que ha logrado predecir con increíble precisión nuestro clima cada vez más caliente y errático, augura un calentamiento adicional de 8 °C a nivel global[47] en el próximo siglo o dos si quemamos todas las reservas conocidas de combustibles fósiles. La última vez que el planeta estuvo tan caliente fue hace 55 millones de años, durante el Máximo Termal del Paleoceno-Eoceno.[48] Los océanos se calentaron tanto que casi todos los seres que vivían en las profundidades se extinguieron. El nivel del mar estaba al menos 100 metros por encima del actual.[49] Sólo acercarnos a ese aumento en el nivel del mar por causa del cambio climático nos metería en profundos aprietos. Cerca de 10 por ciento de la población mundial, incluyendo dos terceras partes de las ciudades más importantes, están a menos de diez metros sobre el nivel del mar,[50] y la mitad de los humanos vivimos a menos de 100 metros sobre el nivel del mar.[51] Quemar todas nuestras reservas de combustibles fósiles transformaría nuestro planeta, anegando las principales ciudades y arrasando con países enteros.

Si queremos evitar los peores escenarios distópicos que augura el cambio climático tendremos que deshacernos de nuestra adicción por los combustibles fósiles, y cuanto antes, mejor. Algunos de estos cambios son fáciles de implementar y deberían haber ocurrido hace tiempo. Automóviles y edificios más eficientes, menos desperdicios en nuestros empaques y productos, mejor transporte público y prácticas agrícolas y manufactureras más inteligentes reducirán nuestro uso de energía. A pesar de la resistencia a regular la eficiencia de los combustibles y de hacer inversiones en transporte colectivo, pueden entreverse algunas señales de que nos vamos volviendo más inteligentes en nuestro uso de la energía. En el mundo desarrollado, el consumo de energía per cápita ha ido bajando lenta pero constantemente desde la década de 1970. El consumo de energía per cápita en el Reino Unido se ha reducido 30 por ciento desde el año 2000. En Estados Unidos bajó 30 por ciento desde su punto máximo en la década de 1970,[52] y 15 por ciento desde el año 2000.

Pero una mayor eficiencia no es, por sí misma, nuestra salvación. Nuestra especie, el *Homo energeticus,* exige una enorme cantidad de energía. Hemos evolucionado, cultural y biológicamente, para depender de un colosal suministro de energía externa a fin de sostener todos los aspectos de nuestras vidas. Sencillamente ya no es factible volver a una economía energética preindustrial, al menos no si queremos mantener algún atisbo de nuestra vida moderna. Como ya vimos, sólo en Estados Unidos se requieren 500 billones de kilocalorías de gasto energético externo para que una cifra insignificante de agricultores y productores de alimentos nutra a millones de personas, la mayor parte a cientos de kilómetros de distancia, en los densos centros urbanos. Gastamos *diez veces* esa cantidad de energía para calentar, refrescar e iluminar nuestras casas y departamentos modernos. Sin el control climático que nos permite la energía, la zona del Sunbelt (Cinturón del Sol, en el sur de Estados Unidos) seguiría siendo un páramo casi despoblado. Cada año Estados Unidos

consume más de 7,000 billones de kilocalorías de energía externa
en el transporte que nos conecta con nuestras familias y nuestros
empleos. Los hombres hadza, sin más que sus pies para llevarlos de
un lugar a otro, caminan unos 13 kilómetros al día. Los trayectos al
trabajo en Estados Unidos y Europa[53] promedian unos 130 kilómetros *en cada dirección,* y mañana podemos subirnos a un avión y volar a cualquier parte del mundo pagando lo que cuesta un boleto.
En un buen día. el mismo hombre hadza puede cargar 15 kilos de
comida hasta su casa, con un costo energético de 10 kilocalorías por
milla. Un tren de carga de diésel puede transportar 15 kilogramos de
mercancías a cualquier parte del continente a un costo de aproximadamente 0.6 kilocalorías por kilómetro. El alimento, el albergue,
el movimiento... la vida en el mundo industrializado depende completamente del suministro moderno de energía externa.

Resulta fácil ver hacia dónde debemos dirigirnos, aunque sea difícil llegar. Si queremos seguir siendo *Homo energeticus* no existe
opción: tenemos que encontrar alguna forma de impulsar nuestras
maquinarias externas sin quemar combustibles fósiles. Los científicos climáticos concuerdan en que para 2050 tenemos que llegar a
cero emisiones de carbono globales[54] para tener una probabilidad
razonable de evitar la catástrofe. Hasta ahora nuestra especie ha
encontrado cuatro maneras de generar electricidad a una escala significativa sin emitir gases de efecto invernadero: hidroeléctricas, generadores eólicos, paneles solares y fisión nuclear. Las hidroeléctricas
están básicamente rebasadas; nos hemos quedado sin ríos grandes en
los que construir represas, y además provocan gigantescos daños
ecológicos. Esto nos deja la energía solar y eólica, que combinadas
hoy producen 2 por ciento de la energía global, y la nuclear, que genera 5 por ciento. Necesitamos expandir enormemente alguna combinación de estos sistemas para que reemplacen a los combustibles
fósiles. Es una pendiente muy empinada, pero existen varias estrategias posibles para conseguirlo.[55] Y hay ejemplos que nos dan espe-

ranza. Francia genera más de 70 por ciento de su electricidad, y 45 por ciento de su demanda total, con energía nuclear y renovable (sobre todo nuclear). Expandir la producción de energía nuclear, ya sea como una estrategia transitoria o de largo plazo, puede sonar atemorizante, pero hay que recordar que los combustibles fósiles matan miles de veces más personas por unidad de generación de electricidad que la energía nuclear.[56] Sin importar por qué soluciones optemos en el transcurso de este largo camino, lo importante es comenzar y no detenerse.

El fin de los combustibles fósiles se acerca de un modo u otro. Hará falta un gran esfuerzo conjunto y mucho valor político para construir un sistema energético externo nuevo y sustentable. Me preocupa que la historia reciente de progreso y avances tecnológicos desbocados nos haga demasiado complacientes y nos ciegue. Como vemos en sitios como Dmanisi (capítulo 4), la extinción es la norma. Nuestro planeta es un lugar difícil e impredecible. Las especies y las sociedades deben pasar sus pruebas una y otra vez, y por lo general fallan. Si no encontramos una forma sustentable de mantener el suministro de energía externa de nuestra especie, también nosotros fracasaremos. A la Tierra le dará lo mismo tragarnos y seguir su camino, con nuestros huesos y nuestras ruinas congelados en el polvo: hay lugar más que suficiente.

CÓMO CONSTRUIR UN MEJOR ZOOLÓGICO

Mientras nos apresuramos a preservar la energía externa para nuestra especie debemos enfrentar los daños que le hace a nuestros cuerpos. Nuestra economía energética industrializada hace posible la vida moderna, pero al mismo tiempo nos enferma. Hemos diseñado nuestro mundo con el crecimiento y la comodidad en mente. Ahora tenemos que concebir entornos que también protejan nuestras maquinarias metabólicas internas.

Sin una acción decidida para transformar nuestro entorno alimentario nunca vamos a cambiar el rumbo de la pandemia global de obesidad. Como discutimos en los capítulos 5 y 6, el aumento de peso es, básicamente, un problema de desequilibrio energético, de ingerir más calorías de las que quemamos. La lección que nos enseñan los hadza y otras culturas es que no podemos hacer gran cosa para cambiar la cantidad de calorías que usamos. El gasto energético diario está restringido, atrapado dentro de un estrecho rango que el cuerpo trata de mantener a toda costa. Así pues, la obesidad es, en esencia, un problema de sobreconsumo. Y para solucionarlo tenemos que cambiar cómo comemos.

Todos deberíamos asumir la responsabilidad sobre nuestras dietas, pero la sobreingesta no es sencillamente el fracaso de la fuerza de voluntad o de la disciplina: es mucho más insidiosa. Nuestros cerebros regulan la ingesta en forma inconsciente, usando sistemas que evolucionaron hace mucho tiempo para administrar la tasa metabólica, el hambre y la saciedad. La energía que dedicamos a producir y procesar nuestros alimentos los ha transformado, de una fuente de nutrición a algo más semejante a una droga. Los alimentos altamente procesados (y con sabores diseñados en el laboratorio que dominan los estantes de los supermercados) y los anuncios comerciales superan fácilmente la capacidad de nuestro cerebro para regular el equilibrio energético. Como ha demostrado el trabajo de Kevin Hall (capítulo 6), las dietas dominadas por alimentos procesados llevan a la sobreingesta y el aumento de peso.[57]

Los alimentos procesados, baratos y ricos en calorías son una consecuencia directa de la producción industrializada de alimentos y de nuestra dependencia de la energía externa de fácil acceso (figura 9.2). La verdad es que es un logro increíble. Hemos conseguido poner de cabeza uno de los principios fundamentales de la ecología. En la naturaleza los alimentos ricos en energía, como la miel, los animales de caza o la fruta siempre son menos abundantes y más difíciles de obtener que los alimentos bajos en calorías, como las hojas. En un supermercado moderno ocurre lo opuesto. Los productos altamente procesados, como los aceites, los endulzantes y la comida chatarra contienen más calorías por gramo *y* cuestan menos por caloría. Una dona de chocolate doble de Dunkin' Donuts contiene 350 kilocalorías[58] y cuesta 83 centavos de dólar cuando las compras por docena. Son 25 centavos por cada 100 kilocalorías. Las manzanas Red Delicious, que cuestan unos dos dólares por kilo, cuestan 37 centavos por cada 100 kilocalorías, 60 por ciento más que la dona. Obviamente la manzana es más sana, y sabemos, gracias al trabajo sobre saciedad de Susan Holt (capítulo 6), que las manzanas sacian dos veces más que las donas. Pero seamos sinceros, las donas están diseñadas para ser obscenamente deliciosas. Si tienes un dólar en el bolsillo y tienes hambre, ¿compras una dona o medio kilogramo de manzanas?

Si pudimos incorporar estos alimentos monstruosos a nuestra vida, deberíamos ser capaces de expulsarlos. Nadie quiere vivir en un mundo sin donas (al menos yo no). Pero el costo de la comida tiene que reflejar mejor su impacto sobre nuestra salud. Una aproximación sería incrementar el costo de los alimentos poco sanos. Los impuestos sobre las bebidas endulzadas[59] suelen ser impopulares, pero al parecer funcionan para reducir la cantidad que consumen las personas. Extender esos impuestos a otros productos altamente procesados también podría reducir su ingesta y, en cualquier caso, representaría una fuente de ingresos para los gobiernos que batallan contra los costos, cada vez más onerosos, de nuestro aumento de talla.

También debemos hacer que los alimentos no procesados sean más baratos y fáciles de encontrar. En 2015 más de 39 millones de estadunidenses de bajos ingresos vivían en desiertos alimenticios,[60] que se definen como áreas en las que las tiendas de alimentos se encuentran a más de 600 metros en las ciudades o un trayecto de 16 kilómetros en el campo. Incluso si estas personas pueden llegar a un supermercado se enfrentan a las perversas estrategias de precios de nuestro sistema de comida industrializado: los alimentos procesados suelen ser mucho más baratos por kilocaloría que la fruta y los vegetales frescos,[61] la carne y el pescado y otros alimentos sin procesar. Así, no es extraño que la obesidad y las enfermedades cardiometabólicas impacten de forma desproporcionada en las comunidades pobres. Todos los años manipulamos los mercados alimentarios y energéticos mediante miles de millones de dólares en subsidios;[62] si fuéramos astutos podríamos usar esos fondos para asegurarnos de que los alimentos sanos fueran más baratos y abundantes. Puesto que nuestra salud se determina en buena medida en la infancia deberíamos priorizar la nutrición escolar, limitando el acceso a la comida chatarra y aumentando la proporción de alimentos nutritivos en el menú.

Y no tenemos que esperar a que el mercado se regule o la sociedad se transforme para realizar cambios útiles en nuestros entornos alimentarios personales. Como sostienen Stephan Guyenet y otros,[63] pequeños gestos como mantenerte alejado de los tentadores alimentos altos en calorías pueden tener un gran efecto. Si no tienes gaseosas ni cajas de galletas en tu casa, difícilmente te las zamparás de golpe y casi sin darte cuenta. El cuenco de dulces sobre tu escritorio no tiene que estar allí y no ayuda a nadie. Mantener los alimentos procesados y ricos en calorías fuera del alcance de la mano los vuelve más difíciles de conseguir, y te hace más consciente y crítico sobre cuándo y cómo decides consentirte.

La modernización también nos ha hecho sedentarios. Nuestra evolución como cazadores-recolectores nos heredó cuerpos hechos para la acción (capítulos 4 y 7). Como los tiburones, necesitamos movernos para sobrevivir. Pero toda la energía externa que dedicamos a la producción de alimentos y el transporte volvió opcional cualquier esfuerzo físico en nuestros entornos industrializados. Durante el último siglo se triplicó el porcentaje de la fuerza laboral estadunidense dedicada a empleos de oficina, como abogados, doctores y administradores; pasó de cerca de 25 por ciento en 1910[64] a 75 por ciento en el año 2000. Hoy en día más de 13 por ciento de los empleos en Estados Unidos se clasifican como "sedentarios"[65] y otro 24 por ciento sólo requiere "trabajo ligero". Estos porcentajes son mayores entre las profesiones calificadas. En el pasado no tan lejano nuestros ancestros cazadores-recolectores a menudo daban 15,000 pasos o más en el transcurso de un día normal. Ahora, por primera vez en la evolución de nuestro linaje, el hombre o la mujer promedio puede ganarse la vida sin dejar jamás su silla.

El transporte y la mecanización impulsados con energía externa hacen que funcione la vida moderna. Nadie puede caminar 25 kilómetros de ida y otros tantos de vuelta para llegar al trabajo o subir 30 pisos de escaleras hasta su oficina. No obstante, sí tenemos que inyectar más actividad física en nuestras vidas diarias. El ejercicio es fantástico, y también necesitamos hacerlo con mayor frecuencia, pero lo cierto es que debemos ir más allá de una lógica del ejercicio, en la que nuestra actividad física se limita a unas cuantas horas a la semana dedicadas exclusivamente a ella. Sentarte durante horas a la vez resulta mortal, incluso si pasamos nuestras noches y fines de semana en el gimnasio. Necesitamos ciudades y pueblos caminables, y una verdadera inversión en sistemas impulsados por humanos. Las ciudades como Copenhague, que han diseñado áreas urbanas aptas para las bicicletas y que favorecen más a las personas que a los automóviles, van a la cabeza. Los sistemas de bicicletas de intercambio también tienen un enorme potencial para incrementar la actividad física diaria y reducir la incidencia de enfermedades.[66]

La industrialización y la modernización conllevan otros costos, más difíciles de cuantificar. Como los hadza, nuestros ancestros cazadores-recolectores vivían embebidos en una rica urdimbre social de familiares y amigos. Pasaban sus existencias al aire libre, bajo el sol. Como todos tenían las mismas ocupaciones y no existían riquezas perdurables que se concentraran a lo largo de generaciones, la desigualdad social y económica habría sido reducida. Los hadza son orgullosamente igualitarios, y no le responden a nadie más que a sí mismos.

Con la agricultura, y luego nuevamente con la industrialización, se hicieron grandes revisiones al contrato social. Conforme se consolidó la riqueza, primero en forma de tierra y luego de capital, emergieron diferencias de clase y jerarquías. Esto funcionó muy bien para la clase alta, desde luego, pero resultó un desastre para los que se quedaron atorados en el fondo y que fueron reducidos a la esclavitud o cuyo trabajo fue explotado de otras formas. El resto se quedó en algún punto intermedio, ansioso por subir la escalera socioeconómica, pero también desesperado por no ser tragado por los engranajes inferiores.

El estrés resultante de este arreglo socioeconómico, que va desde las ansiedades financieras hasta la dolorosa sensación de que nos estamos quedando atrás, pasando por los ataques cotidianos a nuestra dignidad, son nuevos para nuestra especie. Al parecer no sabemos manejarlos bien. Vivir en el extremo desafortunado del espectro socioeconómico nos enferma y acorta nuestras vidas. La gente que vive en la pobreza sufre de mayores tasas de obesidad,[67] diabetes, enfermedades coronarias y otros males cardiometabólicos que los ricos, y este efecto es más pronunciado de lo esperable únicamente por las diferencias en dieta y ejercicio. Del mismo modo, las personas de color y otras comunidades marginadas tienen peor salud[68] y vidas más cortas. Si de verdad queremos cambiar nuestro entorno para mejorar nuestra salud metabólica tenemos que ocuparnos de las disparidades socioeconómicas, y no sólo de la dieta y el ejercicio.

Por desgracia, la industrialización también nos ha despojado de algunas de las herramientas que podríamos usar para contrarrestar los efectos del estrés. La actividad física diaria es una. También estamos menos conectados socialmente; las familias son más pequeñas y dispersas y la soledad se ha vuelto tan común que hoy se reconoce como una condición médica.[69] La modernización también nos llevó a pasar el tiempo bajo techo. El aire libre puede aliviar el estrés[70] y promover la actividad física, y parece contribuir a la salud cardiometabólica más que la actividad física por sí misma. Los hadza pasan básicamente todo su tiempo de vigilia al aire libre. El estadunidense promedio pasa 87 por ciento de su vida dentro de una construcción[71] y otro 6 por ciento en un automóvil. Para poder incorporar los elementos benéficos de nuestro pasado como cazadores-recolectores en nuestras vidas modernas tenemos que pensar de manera amplia, integral. Hay más en este asunto que sólo tubérculos.

DE VUELTA EN EL CAMPAMENTO

Esperaba que fueran fogatas.

Me senté sobre una extensión de roca plana a las afueras de Mkelenge, un campamento hadza ubicado en una escarpadura de las montañas Tli'ika y observé, a través de un claro entre las acacias, la ancha superficie del valle frente a mí. Me encontraba de ánimo reflexivo. Era la primera vez que regresaba a Hadzaland en un par de años, y ya habían pasado diez años desde los primeros días del proyecto sobre energética hadza. Unos momentos antes, el sol había salpicado por última vez los acantilados en el otro extremo del valle y se había hundido tras el horizonte. Conforme el mundo perdía su color y comenzaba a oscurecerse vi algo abajo, a la distancia, que jamás me había encontrado antes en un campamento hadza: luces.

Conté cinco, dispersas como estrellas perdidas, muy separadas entre sí y a unos pocos kilómetros de distancia. Probablemente no eran hadza. La gran extensión de terreno frente a mí era más popular con los pastores datoga, que llevaban a pastar a sus reses y cabras a los arbustos secos. Al principio pensé que eran hogueras para cocinar, pero el color no era el correcto. Las hogueras son de color rojo-anaranjado, y éstas eran de un inconfundible blanco eléctrico. Además, ¿por qué las familias datoga cocinarían afuera de sus casas?

Finalmente lo entendí. La electricidad se había colado en Hadzaland.

Traté de mantenerme *hamna shida*. Tal vez incluso de alegrarme. La luz eléctrica es útil; yo no sabría qué hacer sin ella en mi vida diaria (tenía una linterna en el bolsillo y dos más en mi tienda). ¿Quién era yo para juzgar? Una luz en un hogar datoga sería de enorme ayuda para las mujeres y los niños que hacían sus tareas vespertinas. Y se trataba de pequeños paneles solares, no de un tendido eléctrico que cruzara el territorio hadza. Al menos la energía era limpia.

Me recordé que los hadza llevaban décadas enfrentando la invasión del mundo industrializado, cediendo tierras, pero tratando de aprovechar lo mejor posible una situación difícil. Los hadza han adoptado alegremente algunas tecnologías modernas; en los campamentos se encuentran de vez en cuando linternas o radio, aunque es difícil conseguir baterías. Los teléfonos celulares se han ido haciendo más populares, y en cada campamento encuentras a alguien que conoce la colina correcta que hay que subir en busca de señal, aunque él o ella mismos no tengan un teléfono. No ponen reparos para aprovechar los costales de maíz que el gobierno de Tanzania reparte de vez en cuando como ayuda alimenticia. Y con todo, la cultura hadza ha permanecido increíblemente resiliente e intacta. Ha aceptado el mundo moderno en sus propios términos, poco a poco.

Sin embargo, no podía sacudirme una sensación desagradable, un sentimiento de pérdida. El mundo industrializado iba abriéndose camino, lenta e implacablemente, hacia Hadzaland. No hoy, desde luego; probablemente tampoco el año que entra o incluso la próxima década. Pero el glaciar avanzaba, el indecible peso de la civilización iba entrando por la fuerza al valle, rompiendo sus barreras. Los hadza llevaban cientos, tal vez miles de generaciones cazando y recolectando en estas colinas. ¿Cuántas faltaban para que todos desaparecieran? ¿Cuánto tardarían los hadza en verse obligados a incorporarse al mundo industrializado y en ser relegados, como infinidad de culturas antes que ellos, al último peldaño de la escalera socioeconómica? ¿Los jóvenes que viven hoy en el campamento pasarán su vejez en casas de bloques de concreto, soñando con su vida en los matorrales y viendo cómo sus nietos sufren obesidad, enfermedades cardiovasculares y los otros males del mundo moderno? Después de todo lo que nos han enseñado sobre cómo vivir bien, ¿así va a pagarles el mundo industrializado?

Pero lo que vi durante mi estancia en el campamento Mkelenge me dio esperanza. Los hombres y las mujeres hadza cazaban y recolectaban como siempre lo han hecho, siguiendo las viejas tradiciones. Las mujeres, lo mismo las viejas que las jóvenes, pasaban sus mañanas buscando tubérculos de makalitako y ewka, y llevándolos a casa para asarlos en un fuego comunitario (figura 9.1). Preparaban batidos con las ácidas frutas del baobab y machacaban los granos para extraer los centros carnosos. Los hombres pasaban sus días cazando o fabricando arcos y flechas en el campamento. Era un momento especial del año, a finales de la temporada de secas, cuando floreaban los baobabs. Sus pesadas flores blancas y fragantes bailaban en sus ramas y cubrían el suelo, atrayendo herbívoros. Los hombres salían del campamento antes del amanecer para cazar desde sus escondites, cercanos a los baobabs en floración. La caza era abundante, y el campamento se daba festines de impalas, antílopes y dik-diks.

Tambíén había buenas razones para confiar en el futuro. El campamento estaba lleno de niños juguetones que corrían por todos lados y hablaban hadza. Los niños dejaban el campamento armados de arcos ligeros y las hachas de sus padres, en busca de miel y presas. Las niñas iban a recolectar con sus madres y tías y aprendían cómo determinar la calidad de los tubérculos golpeando el suelo cerca de la cepa. Los amigos y las familias pasaban su día juntos, compartiendo comida, conversando y riendo. Los vecinos de otros campamentos cercanos y lejanos pasaban a visitar, a descansar y tal vez a aceptar un bocadillo. La comunidad era fuerte.

Me fui de Mkelenge sintiéndome optimista, y no sólo por los hadza, sino por todos nosotros. Todavía tenemos mucho que aprender sobre nuestros cuerpos y nuestra salud metabólica, pero sabemos lo suficiente para comenzar a cuidarnos mejor a nosotros mismos y para criar una generación de niños más sanos. Todo comienza con el conocimiento de nuestros orígenes, la disposición para aprender de culturas como los hadza, que conservan sus viejas tradiciones, y con la creatividad para incorporar esas lecciones a nuestras propias vidas de maneras sustentables. Somos la especie más inteligente y creativa del planeta, con poderes casi divinos a nuestra disposición. Seguro que podemos cuidar mejor a nuestros cuerpos, nuestros vecinos, nuestro planeta.

Agradecimientos

El material que conforma este libro fue integrándose a lo largo de más de una década, con la ayuda y las aportaciones de infinidad de familiares, amigos y colaboradores. Antes que nada, le agradezco a mi esposa, Janice, y a mis hijos, Alex y Clara, por su apoyo y buen humor mientras hacía trabajo de campo, me encerraba en el laboratorio a medir muestras de orina o me enclaustraba en el sótano para teclear frenéticamente este libro. Gracias, chicos, los amo.

También le estoy agradecido a mi familia (mamá, papá, George, Heide, Holly y Emily) por enseñarme a pensar críticamente y a disfrutar de una buena discusión. Jeff Kurland, Alan Walker, Bob Burkolder y otros en Penn State me brindaron durante los años formativos de la licenciatura asesoría y oportunidades que forjaron mi trayectoria como científico y que, a fin de cuentas, hicieron posible este libro.

La comunidad hadza ha sido increíblemente generosa y acogedora con mis colegas y conmigo. Nos dieron una amable bienvenida a sus campamentos y toleraron nuestras infinitas preguntas y peticiones. Las historias y las conversaciones durante mi investigación con los hadza (y los demás) provienen de experiencias reales, y están plasmadas con tanta precisión como mi memoria y algunas notas ocasionales en mi diario me permitieron. Le agradezco a los hadza por su hospitalidad y amistad, y espero que las descripciones que hago sobre su vida representen un retrato preciso de su notable cultura. Para saber más sobre la comunidad hadza, por favor visita HadzaFund.org.

Mi trabajo con los hadza no habría sido posible sin mis grandes amigos y colaboradores, Brian Wood y David Raichlen. Mi trabajo en Tanzania a lo largo de los años ha sido facilitado y enriquecido por una larga lista de amigos, entre ellos Mariamu Anyawire, Herieth Cleophas, Jake Harris, Christian Kiffner, Fides Kirei, Lieve Lynen, Nathaniel Makoni, Audax Mabulla, Ibrahim Mabulla, Carla Mallol, Frank Marlowe, Ruth Mathias, Elena Mauriki, Bunga Paolo, Daudi Peterson y Christopher y Nani Schmelling.

La ciencia es un deporte de equipo, y he tenido la enorme fortuna de aprender y trabajar con muchos de los principales investigadores de la evolución y la energética humana. A lo largo de los años, Stephan Guyenet, Kevin Hall, Daniel Lieberman y John Speakman han compartido conmigo ideas centrales, así como retroalimentación sobre uno de los primeros borradores de este libro. Las ideas y los materiales que se encuentran aquí también se beneficiaron de las conversaciones y las colaboraciones con Leslie Aiello, Andrew Biewener. Rick Bribiescas, John Buse, Vincent Careau, Eric Charnov, Steve Churchill, Meg Crofoot, Maureen Devlin, Lara Dugas, Holly Dunsworth, Peter Ellison, Melissa Emery Thompson, Reid Ferring, Michael Gurven, Anthony Hackney, Lewis Halsey, Steve Heymsfield, Kim Hill, Richard Kahn, Hillard Kaplan, William Karus, Christopher Kuzawa, Mitchell Irwin, Karen Isler, Amy Luke, Paul MacLean, Felicia Madimenos, Andrew Marshall, Ed Melanson, Deborah Muoio, Martin Muller, Guy Plasqui, Susan Racette, Eric Ravussin, Leanne Redman, Jessica Rothman, Stephen Ross, Robert Shumaker, Joshua Snodgrass, Dale Schoeller, Lawrence Sugiyama, Benjamin Trumble, Claudia Valeggia, Carel Van Schaik, Erin Vogel, Kara Walker, Christine Wall, Klaas Westerterp, William Wong, Richard Wrangham y Yosuke Yamada. Quiero expresar mi agradecimiento con la Fundación Nacional de Ciencias de Estados Unidos, la Fundación Wenner Gren y la Fundación Leakey por apoyar mi investigación.

También he tenido la suerte de trabajar de cerca con un fantástico equipo de estudiantes de posdoctorado y asistentes de investigación que hicieron posible mucho del trabajo que aparece en este libro, y casi toda la diversión. Les agradezco su camaradería, sus brillantes ideas y su duro trabajo. La lista completa llenaría un libro por sí misma, pero sería negligente de mi parte no mencionar a Caitlin Thurber (que dirigió el estudio sobre la Carrera a través de Estados Unidos), Sam Urlacher (que dirigió los estudios sobre los shuar que se mencionan aquí), Mary Brown, Eric Castillo, Martin Hora, Jörg Jäger, Elaine Kozma, Myra Laird, Cara Ocobock, Jenny Paltan, Rebecca Rimbach, Khalifa Stafford, Zane Swanson y Anna Warrener.

Estoy en deuda con Max Brockman, mi agente, por su esfuerzo por conseguirle hogar al presente volumen. Gracias a Caroline Sutton, mi editora de ojo agudo y entusiasmo contagioso, así como a Hannah Steigmeyer, Dorian Hastings y el equipo de producción de Penguin Random House por guiarme durante el largo proceso de hacer este libro. Kasia Konopka elaboró las gráficas. Victoria Ehrhardt, Holly Daniels, Emiliy Khan, Saleem Khan y Janice Wang leyeron un borrador del libro y me ofrecieron útiles comentarios. Finalmente, quiero agradecer a la comunidad de la Universidad de Duke, particularmente a Brian Hare y Vanessa Woods, por su amistad y apoyo durante la escritura.

Notas

Capítulo 1. La mano invisible

[1] Para una discusión exhaustiva sobre todo lo relacionado con los hadza véase Frank Marlowe, *The Hadza: Hunter-Gatherers of Tanzania,* University of California Press, 2010.

[2] E. Bianconi *et al.* (2013). "An estimation of the number of cells in the human body", *Ann. Hum. Biol.,* 40(6): 463-471, doi: 10.3109/03014460.2013.807878.

[3] Un ser humano de unos 70 kg quema aproximadamente 2,800 kilocalorías al día, o 40 kcal/kg al día. El sol tiene una masa de $1,989.10^{30}$ y produce $7,942.10^{27}$ kcal al día, es decir unas miserables 0.004 kcal/kg al día. Véase Vaclav Smil, *Energies: An Illustrated Guide to the Biosphere and Civilization,* MIT Press, 1999.

[4] N. F. Butte (2000). "Fat intake of children in relation to energy requirements", *Am. J. Clin. Nutr.,* 72 (suppl.): 1246S-1252S.

[5] R. Meerman y A. J. Brown (2014). "When somebody loses weight, where does the fat go?", *BMJ,* 349: g7257.

[6] Chris Cilliza, "Americans know literally nothing about the Constitution", CNN, consultado el 13 de septiembre de 2017, https://www.cnn.com/2017/09/13/politics/poll-constitution/index.html

[7] En Estados Unidos es la edad legal para ingerir bebidas alcohólicas. (*N. de la T.*)

[8] Análisis inéditos del autor, calculados a partir de regresiones alométricas entre la masa corporal y la edad y madurez, longevidad máxima y tamaño neonatal de mamíferos placentarios, usando la base de datos AnAge; R. Tacutu *et al.* (2018). "Human ageing genomic resources: New and updated databases", *Nucl. Acids Res.* 46(D1): D1083-1090. DOI: 10.1093/nar/gkx1042.

[9] L. Charnov y D. Berrigan (1993). "Why do female primates have such long lifespans and so few babies? *or* Life in the slow lane", *Evol. Anthro.,* 1(6): 191-194.

[10] S. C. Stearns, M. Ackermann, M. Doebeli y M. Kaiser (2000). "Experimental evolution of aging, growth, and reproduction in fruit flies", *PNAS,* 97(7): 3309-3313; S. K. Auer, C. A. Dick, N. B. Metcalfe y D. N. Reznick (2018). "Metabolic rate evolves rapidly and in parallel with the pace of life history", *Nat. Commun.,* 9:14.

[11] M. C. O'Neill *et al.* (2017). "Chimpanzee super strength and human skeletal muscle evolution", *PNAS*, 114(28): 7343-7348; K. Bozek *et al.* (2014). "Exceptional evolutionary divergence of human muscle and brain metabolomes parallels human cognitive and physical uniqueness", *PLoS Biol.*, 12(5): e1001871. doi: 10.1371/journal.pbio.1001871.

[12] El agua doblemente marcada es agua en la que tanto el hidrógeno como el oxígeno han sido reemplazados parcial o completamente por un isótopo poco común de estos elementos para evaluar el gasto de energía en un periodo de 7-10 días. (*N. de la T.*)

[13] Brian K. McNab (2008). "An analysis of the factors that influence the level and scaling of mammalian BMR", *Comp. Biochem. Phys. A-Mol. Integ. Phys.*, 151: 5-28.

[14] T. J. Case (1978). "On the evolution and adaptive significance of postnatal growth rates in the terrestrial vertebrates", *Quar. Rev. Biol.*, 53(3): 243-282.

[15] P. H. Harvey, M. D. Pagel y J. A. Rees (1991). "Mammalian metabolism and life histories", *Am. Nat.*, 137(4): 556-566.

[16] H. Pontzer *et al.* (2010). "Metabolic adaptation for low energy throughput in orangutans", *PNAS*, 107(32): 14048-14052.

[17] Y. Nie *et al.* (2015). "Exceptionally low daily energy expenditure in the bamboo-eating giant panda", *Science*, 349 (6244): 171-174.

[18] Serge A. Wich, S. Suci Utami Atmoko, Tatang Mitra Setia y Carel P. van Schaik, *Orangutans: Geographic Variation in Behavioral Ecology and Conservation*, Oxford University Press, 2008.

[19] H. Pontzer *et al.* (2014). "Primate energy expenditure and life history", *PNAS*, 111(4): 1433-1437.

[20] L. C. Aiello y P. Wheeler (1995). "The Expensive Tissue Hypothesis: The brain and the digestive system in human and primate evolution", *Curr. Anthropol.*, 36: 199-221.

[21] Charles Darwin, *Sobre el origen de las especies*, John Murray, 1861, p. 147.

[22] Arthur Keith (1891). "Anatomical notes on Malay apes", *J. Straits Branch Roy. Asiatic Soc.*, 23: 77-94.

[23] K. A. Nagy y K. Milton (1979). "Energy metabolism and food consumption by howler monkeys", *Ecology*, 60: 475-80.

[24] K. Milton (1993). "Diet and primate evolution", *Scientific American*, agosto, pp. 86-93.

[25] K. Isler y C. P. van Schaik (2009). "The Expensive Brain: A framework for explaining evolutionary changes in brain size", *J. Hum. Evol.*, 57: 392-400.

[26] H. Pontzer *et al.* (2016). "Metabolic acceleration and the evolution of human brain size and life history", *Nature*, 533: 390-392.

Capítulo 2. Bueno, pero ¿qué es el metabolismo?

[1] Al agrupar el gasto energético para la producción de moléculas (que también debería incluirse en un cálculo exhaustivo de la energía) con el trabajo mecánico de mover cosas estoy haciendo una ligera simplificación.

[2] J. Taylor y R. L. Hall (1947). "Determination of the heat of combustion of nitroglycerin and the thermochemical constants of nitrocellulose", *J. Phys. Chem.*, 51(2): 593-611.

[3] La energía requerida para elevar un mililitro de agua en 1 grado Celsius depende ligeramente de la temperatura de inicio del agua. La definición moderna de calorías es la energía equivalente a 4.184 joules. Un joule se define como la energía necesaria para elevar 1 kilogramo a 1 metro (contra la gravedad). Los joules se llaman así en honor del científico británico James Prescott Joule, que descubrió la relación entre trabajo mecánico y energía calorífica en el siglo XIX.

[4] J. L. Hargrove (2006). "History of the calorie in nutrition", *J. Nutr.*, 136: 2957-2961.

[5] De hecho cada caloría contiene 4.18 joules, pero al dividir entre cuatro se obtiene una precisión de 95 por ciento, suficiente para el uso diario. También hay que saber que kJ es kilojoules (1,000 joules) y MJ es megajoules (1,000,000 de joules).

[6] Le agradezco al doctor Kenneth Weiss, profesor de Penn State, por sorprenderme tanto con esta idea durante mis años de universidad.

[7] R. W. Sussman (1991). "Primate origins and the evolution of angiosperms", *Am. J. Primatol.*, 23(4): 209-223.

[8] R. Holmes (1971). "Carbohydrate digestion and absorption", *J. Clin. Path.*, 24, suppl. (Roy. Coll. Path.) (5): 10-13.

[9] P. J. Matheson, M. A. Wilson y R. N. Garrison (2000). "Regulation of intestinal blood flow", *Jour. Surg. Res,* 93: 182-96.

[10] Las evidencias que arrojan estudios cuidadosos sobre el índice glucémico son mixtas. M. J. Franz (2003). "The glycemic index: Not the most effective nutrition therapy intervention", *Diabetes Care,* 26: 2466-2468.

[11] S. Atkinson, K. Foster-Powell y J. C. Brand-Miller (2008). "International tables of glycemic index and glycemic load values: 2008", *Diabetes Care,* 31(12): 2281-2283.

[12] R. Sender, S. Fuchs y R. Milo (2016). "Revised estimates for the number of human and bacteria cells in the body", *PLoS Biol.,* 14(8): e1002533.

[13] I. Rowland *et al.* (2018). "Gut microbiota functions: Metabolism of nutrients and other food components", *Eur. J. Nutr.,* 57(1): 1-24.

[14] Los azúcares también se emplean para construir algunas estructuras en el cuerpo; por ejemplo, la D del ADN es desoxirribosa, que es un azúcar que se forma a partir de los carbohidratos provenientes de la dieta.

[15] Secretion of bile and the role of bile acids in digestion", Colorado State Uni-

versity, consultado el 13 de marzo de 2020, http://www.vivo.colostate.edu/hbo
oks/pathphys/digestion/liver/bile.html

[16] M. J. Monte, J. J. Marin, A. Antelo y J. Vazquez-Tato (2009). "Bile acids: Chemistry, physiology, and pathophysiology", *World J. Gastroenterol.*, 15(7): 804-816.

[17] S. L. Friedman, B. A. Neuschwander-Tetri, M. Rinella y A. J. Sanyal (2018). "Mechanisms of NAFLD development and therapeutic strategies", *Nat. Med.*, 24(7): 908-922.

[18] Wikipedia, consultado el 13 de marzo de 2020, https://en .wikipedia.org/wiki/Energy_density

[19] Aquí estoy haciendo una enorme simplificación y saltándome varias etapas del paso de ADN a ARN y luego a secuencia de aminoácidos. Para una buena introducción véase "Essentials of genetics", *Nature Education,* https://www.nature.com/scitable/ebooks/essentials-of-genetics-8/contents/

[20] G. E. Shambaugh III (1977). "Urea biosynthesis I. The urea cycle and relationships to the citric acid cycle", *Am. J. Clin. Nutr.*, 30(12): 2083-2087.

[21] C. E.Berryman, H. R. Lieberman, V. L. Fulgoni III y S. M. Pasiakos (2018). "Protein intake trends and conformity with the Dietary Reference Intakes in the United States: Analysis of the National Health and Nutrition Examination Survey, 2001-2014", *Am. J. Clin. Nutr.*, 108(2): 405-413.

[22] Lawrence Cole, *Biology of Life Biochemistry, Physiology and Philosophy,* Academic Press, 2016.

[23] J. M. Rippe y T. J. Angelopoulos (2013). "Sucrose, high-fructose corn syrup, and fructose, their metabolism and potential health effects: What do we really know?", *Adv. Nutr.*, 4(2): 236-245.

[24] Descubierto por Hans A. Krebs y William A. Johnson en 1937, lo que les valió el premio Nobel de Medicina. Krebs y su estudiante Kurt Henseleit descubrieron el ciclo de la urea en 1932. Es probable que a Krebs le alegrara ser más conocido por la producción de energía que por la producción de orina.

[25] Si convirtiéramos la masa de esos átomos en energía tendríamos que utilizar la famosa fórmula de Einstein, $E = mc^2$, y además haría falta un reactor nuclear. Un gramo de glucosa produciría 21,000 millones de calorías y vaporizaría todo a su alrededor.

[26] Sé que los lectores que viven en países en desarrollo, que carecen un sistema funcional de transporte colectivo, podrían no entender la analogía, pero créanme: así es como se supone que operan.

[27] Lo mismo puede preguntarse de los fanáticos de Detroit. [Se refiere al equipo de futbol americano, los Leones de Detroit. (*N. de la T.*)]

[28] Brian Hare y Vanessa Woods, *The Genius of Dogs: How Dogs Are Smarter Than You Think,* Dutton, 2013.

[29] R. M. Soo *et al.* (2017). "On the origins of oxygenic photosynthesis and aerobic respiration in Cyanobacteria", *Science,* 355(6332): 1436-1440.

[30] "Flash facts about lightning", *National Geographic*, consultado el 13 de marzo de 2020, https://news.nationalgeographic .com/news/2004/06/flash-facts-about-lightning/

[31] K. Lührig *et al.* (2015). "Bacterial community analysis of drinking water biofilms in southern Sweden", *Microbes Environ,* 30(1): 99-107.

[32] How much water Is there on Earth?", USGS, https://water.usgs.gov/edu/earth howmuch.html

[33] Lynn Margulis, *Origin of Eukaryotic Cells,* Yale University Press, 1970.

Capítulo 3. ¿Cuánto me va a costar?

[1] Wikipedia, consultado el 13 de marzo de 2020, https://en.wikipedia.org/wiki/Phlogiston_theory

[2] "Joseph Priestley and the discovery of oxygen", American Chemical Society, International Historic Chemical Landmarks, consultado el 13 de marzo de 2020, http://www.acs.org/content/acs/en /education/whatischemistry/landmarks/josephpriestleyoxygen.html

[3] Esther Inglis-Arkell, "The guinea pig that proved we have an internal combustion engine", Gizmodo, consultado el 23 de junio de 2013, https://io9.gizmodo.com/the-guinea-pig-that-proved-we-have-an-internal-combusti-534671441.

[4] H. Pontzer *et al.* (2012). "Hunter-gatherer energetics and human obesity", *PLoS One,* 7(7): e40503.

[5] P. Zamparo *et al.* (2005). "Energy cost of swimming of elite long-distance swimmers", *Eur. J. Appl. Physiol.,* 94(5-6): 697-704.

[6] P. E. di Prampero (2000). "Cycling on Earth, in space, on the Moon", *Eur. J. Appl. Physiol.,* 82(5-6): 345-360.

[7] Elaine E. Kozma (2020). *Climbing performance and ecology in humans, chimpanzees, and gorillas,* tesis de doctorado, City University, Nueva York.

[8] D. Abe, Y. Fukuoka y M. Horiuchi (2015). "Economical speed and energetically optimal transition speed evaluated by gross and net oxygen cost of transport at different gradients", *PLoS One,* 10: e0138154.

[9] Los desencadenantes mecánicos o fisiológicos de la transición caminata-carrera son tema de un acalorado debate, pero todos están de acuerdo en que tendemos a cambiar cerca de la velocidad de transición energéticamente óptima.

[10] H. J. Ralston (1958). "Energy-speed relation and optimal speed during level walking", *Int. Z. Angew. Physiol. Einschl. Arbeitphysiol.,* 17(4): 277-283.

[11] M. H. Bornstein y H. G. Bornstein (1976). "The pace of life", *Nature,* 259: 557-559.

[12] Andrew Biewener y Shelia Patek, *Animal Locomotion,* 2ª ed., Oxford University Press, 2018.

[13] M. I. Lambert y T. L. Burgess (2010). "Effects of training, muscle damage and fatigue on running economy", *Internat. SportMed J.,* 11(4): 363-379.

[14] C. J. Arellano y R. Kram (2014). "The metabolic cost of human running: Is swinging the arms worth it?", *J. Exp. Biol.,* 217: 2456-2461.

[15] "McDonald's nutrition calculator", McDonald's, consultado el 13 de marzo de 2020, https://www.mcdonalds.com/us/en-us /about-our-food/nutrition-calculator.html

[16] "Nutrition", Dunkin' Donuts, consultado el 13 de marzo de 2020, https://www.dunkindonuts.com/en/food-drinks/donuts/donuts

[17] Resumido a partir de C. J. Henry (2005). "Basal metabolic rate studies in humans: Measurement and development of new equations", *Publ. Health Nutr.,* 8: 1133-1152.

[18] Para un análisis del costo de los órganos véase ZiMian Wang *et al.* (2012). "Evaluation of specific metabolic rates of major organs and tissues: Comparison between nonobese and obese women", *Obesity,* 20(1): 95-100.

[19] M. Horiuchi *et al.* (2017). "Measuring the energy of ventilation and circulation during human walking using induced hypoxia", *Scientific Reports,* 7(1): 4938. DOI: 10.1038/s41598-017-05068-8.

[20] J. E. Gerich, C. Meyer, H. J. Woerle y M. Stumvoll (2001). "Renal gluconeogenesis: Its importance in human glucose homeostasis", *Diabetes Care,* 24(2): 382-391.

[21] Muchos animales, como las estrellas de mar, tienen un único orificio que sirve lo mismo para obtener nutrientes que para arrojar los desechos. Véase A. Hejnol y M. Q. Martindale (2008). "Acoel development indicates the independent evolution of the bilaterian mouth and anus", *Nature,* 456(7220): 382-386. DOI: 10.1038/nature07309.

[22] S. M. Bahr *et al.* (2015). "Risperidone-induced weight gain is mediated through shifts in the gut microbiome and suppression of energy expenditure", *EbioMedicine,* 2(11): 1725-1734. DOI: 10.1016/j.ebiom.2015.10.018.

[23] M. Bélanger, I. Allaman y P. J. Magistretti (2011). "Brain energy metabolism: Focus on astrocyte-neuron metabolic cooperation", *Cell Metabolism,* 14(6): 724-738.

[24] R. W. Backs y K. A. Seljos (1994). "Metabolic and cardiorespiratory measures of mental effort: The effects of level of difficulty in a working memory task", *Int. J. Psychophysiol.,* 16(1): 57-68; N. Troubat, M.-A. Fargeas-Gluck, M. Tulppo y B. Dugué (2009). "The stress of chess players as a model to study the effects of

psychological stimuli on physiological responses: An example of substrate oxidation and heart rate variability in man", *Eur. J. Appl. Physiol.,* 105(3): 343-349.

[25] C. W. Kuzawa *et al.* (2014). "Metabolic costs of human brain development", *Proc. Nat. Acad. Sciences,* 111(36): 13010-13015. DOI: 10.1073/pnas.1323099111.

[26] B. R. M. Kingma, A. J. H. Frijns, L. Schellen y W. D. V. Lichtenbelt (2014). "Beyond the classic thermoneutral zone: Including thermal comfort", *Temperature,* 1(2): 142-149.

[27] R. J. Brychta *et al.* (2019). "Quantification of the capacity for cold-induced thermogenesis in young men with and without obesity", *J. Clin. Endocrin. Metab.,* 104(10): 4865-4878. DOI: 10.1210 /jc.2019-00728.

[28] W. R. Leonard *et al.* (2002). "Climatic influences on basal metabolic rates among circumpolar populations", *Am. J. Hum. Biol.,* 14(5): 609-620.

[29] F. Haman y D. P. Blondin (2017). "Shivering thermogenesis in humans: Origin, contribution and metabolic requirement", *Temperature,* 4(3): 217-226. DOI: 10.1080/23328940.2017.1328999.

[30] M. Gurven y H. Kaplan (2007). "Longevity among hunter-gatherers: A cross-cultural examination", *Pop. and Devel. Rev.,* 33(2): 321-365.

[31] M. P. Muehlenbein, J. L. Hirschtick, J. Z. Bonner y A. M. Swartz (2010). "Toward quantifying the usage costs of human immunity: Altered metabolic rates and hormone levels during acute immune activation in men", *Am. J. Hum. Biol.,* 22: 546-556.

[32] M. D. Gurven *et al.* (2016). "High resting metabolic rate among Amazonian forager-horticulturalists experiencing high pathogen burden", *Am. J. Physical Anth.,* 161(3): 414-425. DOI: 10.1002/ajpa.23040.

[33] S. S. Urlacher *et al.* (2019). "Constraint and trade-offs regulate energy expenditure during childhood", *Science Advances,* 5(12): eaax1065. DOI: 10.1126/sciadv.aax1065.

[34] J. C. Waterlow (1981). "The energy cost of growth. Joint FAO/WHO/UNU Expert Consultation on Energy and Protein Requirements", Roma, consultado el 14 de marzo de 2020, http: //www.fao.org/3/M2885E/M2885E00.htm

[35] N. F. Butte y J. C. King (2005). "Energy requirements during pregnancy and lactation", *Publ. Health Nutr.,* 8: 1010-1027.

[36] T. J. Case (1978). "On the evolution and adaptive significance of postnatal growth rates in the terrestrial vertebrates", *Quar. Rev. Biol.,* 53(3): 243-282.

[37] K. A. Nagy, I. A. Girard y T. K. Brown (1999). "Energetics of free-ranging mammals, reptiles, and birds", *Ann. Rev. Nutr.,* 19: 247-277.

[38] Análisis inéditos del autor, calculados a partir de regresiones alométricas entre la masa corporal y la tasa de crecimiento en adultos (c/año) y el rendimiento reproductivo (c/años) usando la base de datos AnAge. R. Tacutu *et al.* (2018).

"Human ageing genomic resources: New and updated databases", *Nucleic Acids Research,* 46(D1): D1083-1090.

[39] Max Kleiber, *The Fire of Life: An Introduction to Animal Energetics,* Wiley, 1961. Samuel Brody y Francis Benedict también contribuyeron con este descubrimiento.

[40] Análisis inéditos del autor, calculados a partir de regresiones alométricas entre la masa corporal y la tasa de crecimiento en adultos (c/año) y el rendimiento reproductivo (c/años) usando la base de datos AnAge. R. Tacutu *et al.* (2018). "Human ageing genomic resources: New and updated databases", *Nucleic Acids Research,* 46(D1): D1083-1090.

[41] Aristóteles, *Sobre la longevidad y la brevedad de la vida,* 350 a.n.e., traducido por G. R. T. Ross, consultado el 16 de marzo de 2020, http://classics.mit.edu/Aristotle/longev_short.html

[42] Max Rubner, *Das Problem det Lebensdaur und seiner beziehunger zum Wachstum und Ernarnhung,* Oldenberg, 1908.

[43] Raymond Pearl, *The biology of death,* J. B. Lippincott, 1922.

[44] Denham Harman (1956). "Aging: A theory based on free radical and radiation chemistry", *J. Gerontol.,* 11(3): 298-300.

[45] Algunos estudios encuentran efectos positivos en la ingesta de antioxidantes y el riesgo de muerte (e.g. L.-G. Zhao *et al.* [2017], "Dietary antioxidant vitamins intake and mortality: A report from two cohort studies of Chinese adults in Shanghai", *J. Epidem.,* 27[3]: 89-97). mientras que otros no encuentran ningún efecto (e.g. U. Stepaniak *et al.* [2016], "Antioxidant vitamin intake and mortality in three Central and Eastern European urban populations: The HAPIEE study", *Eur. J. Nutr.,* 55[2]: 547-560).

[46] Para una perspectiva escéptica véase J. R. Speakman (2005). "Body size, energy metabolism, and lifespan", *J. Exp. Biol.,* 208: 1717-1730.

[47] J. R. Speakman y S. E. Mitchell (2011). "Caloric restriction", *Mol. Aspects Med.,* 32: 159-221.

[48] J. Nielsen *et al.* (2016). "Eye lens radiocarbon reveals centuries of longevity in the Greenland shark (*Somniosus microcephalus*)", *Science,* 353(6300): 702-704.

[49] C. R. White y M. R. Kearney (2014). "Metabolic scaling in animals: Methods, empirical results, and theoretical explanations", *Compr. Physiol.,* 4(1): 231-256. DOI: 10.1002/cphy.c110049.

[50] Con unos cientos de millones más o menos. Y no, no puedes evitar la muerte racionando tus latidos. De hecho elevar tu ritmo cardiaco mediante el ejercicio es una de las formas más seguras de prolongar la vida (capítulo 7).

[51] J. A. Harris y F. G. Benedict (1918). "A biometric study of human basal metabolism", *PNAS,* 4(12): 370-373. DOI: 10.1073/pnas.4.12.370.

[52] Los valores CAF siempre son 1 kcal por kg por hora, que es la TMB de las personas promedio. Los valores CAF están adaptados para la TMB de cada individuo, o su TMB estimada.

[53] FAO Food and Nutrition Technical Report Series 1, FAO/WHO/UNU (2001). "Human energy requirements". http://www.fao.org/docrep/007/y5686e/y5686e oo.htm#Contents.

[54] L. Orcholski et al. (2015). "Under-reporting of dietary energy intake in five populations of the African diaspora", Brit. J. Nutri., 113(3): 464-472. DOI: 10.1017/S000711451400405X.

[55] Marion Nestle y Malden Nesheim, Why Calories Count: From Science to Politics, University of California Press, 2013.

[56] A. Prentice (1987). "Human energy on tap", New Scientist, noviembre: 40-44.

[57] N. Lifson, G. B. Gordon, M. B. Visscher y A. O. Nier (1949). "The fate of utilized molecular oxygen and the source of the oxygen of respiratory carbon dioxide, studied with the aid of heavy oxygen", J. Biol. Chem., 180(2): 803-811.

[58] N. Lifson, G. B. Gordon, R. McClintock (1955). "Measurement of total carbon dioxide production by means of $D_2 18O$", J. Appl. Physiol., 7: 704-710.

[59] J. R. Speakman (1998). "The history and theory of the doubly labeled water technique", Am. J. Clin. Nutr., 68(suppl): 932S-938S.

[60] D. A. Schoeller y E. van Santen (1982). "Measurement of energy expenditure in humans by doubly labelled water", J. Appl. Physiol., 53: 955-959.

[61] L. Dugas et al. (2011). "Energy expenditure in adults living in developing compared with industrialized countries: A meta-analysis of doubly labeled water studies", Am. J. Clin. Nutr., 93: 427-441; N. F. Butte (2000). "Fat intake of children in relation to energy requirements", Am. J. Clin. Nutr., 72(5 Suppl): 1246S-1252S; H. Pontzer et al. (2012). "Hunter-gatherer energetics and human obesity", PLoS One, 7(7): e40503.

Capítulo 4. Cómo los humanos evolucionaron para ser los simios más lindos, aptos y *gordos* de todos

[1] L. Gabunia et al. (2000). "Earliest Pleistocene hominid cranial remains from Dmanisi, Republic of Georgia: Taxonomy, geological setting, and age", Science, 288 (5468): 1019-1025.

[2] D. Lordkipanidze et al. (2005). "The earliest toothless hominin skull", Nature, 434: 717-718.

[3] Como casi todo en evolución humana, se debate acaloradamente la necesidad de tener dientes, o de contar con ayuda en ausencia de éstos. Algunos argu-

mentan que este infeliz puede haber sobrevivido a duras penas por sus propios medios, triturando la comida con herramientas de piedra o tragando trozos enteros. Es imposible saberlo con certeza. Pero me resulta difícil imaginar cómo pudo haber sobrevivido, sobre todo al sufrir una enfermedad seria, sin ayuda, mucha más de la que los simios se brindan unos a otros.

4   R. W. Sussman (1991). "Primate origins and the evolution of angiosperms", *Am. J. Primatol.*, 23(4): 209-223.

5   Para una historia más exhaustiva de la evolución de nuestra especie que este breve resumen véase Glenn C. Conroy y Herman Pontzer, *Reconstructing Human Origins*, 3ª ed., W. W. Norton, 2012.

6   Conroy y Pontzer, Reconstructing human origins, *op. cit.*

7   S. Harmand *et al.* (2015). "3.3-million-year-old stone tools from Lomekwi 3, West Turkana, Kenya", *Nature*, 521: 310-315.

8   Adaptado de Herman Pontzer (2017). "Economy and endurance in human evolution", *Curr. Biol.*, 27(12): R613-621. DOI: 10.1016/j.cub.2017.05.031.

9   M. Domínguez-Rodrigo, T. R. Pickering, S. Semaw y M. J. Rogers (2005). "Cut-marked bones from Pliocene archaeological sites at Gona, Afar, Ethiopia: Implications for the function of the world's oldest stone tools", *J. Hum. Evol.*, 48(2): 109-121.

10 Charles Darwin, *The Descent of Man*, D. Appleton, 1871.

11 A. V. Jaeggi, M. A. van Noordwijk y C. P. van Schaik (2008). "Begging for information: Mother-offspring food sharing among wild Bornean orangutans"., *Am. J. Primatol.*, 70(6): 533-541. DOI: 10.1002/ajp.20525.

12 A. V. Jaeggi y C. P. Van Schaik (2011). "The evolution of food sharing in primates", *Behav. Ecol. Sociobiol.*, 65: 2125-2140.

13 R. M. Wittig *et al.* (2014). "Food sharing is linked to urinary oxytocin levels and bonding in related and unrelated wild chimpanzees", *Proc. Biol. Sci.*, 281(1778): 20133096. DOI: 10.1098/rspb.2013.3096.

14 S. Yamamoto (2015). "Non-reciprocal but peaceful fruit sharing in wild bonobos in Wamba", *Behaviour*, 152: 335-357.

15 A. Lister (2013). "Behavioural leads in evolution: Evidence from the fossil record", *Bio. J. Linnean Soc.*, 112: 315-331.

16 K. Hawkes *et al.* (1998). "Grandmothering, menopause, and the evolution of human life histories", *PNAS*, 95(3): 1336-1339. DOI: 10.1073/pnas.95.3.1336.

17 S. C. Antón, R. Potts y L. C. Aiello (2014). "Evolution of early *Homo*: An integrated biological perspective", *Science*, 345(6192): 1236828. DOI: 10.1126/science.1236828.

18 D. M. Bramble y D. E. Lieberman (2004). "Endurance running and the evolution of *Homo*", *Nature*, 432: 345-352. DOI: 10.1038/nature03052.

[19] A. S. Brooks *et al.* (2018). "Long-distance stone transport and pigment use in the earliest Middle Stone Age", *Science,* 360(6384): 90-94.

[20] A. Jerardino, R. A. Navarro y M. Galimberti (2014). "Changing collecting strategies of the clam *Donax serra* Röding (Bivalvia: Donacidae) during the Pleistocene at Pinnacle Point, South Africa", *J. Hum. Evol.,* 68: 58-67. DOI: 10.1016/j.jhevol.2013.12.012.

[21] M. Aubert *et al.* (2018). "Palaeolithic cave art in Borneo", *Nature,* 564: 254-257.

[22] H. Pontzer (2017). "Economy and endurance in human evolution", *Curr. Biol.,* 27(12): R613-621. DOI: 10.1016/j.cub.2017.05.031.

[23] H. Thieme (1997). "Lower Palaeolithic hunting spears from Germany", *Nature,* 385: 807-810. DOI: 10.1038/385807a0.

[24] H. Kaplan, K. Hill, J. Lancaster y A. M. Hurtado (2000). "A theory of human life history evolution: Diet, intelligence, and longevity", *Evol. Anthro.,* 9(4): 156-185.

[25] M. E. Thompson (2013). "Comparative reproductive energetics of human and nonhuman primates", *Ann. Rev. Anthropol.,* 42: 287-304.

[26] Nick Longrich, "Were other humans the first victims of the sixth mass extinction?", *The Conversation,* 21 de noviembre 2019, consultado el 16 de marzo de 2020, https://theconversation.com/were-other-humans-the-first-victims-of-the-sixth-mass-extinction-126638.

[27] Sankararaman, S. Mallick, N. Patterson y D. Reich (2016). "The combined landscape of Denisovan and Neanderthal ancestry in present-day humans", *Curr. Biol.,* 26(9): 1241-1247. DOI: 10.1016/j.cub.2016.03.037.

[28] D. L. Hoffmann *et al.* (2018). "U-Th dating of carbonate crusts reveals Neandertal origin of Iberian cave art", *Science,* 359(6378): 912-915. DOI: 10.1126/ science. aap7778.

[29] N. J. Conard, M. Malina y S. C. Münzel (2009). "New flutes document the earliest musical tradition in southwestern Germany", *Nature,* 460: 737-740.

[30] Rendu *et al.* (2014). "Neandertal burial at La Chapelle-aux-Saints", *PNAS,* 111(1): 81-86. DOI: 10.1073/pnas.1316780110.

[31] Brian Hare y Vanessa Woods, *Survival of the Friendliest,* Random House, 2020; Richard W. Wrangham, *The Goodness Paradox,* Pantheon, 2019.

[32] Risk Factors Collaborators (2016). "Global Burden of Disease 2015", *Lancet,* 388 (10053): 1659-1724.

[33] Steven Pinker, *The Better Angels of Our Nature,* Penguin, 2012.

[34] H. Pontzer *et al.* (2016). "Metabolic acceleration and the evolution of human brain size and life history", *Nature,* 533: 390-392.

[35] H. Pontzer *et al.* (2012). "Hunter-gatherer energetics and human obesity", *PLoS One,* 7(7): e40503. DOI: 10.1371/journal.pone.0040503.

Capítulo 5. El mago metabólico: compensación y restricción energética

[1] Para consultar descripciones y datos sobre la vida y las actividades diarias de los hadza véanse Frank W. Marlowe, *The Hadza: Hunter-Gatherers of Tanzania*, University of California Press, 2010; D. A. Raichlen *et al.* (2017). "Physical activity patterns and biomarkers of cardiovascular disease risk in hunter-gatherers", *Am. J. Hum. Biol.*, 29: e22919. DOI: 10.1002/ajhb.22919.

[2] Los hogares hadza de algunos campamentos, los más cercanos a los pueblos de los alrededores, realizan algunas actividades agrícolas. Nosotros trabajamos en campamentos lejanos en los que no se cultiva.

[3] H. Pontzer, B. M. Wood y D. A. Raichlen (2018). "Hunter-gatherers as models in public health", *Obes. Rev.*, 19(Suppl 1): 24-35.

[4] H. Pontzer *et al.* (2012). "Hunter-gatherer energetics and human obesity", *PLoS One*, 7: e40503.

[5] S. Urlacher *et al.* (2019). "Constraint and trade-offs regulate energy expenditure during childhood", *Science Advances*, 5(12): eaax1065. DOI: 10.1126/sciadv.aax1065.

[6] M. D. Gurven *et al.* (2016). "High resting metabolic rate among Amazonian forager-horticulturalists experiencing high pathogen burden", *Am. J. Phys. Anth.*, 161(3): 414-425. DOI: 10.1002/ajpa.23040.

[7] K. E. Ebersole *et al.* (2008). "Energy expenditure and adiposity in Nigerian and African-American women", *Obesity*, 16(9): 2148-2154. DOI: 10.1038 /oby.2008.330.

[8] L. R. Dugas *et al.* (2011). "Energy expenditure in adults living in developing compared with industrialized countries: A meta-analysis of doubly labeled water studies", *Am. J. Clin. Nutr.*, 93: 427-441.

[9] H. Pontzer *et al.* (2016). "Constrained total energy expenditure and metabolic adaptation to physical activity in adult humans", *Curr. Biol.*, 26(3): 410-417. DOI: 10.1016/j.cub.2015.12.046.

[10] K. R. Westerterp *et al.* (1992). "Long-term effect of physical activity on energy balance and body composition", *Brit. J. Nutr.*, 68: 21-30.

[11] El protocolo que se describió era de 60 minutos por sesión, cuatro días a la semana, lo que equivale a unos 40 kilómetros a la semana a un paso de 5:57 kilómetros/hora.

[12] Pontzer (2015). "Constrained total energy expenditure and the evolutionary biology of energy balance", *Exer. Sport. Sci. Rev.*, 43:110-116; T. J. O'Neal *et al.* (2017). "Increases in physical activity result in diminishing increments in daily energy expenditure in mice", *Curr. Biol.*, 27(3): 423-430.

[13] H. Pontzer *et al.* (2014). "Primate energy expenditure and life history", *PNAS*, 111(4): 1433-1437; Y. Nie *et al.* (2015). "Exceptionally low daily energy expenditure in the bamboo-eating giant panda", *Science*, 349(6244): 171-174.

[14] K. R. Westerterp y J. R. Speakman (2008). "Physical activity energy expenditure has not declined since the 1980s and matches energy expenditures of wild mammals", *Internat. J. Obesity,* 32: 1256-1263.

[15] J. E. Donnelly *et al.* (2003). "Effects of a 16-month randomized controlled exercise trial on body weight and composition in young, overweight men and women: The Midwest Exercise Trial", *Arch. Intern. Med.,* 163(11): 1343-1350.

[16] S. D. Herrmann *et al.* (2015). "Energy intake, nonexercise physical activity, and weight loss in responders and nonresponders: The Midwest Exercise Trial 2", *Obesity,* 23(8):1539-1549. DOI: 10.1002/oby.21073.

[17] D. L. Swift *et al.* (2014). "The role of exercise and physical activity in weight loss and maintenance", *Prog. Cardiov. Dis.,* 56(4): 441-447. DOI: 10.1016/j.pcad.2013 .09.012.

[18] L. Christopher *et al.* (2019). "High energy requirements and water throughput of adult Shuar forager-horticulturalists of Amazonian Ecuador", *Am. J. Hum. Biol.,* 31: e23223. DOI: 10.1002/ajhb.23223.

[19] D. A. Schoeller (1999). "Recent advances from application of doubly labeled water to measurement of human energy expenditure", *J. Nutr.,* 129: 1765-1768.

[20] S. R. Zinkel *et al.* (2016). "High energy expenditure is not protective against increased adiposity in children", *Pediatr. Obes.,* 11(6): 528-534. DOI: 10.1111/ijpo.12099.

[21] Juego de palabras que en español significa "El mayor perdedor".

[22] D. L. Johannsen *et al.* (2012). "Metabolic slowing with massive weight loss despite preservation of fat-free mass", *J. Clin. Endocrinol. Metab.,* 97(7): 2489-2496. DOI: 10.1210/jc.2012-1444.

[23] E. Fothergill *et al.* (2016). "Persistent metabolic adaptation 6 years after 'The Biggest Loser' competition", *Obesity,* 24(8): 1612-1619. DOI: 10.1002/oby.21538.

[24] F. G. Benedict (1918). "Physiological effects of a prolonged reduction in diet on twenty-five men", *Proc. Am. Phil. Soc.,* 57(5): 479-490.

[25] Ancel Keys, Josef Brozek y Austin Henschel, *The Biology of Human Starvation,* vol. 1, University of Minnesota Press, 1950.

[26] A. G. Dulloo, J. Jacquet y L. Girardier (1997). "Poststarvation hyperphagia and body fat overshooting in humans: A role for feedback signals from lean and fat tissues", *Am. J. Clin. Nutr.,* 65(3): 717-723.

[27] Para una excelente síntesis del control neurológico del hambre y la saciedad véase Stephan Guyenet, *The Hungry Brain: Outsmarting the Instincts That Make Us Overeat,* Flatiron Books, 2017.

[28] L. M. Redman y E. Ravussin (2009). "Endocrine alterations in response to calorie restriction in humans", *Mol. Cell. Endocrin.,* 299(1): 129-136. DOI: 10.1016/j. mce.2008.10.014.

[29] Para una discusión pormenorizada del papel de la disponibilidad energética en

la reproducción humana véase Peter Ellison, *On fertile ground,* Harvard University Press, 2003.

[30] N. I. Williams *et al.* (2010). "Estrogen and progesterone exposure is reduced in response to energy deficiency in women aged 25-40 years", *Hum. Repro.,* 25(9): 2328-2339. DOI: 10.1093/humrep/deq172.

[31] S. E. Mitchell *et al.* (2015). "The effects of graded levels of calorie restriction: I. Impact of short term calorie and protein restriction on body composition in the C57BL/6 mouse", *Oncotarget,* 6: 15902-15930.

[32] H. Pontzer, B. M. Wood y D. A. Raichlen (2018). "Hunter-gatherers as models in public health", *Obes. Rev.,* 19(Suppl 1): 24-35.

[33] R. L. Leibel, M. Rosenbaum, and J. Hirsch (1995). "Changes in energy expenditure resulting from altered body weight", *N. Engl. J. Med.,* 332(10): 621-628.

[34] S. Stenholm *et al.* (2015). "Patterns of weight gain in middle-aged and older US adults, 1992-2010", *Epidemiology,* 26(2): 165-168. DOI: 10.1097/EDE.0000000000 0000228.

[35] E. E. Helander, B. Wansink y A. Chieh (2016). "Weight gain over the holidays in three countries", *N. Engl. J. Med.,* 375(12): 1200-1202. DOI: 10.1056/NEJMc1602012.

[36] R. Hertzberg, "Why insects like moths are so attracted to bright lights", *National Geographic,* 5 de octubre de 2018, consultado el 18 de marzo de 2020, https://www.nationalgeographic.com/animals/2018/10/moth-meme-lamps-insects-lights-attraction-news/

[37] "Dieters move away from calorie obsession", CBS, 12 de abril de 2014, https://www.cbsnews.com/news/dieters-move-away-from-calorie-obsession/

Capítulo 6. Los verdaderos juegos del hambre: dieta, metabolismo y evolución humana

[1] Originalmente fue llamado *Cuculus indicator* porque los indicadores ponen sus huevos en los nidos de otras aves, engañando a los padres desprevenidos. Véase A. Spaarman, "An account of a journey into Africa from the Cape of Good-Hope, and a description of a new species of cuckow", *Phil. Trans. Roy. Soc. London,* Royal Society of London, 1777, 38-47.

[2] B. M. Wood *et al.* (2014). "Mutualism and manipulation in Hadza-honeyguide interactions", *Evol. Hum. Behav.,* 35: 540-546.

[3] Kruger y D. Dunning (1999). "Unskilled and unaware of it: How difficulties in recognizing one's own incompetence lead to inflated self-assessments", *J. Pers. Soc. Psych.,* 77(6): 1121-1134.

[4] Charles Darwin, *Descent of Man,* John Murray & Sons, 1871, p. 3.

[5] ¿Te diste cuenta de que ésta es una broma? Si no, tal vez seas una víctima del efecto Dunning-Kruger.

[6] "Is it really natural? The truth about humans and eating meat", PETA, 23 de enero de 2018, consultado el 18 de marzo de 2020, https:// www.peta.org/living/food/really-natural-truth-humans-eating-meat/

[7] H. Pontzer (2012). "Overview of hominin evolution", *Nature Education Knowledge,* 3(10): 8, consultado el 18 de marzo de 2020, https://www.nature.com/scitable/knowledge/library /overview-of-hominin-evolution-89010983/

[8] L. R. Backwell y F. d'Errico (2001). "Evidence of termite foraging by Swartkrans early hominids", *PNAS,* 98(4): 1358-1363. DOI: 10.1073/pnas.021551598.

[9] G. Laden y R. Wrangham (2005). "The rise of the hominids as an adaptive shift in fallback foods: Plant underground storage organs (USOs) and australopith origins", *J. Hum. Evol.,* 49(4): 482-498.

[10] K. Jaouen *et al.* (2019). "Exceptionally high $\partial_{15}N$ values in collagen single amino acids confirm Neandertals as high-trophic level carnivores", *PNAS,* 116(11): 4928-4933. DOI: 10.1073/pnas.1814087116.

[11] L. C. Aiello y P. Wheeler (1995). "The expensive tissue hypothesis: The brain and the digestive system in human and primate evolution", *Curr. Anthropol.,* 36: 199-221.

[12] A. G. Henry, A. S. Brooks y D. R. Piperno (2014). "Plant foods and the dietary ecology of Neanderthals and early modern humans", *J. Hum. Evol.,* 69: 44-54; R. C. Power *et al.* (2018). "Dental calculus indicates widespread plant use within the stable Neanderthal dietary niche", *J. Hum. Evol.,* 119: 27-41.

[13] A. Arranz-Otaegui *et al.* (2018). "Archaeobotanical evidence reveals the origins of bread 14,400 years ago in northeastern Jordan", *PNAS,* 115(31): 7925-7930. DOI:10.1073/pnas.1801071115.

[14] G. P. Murdock, *Ethnographic Atlas,* University of Pittsburgh Press, 1967.

[15] S. Ståhlberg e I. Svanberg (2010). "Gathering food from rodent nests in Siberia", *J. Ethnobiol.,* 30(2): 184-202.

[16] S. K. Raatz, L. K. Johnson y M. J. Picklo (2015). "Consumption of honey, sucrose, and high-fructose corn syrup produces similar metabolic effects in glucose-tolerant and-intolerant individuals", *J. Nutr.,* 145(10): 2265-2272. DOI: 10.3945 / jn.115.218016.

[17] H. Pontzer, B. M. Wood y D. A. Raichlen (2018). "Hunter-gatherers as models in public health", *Obes. Rev.,* 19(Suppl. 1): 24-35.

[18] David Perlmutter, *Grain brain: The surprising truth about wheat, carbs, and sugar,* Little, Brown Spark, 2013, p. 35.

[19] L. Cordain *et al.* (2000). "Plant-animal subsistence ratios and macronutrient energy estimations in worldwide hunter-gatherer diets", *Am. J. Clin. Nutr.,* 71: 682-692.

[20] Loren Cordain, *The Paleo Diet,* John Wiley & Sons, 2002.

[21] S. D. Phinney (2004). "Ketogenic diets and physical performance", *Nutr. Metab.* (Londres). 1(2). DOI: 10.1186/1743-7075-1-2.

[22] B. S. Arbuckle y E. L. Hammer (2018). "The rise of pastoralism in the ancient Near East", *J. Archaeol. Res.,* 27: 391-449. DOI: 10.1007/s10814-018-9124-8.

[23] D. G. Bamforth (2011). "Origin stories, archaeological evidence, and post-Clovis Paleoindian bison hunting on the Great Plains", *American Antiquity,* 76(1): 24-40.

[24] "Inuit ancestor archaeology: The earliest times", CHIN, 2000, consultado el 18 de marzo de 2020, http://www .virtualmuseum.ca/edu/ViewLoitLo.do?method=preview&lang=EN&id=10101.

[25] H. Pontzer, B. M. Wood y D. A. Raichlen (2018). "Hunter-gatherers as models in public health", *Obes. Rev.,* 19(Suppl 1): 24-35; L. Christopher *et al.* (2019). "High energy requirements and water throughput of adult Shuar forager-horticulturalists of Amazonian Ecuador", *Am. J. Hum. Biol.,* 31: e23223. DOI: 10.1002/ajhb.23223.

[26] S. A. Tishkoff *et al.* (2007). "Convergent adaptation of human lactase persistence in Africa and Europe", *Nature Genetics,* 39(1): 31-40. DOI: 10.1038/ng1946.

[27] G. H. Perry *et al.* (2007). "Diet and the evolution of human amylase gene copy number variation", *Nature Genetics,* 39(10): 1256-1260. DOI: 10.1038/ng2123.

[28] A. Sabbagh *et al.* (2011). "Arylamine N-acetyltransferase 2 (NAT2) genetic diversity and traditional subsistence: A worldwide population survey", *PloS One,* 6(4): e18507. DOI: 10.1371/journal. pone.0018507.

[29] S. Mathieson e I. Mathieson (2018). "FADS1 and the timing of human adaptation to agriculture", *Mol. Biol. Evol.,* 35(12): 2957-2970. DOI: 10.1093/molbev/msy180.

[30] M. Apata, B. Arriaza, E. Llop y M. Moraga (2017). "Human adaptation to arsenic in Andean populations of the Atacama Desert", *Am. J. Phys. Anthropol.,* 163(1): 192-199. DOI: 10.1002/ ajpa.23193. Epub 2017 Feb 16.

[31] M. Fumagalli *et al.* (2015). "Greenlandic Inuit show genetic signatures of diet and climate adaptation", *Science,* 349(6254): 1343-1347.

[32] F. J. Clemente *et al.* (2014). "A selective sweep on a deleterious mutation in CPT1A in Arctic populations", *Am. J. Hum. Gen.,* 95(5): 584-589. DOI: 10.1016/j.ajhg.2014.09.016.

[33] "Dr. Oz's detox water", *Women's World Magazine,* 27 de mayo de 2019.

[34] M. E. Clegg y C. Cooper (2012). "Exploring the myth: Does eating celery result in a negative energy balance?", *Proc. Nutr. Soc.,* 71(0ce3): e217.

[35] No existe evidencia de que el cuerpo queme energía extra para calentar el agua helada. E incluso si lo hiciera, los 240 ml en un vaso de agua helada (a 0 °C) sólo requerirían 240 × 37 = 8,880 calorías para alcanzar la temperatura corporal, es decir unas 9.9 kcal.

[36] A. G. Dulloo *et al.* (1989). "Normal caffeine consumption: Influence on thermogenesis and daily energy expenditure in lean and postobese human volunteers", *Am. J. Clin. Nutr.*, 49(1): 44-50.

[37] L. Hooper, N. Martin, A. Abdelhamid y G. D. Smith (2015). "Reduction in saturated fat intake for cardiovascular disease", *Cochrane Database Syst. Rev.* 6:CD011737. DOI: 10.1002/14651858.CD011737; F. M. Sacks *et al.* (2017). "Dietary fats and cardiovascular disease: A presidential advisory from the American Heart Association", *Circulation*, 136(3): e1-e23. DOI: 10.1161/CIR.0000000000000510.

[38] Margaret Keys y Ancel Keys, *The benevolent vean,* Doubleday, 1967.

[39] K. N. Frayn *et al.* (2003). "Integrative physiology of human adipose tissue", *Int. J. Obes. Relat. Metab. Disord.*, 27: 875-888.

[40] D. S. Ludwig y M. I. Friedman (2014). "Increasing adiposity: Consequence or cause of overeating?", *JAMA*, 311: 2167-2168.

[41] K. D. Hall *et al.* (2016). "Energy expenditure and body composition changes after an isocaloric ketogenic diet in overweight and obese men", *Am. J. Clin. Nutr.*, 104(2): 324-333. DOI: 10.3945/ajcn.116.133561.

[42] K. D. Hall *et al.* (2015). "Calorie for calorie, dietary fat restriction results in more body fat loss than carbohydrate restriction in people with obesity", *Cell Metabolism*, 22(3): 427-436. DOI: 10.1016/j.cmet.2015.07.021.

[43] W. G. Abbott, B. V. Howard, G. Ruotolo y E. Ravussin (1990). "Energy expenditure in humans: Effects of dietary fat and carbohydrate", *Am. J. Physiol.*, 258(2 Pt 1): E347-51.

[44] C. D. Gardner *et al.* (2018). "Effect of low-fat vs low-carbohydrate diet on 12-month weight loss in overweight adults and the association with genotype pattern or insulin secretion: The DIETFITS randomized clinical trial", *JAMA*, 319(7): 667-679. DOI: 10.1001 /jama.2018.0245.

[45] John Yudkin, *Pure, White and Deadly: The Problem of Sugar,* Davis-Poynter, 1972.

[46] H. K. Weir *et al.* (2016). "Heart disease and cancer deaths: Trends and projections in the United States, 1969-2020", *Prev. Chron. Dis.*, 13: 160211.

[47] C. D. Fryar, M. D. Carroll y C. L. Ogden, "Prevalence of overweight, obesity, and extreme obesity among adults aged 20 and over: United States, 1960-1962 through 2013-2014", Centers for Disease Control and Prevention, 18 de julio de 2016, consultado el 18 de marzo de 2020, https: //www.cdc.gov/nchs/data/hestat/obesity_adult_13_14/obesity_adult_13_14.htm

[48] "Food Availability (Per Capita) Data System", USDA Economic Research Service, última actualización el 9 de enero de 2020, consultado el 18 de marzo de 2020, https://www.ers.usda.gov/data-products/food-availability-per-capita-data-system/

49 J. Zhao *et al.* (2018). "Secular trends in energy and macronutrient intakes and distribution among adult females (1991-2015): Results from the China Health and Nutrition Survey", *Nutrients,* 10(2): 115.

50 CDC's Division of Diabetes Translation, "Long-term trends in diabetes April 2017", abril de 2017, consultado el 18 de marzo de 2020, https://www.cdc.gov/diabetes/statistics/slides/long_term_trends.pdf

51 T. Bhurosy y R. Jeewon (2014). "Overweight and obesity epidemic in developing countries: A problem with diet, physical activity, or socioeconomic status?", *Sci. World J.,* 2014: 964236. DOI: 10.1155/2014/964236.

52 C. B. Ebbeling *et al.* (2018). "Effects of a low carbohydrate diet on energy expenditure during weight loss maintenance: Randomized trial", *BMJ* (Clinical research ed.) 363: k4583. DOI: 10.1136/bmj.k4583.

53 K. D. Hall (2019). "Mystery or method? Evaluating claims of increased energy expenditure during a ketogenic diet", *PloS One* 14(12): e0225944. DOI: 10.1371/journal.pone.0225944.

54 K. D. Hall y J. Guo (2017). "Obesity energetics: Body weight regulation and the effects of diet composition", *Gastroenterology,* 152(7): 1718-1727.e3. DOI: 10.1053/j.gastro.2017.01.052.

55 T. A. Khan y J. L Sievenpiper (2016). "Controversies about sugars: Results from systematic reviews and meta-analyses on obesity, cardiometabolic disease and diabetes", *Eur. J. Nutr.,* 55(Suppl 2): 25-43. DOI: 10.1007/s00394-016-1345-3.

56 S. N. Kreitzman, A. Y. Coxon y K. F. Szaz (1992). "Glycogen storage: Illusions of easy weight loss, excessive weight regain, and distortions in estimates of body composition", *Am. J. Clin. Nutr.,* 56(1 Suppl): 292S-2993S. DOI: 10.1093/ajcn/56.1.292S.

57 M. L. Dansinger *et al.* (2005). "Comparison of the Atkins, Ornish, Weight Watchers, and Zone diets for weight loss and heart disease risk reduction: A randomized trial", *JAMA,* 293(1): 43-53. DOI: 10.1001/jama.293.1.43.

58 Susan Rinkunas, "Eating only one food to lose weight is a terrible idea", The Cut, 16 de agosto de 2009, consultado el 18 de marzo de 2020, https://www.thecut.com/2016/08/mono-diet-potato-diet-penn-jillette.html

59 Madison Park, "Twinkie diet helps nutrition professor lose 27 pounds", CNN, 8 de noviembre, http://www.cnn .com/2010/HEALTH/11/08/twinkie.diet.profesor/index.html

60 William Morgan, *Diabetes Mellitus: Its History, Chemistry, Anatomy, Pathology, Physiology, and Treatment,* The Homoeopathic Publishing Company, 1877.

61 S. J. Athinarayanan *et al.* (2019). "Long-term effects of a novel continuous remote care intervention including nutritional ketosis for the management of type 2 diabetes: A 2-year non-randomized clinical trial", *Fron. Endocrinol.,* 10: 348. DOI: 10.3389/fendo.2019.00348.

⁶² R. Taylor, A. Al-Mrabeh y N. Sattar (2019). "Understanding the mechanisms of reversal of type 2 diabetes", *Lancet Diab. Endocrinol.*, 7(9): 726-736. DOI: 10.1016/ S2213-8587(19)30076-2.

⁶³ I. Cioffi *et al.* (2018). "Intermittent versus continuous energy restriction on weight loss and cardiometabolic outcomes: A systematic review and meta-analysis of randomized controlled trials", *J. Transl. Med.*, 16: 371. DOI: 10.1186/s12967-018-1748-4.

⁶⁴ Stephan Guyenet, *The hungry brain: Outsmarting the instincts that make us overeat*, Flatiron Books, 2017.

⁶⁵ M. Alonso-Alonso *et al.* (2015). "Food reward system: Current perspectives and future research needs", *Nutr. Rev.*, 73(5): 296-307. DOI: 10.1093/nutrit/nuv002.

⁶⁶ M. Journel *et al.* (2012). "Brain responses to high-protein diets", *Advances in Nutrition* (Bethesda, Md.). 3(3): 322-329. DOI: 10.3945/an.112.002071.

⁶⁷ K. Timper y J. C. Brüning (2017). "Hypothalamic circuits regulating appetite and energy homeostasis: Pathways to obesity", *Disease Models & Mechanisms*, 10(6): 679-689. DOI: 10.1242 /dmm.026609.

⁶⁸ A. Sclafani and D. Springer, (1976). "Dietary obesity in adult rats: Similarities to hypothalamic and human obesity syndromes." Physiol. Behav. 17 (3): 461-71.

⁶⁹ Monos: P. B. Higgins *et al.* (2010). "Eight week exposure to a high sugar high fat diet results in adiposity gain and alterations in metabolic biomarkers in baboons (*Papio hamadryas* sp.)", *Cardiovasc. Diabetol.*, 9:71. DOI: 10.1186/1475-2840-9-71; elefantes: K. A. Morfeld, C. L. Meehan, J. N. Hogan y J. L. Brown (2016). "Assessment of body condition in African (*Loxodonta africana*) and Asian (*Elephas maximus*) elephants in North American zoos and management practices associated with high body condition scores", *PLoS One*, 11: e0155146. DOI: 10.1371/journal. pone.0155146; humanos: R. Rising *et al.* (1992). "Food intake measured by an automated food-selection system: Relationship to energy expenditure", *Am. J. Clin. Nutr.*, 55(2): 343-349.

⁷⁰ S. A. Bowman *et al.*, "Retail food commodity intakes: Mean amounts of retail commodities per individual, 2007-08", USDA Agricultural Research Service y USDA Economic Research Service, 2013.

⁷¹ George Dvorsky, "How flavor chemists make your food so addictively good", Gizmodo, 8 de noviembre de 2012, consultado el 18 de marzo de 2020, https://io9.giz modo.com/how-flavor-chemists-make-your-food-so-addictively-good-5958880.

⁷² K. D. Hall *et al.* (2019). "Ultra-processed diets cause excess calorie intake and weight gain: An inpatient randomized controlled trial of ad libitum food intake", *Cell Metabol.*, 30(1): 67-77.e3.

⁷³ S. H. Holt, J. C. Miller, P. Petocz y E. Farmakalidis (1995). "A satiety index of common foods", *Eur. J. Clin. Nutr.*, 49(9): 675-690.

[74] C. Bouchard *et al.* (1990). "The response to long-term overfeeding in identical twins", *N. Engl. J. Med.*, 322(21): 1477-1482.

[75] A. Tremblay *et al.* (1997). "Endurance training with constant energy intake in identical twins: Changes over time in energy expenditure and related hormones", *Metabolism*, 46(5): 499-503.

[76] L. Yengo *et al.* y GIANT Consortium (2018). "Meta-analysis of genome-wide association studies for height and body mass index in ~700000 individuals of European ancestry", *Hum. Mol. Gen.*, 27(20): 3641-3649. DOI: 10.1093/hmg/ddy271.

[77] S. H. Holt, J. C. Miller, P. Petocz y E. Farmakalidis (1995). "A satiety index of common foods", *Eur. J. Clin. Nutr.*, 49(9): 675-690.

[78] B. Hitze *et al.* (2010). "How the selfish brain organizes its supply and demand", *Frontiers in Neuroenergetics*, 2: 7. DOI: 10.3389/fnene.2010.00007.

[79] E. E. Helander, B. Wansink y A. Chieh (2016). "Weight gain over the holidays in three countries", *N. Engl. J. Med.*, 375(12): 1200-1202. DOI: 10.1056/NEJMc1602012.

[80] K. A. Scott, S. J. Melhorn y R. R. Sakai (2012). "Effects of chronic social stress on obesity", *Curr. Obes. Rep.*, 1: 16-25.

[81] H. Pontzer, B. M. Wood y D. A. Raichlen (2018). "Hunter-gatherers as models in public health", *Obes. Rev.*, 19(Suppl 1): 24-35.

[82] L. Hooper, N. Martin, A. Abdelhamid y G. D. Smith (2015). "Reduction in saturated fat intake for cardiovascular disease", *Cochrane Database Syst. Rev.*, 6: CD011737. DOI: 10.1002/14651858.CD011737.

Capítulo 7. ¡Corre por tu vida!

[1] C. L. Nunn y D. R. Samson (2018). "Sleep in a comparative context: Investigating how human sleep differs from sleep in other primates", *Am. J. Phys. Anthropol.*, 166 (3): 601-612.

[2] H. Pontzer y R. W. Wrangham (2014). "Climbing and the daily energy cost of locomotion in wild chimpanzees: Implications for hominoid locomotor evolution", *J. Hum. Evol.*, 46(3): 317-335.

[3] K. Kawanishi *et al.* (2019). "Human species-specific loss of CMP-N-acetylneuraminic acid hydroxylase enhances atherosclerosis via intrinsic and extrinsic mechanisms", *PNAS*, 116(32): 16036-16045. DOI: 10.1073/pnas.1902902116.

[4] Justin Yang *et al.* (2019). "Association between push-up exercise capacity and future cardiovascular events among active adult men", *JAMA*, Network Open 2(2): e188341. DOI: 10.1001 /jamanetworkopen.2018.8341.

[5] A. Yazdanyar *et al.* (2014). "Association between 6-minute walk test and all-cause mortality, coronary heart disease-specific mortality, and incident coro-

nary heart disease", *Journal of Aging and Health,* 26(4): 583-599. DOI: 10.1177/089 8264314525665.

[6] "Examples of moderate and vigorous physical activity", Harvard T. H. Chan School of Public Health, consultado el 20 de marzo de 2020, https://www.hsph. harvard.edu/obesity-prevention-source/moderate-and-vigorous-physical-ac tivity/

[7] G. Schuler, V. Adams y Y. Goto (2013). "Role of exercise in the prevention of cardiovascular disease: Results, mechanisms, and new perspectives", *Eur. Heart J.,* 34: 1790-1799.

[8] G. Kennedy *et al.* (2017). "How does exercise reduce the rate of age-associated cognitive decline? A review of potential mechanisms", *J. Alzheimers Dis.,* 55(1): 1-18. DOI: 10.3233/JAD-160665.

[9] D. A. Raichlen y G. E. Alexander (2017). "Adaptive capacity: An evolutionary neuroscience model linking exercise, cognition, and brain health", *Trends Neurosci.,* 40(7): 408-421. DOI: 10.1016/j.tins.2017.05.001.

[10] Daniel Lieberman, *Exercised: Why something we never evolved to do is healthy and rewarding,* Pantheon, 2020.

[11] M. Whitham *et al.* (2018). "Extracellular vesicles provide a means for tissue crosstalk during exercise", *Cell Metab.,* 27(1): 237-251.e4.

[12] S. E. Mitchell *et al.* (2015). "The effects of graded levels of calorie restriction: I. Impact of short term calorie and protein restriction on body composition in the C57BL/6 mouse", *Oncotarget,* 6: 15902-15930.

[13] S. S. Urlacher *et al.* (2018). "Tradeoffs between immune function and childhood growth among Amazonian forager-horticulturalists", *PNAS,* 115(17): E3914-3921. DOI: 10.1073 /pnas.1717522115.

[14] H. Pontzer (2018). "Energy constraint as a novel mechanism linking exercise and health", *Physiology,* 33(6): 384-393.

[15] M. Gleeson *et al.* (2011). "The anti-inflammatory effects of exercise: Mechanisms and implications for the prevention and treatment of disease", *Nat. Rev. Immunol.,* 11: 607-615.

[16] U. Rimmele *et al.* (2007). "Trained men show lower cortisol, heart rate and psychological responses to psychosocial stress compared with untrained men", *Psychoneuroendocrinology* 32: 627-635.

[17] C. Nabkasorn *et al.* (2006). "Effects of physical exercise on depression, neuroendocrine stress hormones and physiological fitness in adolescent females with depressive symptoms", *Eur. J. Publ. Health,* 16: 179-184.

[18] A. C. Hackney (2020). "Hypogonadism in exercising males: Dysfunction or adaptive-regulatory adjustment?", *Front. Endocrinol.,* 11: 11. DOI: 10.3389/fendo.20 20.00011.

[19] J. C. Brown, K. Winters-Stone, A. Lee y K. H. Schmitz (2012). "Cancer, physical activity, and exercise", *Compr Physiol.*, 2: 2775-2809.

[20] Lorella Vittozzi, "Historical evolution of the doping phenomenon", *Report on the I.O.A.'s Special Sessions and Seminars 1997*, International Olympic Academy, 1997, pp. 68-70.

[21] R. I. Wood y S. J. Stanton (2012). "Testosterone and sport: Current perspectives", *Horm. Behav.*, 61(1): 147-155. DOI: 10.1016/j.yhbeh.2011.09.010.

[22] K. Lagowska, K. Kapczuk, Z. Friebe y J. Bajerska (2014). "Effects of dietary intervention in young female athletes with menstrual disorders", *J. Int. Soc. Sports Nutr.*, 11: 21.

[23] B. M. Wood *et al.* (2018). "Step counts from satellites: Methods for integrating accelerometer and GPS data for more accurate measures of pedestrian travel", *J. Meas. Phys. Behav.*, 3(1): 58-66.

[24] El tiempo estimado en cubrir sus acostumbrados 2 a 3 kilómetros al día de caminata y 100 metros de escalada: H. Pontzer. "Locomotor ecology and evolution in chimpanzees and humans", en Martin N. Muller, Richard W. Wrangham y David R. Pilbeam (eds.). *Chimpanzees in Human Evolution*, Harvard University Press, 2017, pp. 259-285.

[25] Los chimpancés cubren cerca de medio metro por paso: H. Pontzer, D. A. Raichlen y P. S. Rodman (2014). "Bipedal and quadrupedal locomotion in chimpanzees", *J. Hum. Evol.*, 66: 64-82.

[26] P. F. Saint-Maurice *et al.* (2018). "Moderate-to-vigorous physical activity and all-cause mortality: Do bouts matter?", *J. Am. Heart Assoc.*, 7(6): e007678. DOI: 10.1161/JAHA.117.007678.

[27] E. Stamatakis *et al.* (2019). "Sitting time, physical activity, and risk of mortality in adults", *J. Am. Coll. Cardiol.*, 73(16): 2062-2072. DOI: 10.1016/j.jacc.2019.02.031.

[28] P. Schnohr *et al.* (2015). "Dose of jogging and long-term mortality: The Copenhagen City Heart Study", *J. Am. Coll. Cardiol.*, 65(5): 411-419. DOI: 10.1016/j.jacc.2014.11.023.

[29] W. Tigbe, M. Granat, N. Sattar y M. Lean (2017). "Time spent in sedentary posture is associated with waist circumference and cardiovascular risk", *Int. J. Obes.*, 41: 689-696. DOI: 10.1038 /ijo.2017.30.

[30] "Scotland's public health priorities", Gobierno de Escocia, Dirección de Salud Pública, 2018, consultado el 20 de marzo de 2020, https://www.gov.scot/publications/scotlands-public-health-priorities/pages/2/

[31] G. Yetish *et al.* (2015). "Natural sleep and its seasonal variations in three pre-industrial societies", *Curr. Biol.* 25(21): 2862-2868. DOI: 10.1016/j.cub.2015.09.046.

[32] A. W. McHill *et al.* (2014). "Impact of circadian misalignment on energy metabolism during simulated nightshift work", *PNAS*, 111(48): 17302-17307. DOI: 10.1073/pnas.1412021111.

[33] D. A. Raichlen *et al.* (2020). "Sitting, squatting, and the evolutionary biology of human inactivity", *PNAS*, en prensa. DOI: 10.1073/pnas.1911868117.

[34] Wikipedia, consultado el 20 de marzo de 2020, https://en.wikipedia.org/wiki/Howard_Hughes

[35] J. Mayer, P. Roy y K. P. Mitra (1956). "Relation between caloric intake, body weight, and physical work: Studies in an industrial male population in West Bengal", *Am. J. Clin. Nutr.*, 4(2): 169-175.

[36] L. R. Dugas *et al.* (2017). "Accelerometer-measured physical activity is not associated with two-year weight change in African-origin adults from five diverse populations", *Peer J.*, 5: e2902. DOI: 10.7717/peerj.2902.

[37] A. Prentice y S. Jebb (2004). "Energy intake/physical activity interactions in the homeostasis of body weight regulation", *Nutr. Rev.*, 62: S98-104.

[38] I. Lee *et al.* (2012). "Effect of physical inactivity on major non-communicable diseases worldwide: An analysis of burden of disease and life expectancy", *Lancet* (Londres). 380(9838): 219-229. DOI: 10.1016/S0140-6736(12)61031-9.

[39] K. Pavlou, S. Krey y W. P. Steffee (1989). "Exercise as an adjunct to weight loss and maintenance in moderately obese subjects", *Am. J. Clin. Nutr.*, 49: 1115-1123.

[40] "The National Weight Control Registry", consultado el 20 de marzo de 2020, http://www.nwcr.ws/

[41] D. M. Ostendorf *et al.* (2018). "Objectively measured physical activity and sedentary behavior in successful weight loss maintainers", *Obesity* 26(1): 53-60. DOI: 10.1002/oby.22052.

Capítulo 8. La energética al extremo: Los límites de la resistencia humana

[1] Ocean Rowing, "Atlantic Ocean Crossings West-East from Canada", 4 de agosto de 2018, consultado el 21 de marzo de 2020, http://www.oceanrowing.com/statistics/Atlantic_W-E__from_Canada.htm

[2] Christopher Mele, "Ohio teacher sets record for rowing alone across the Atlantic", *The New York Times*, 6 de agosto de 2018, consultado el 21 de marzo de 2020, https://www.nytimes.com/2018/08/06/world/bryce-carlson-rows-atlantic-ocean.html

[3] K. R. Westerterp, W. H. Saris, M. van Es y F. ten Hoor (1986). "Use of the doubly labeled water technique in humans during heavy sustained exercise", *J. App. Physiol.*, 61(6): 2162-2167.

[4] B. C. Ruby *et al.* (2015). "Extreme endurance and the metabolic range of sustained activity is uniquely available for every human not just the elite few", *Comp. Exer. Physiol.*, 11(1): 1-7.

[5] Mun Keat Looi, "How Olympic swimmers can keep eating such insane quantities of food", Quartz, 10 de agosto de 2016, consultado el 21 de marzo de 2020, https://qz.com/753956/how-olympic-swimmers-can-keep-eating-such-insane-quantities-of-food/

[6] Alex Hutchinson, *Endure: Mind, Body, and the Curiously Elastic Limits of Human Performance*, William Morrow, 2018.

[7] S. Marcora *et al.* (2018). "The effect of mental fatigue on critical power during cycling exercise", *Eur. J. App. Physiol.*, 118(1): 85-92. DOI: 10.1007/s00421-017-3747-1.

[8] J. A. Romijn *et al.* (1993). "Regulation of endogenous fat and carbohydrate metabolism in relation to exercise intensity and duration", *Am. J. Physiol.*, 265: E380-91.

[9] Mike Dash, "The most terrible polar exploration ever: Douglas Mawson's Antarctic journey", *Smithsonian*, 27 de enero de 2012, consultado el 21 de marzo de 2020, https://www.smithsonianmag.com/history/the-most-terrible-polar-exploration-ever-douglas-mawsons-antarctic-journey-82192685/

[10] C. Thurber *et al.* (2019). "Extreme events reveal an alimentary limit on sustained maximal human energy expenditure", *Science Advances,* 5(6): eaaw0341. DOI: 10.1126/sciadv.aaw0341.

[11] Véase, por ejemplo: H. Pontzer *et al.* (2016). "Constrained total energy expenditure and metabolic adaptation to physical activity in adult humans", *Curr. Biol.*, 26(3): 410-417. DOI: 10.1016/j. cub.2015.12.046; S. S. Urlacher *et al.* (2019). "Constraint and trade-offs regulate energy expenditure during childhood". *Science Advances* 5 (12): eaax1065. DOI: 10.1126/sciadv.aax1065.

[12] J. A. Levine (2002). "Non-exercise activity thermogenesis (NEAT)", *Best Pract. Res. Clin. Endocrinol. Metab.*, 16(4): 679-702.

[13] E. L. Melanson (2017). "The effect of exercise on non-exercise physical activity and sedentary behavior in adults", *Obes. Rev.*, 18: 40-49. DOI: 10.1111/obr.12507.

[14] K.-M. Zitting *et al.* (2018). "Human resting energy expenditure varies with circadian phase", *Curr. Biol.*, 28(22): 3685-3690.e3. DOI: 10.1016/j.cub.2018.10.005.

[15] E. Król, M. Murphy y J. R. Speakman (2007). "Limits to sustained energy intake. X. Effects of fur removal on reproductive performance in laboratory mice", *J. Exp. Biol.*, 210(23): 4233-4243.

[16] "The Dutch doping scandal—part 3", *Cycling News,* 29 de noviembre de 1977, consultado el 21 de marzo de 2020, http://autobus.cyclingnews.com/results/archives/nov97/nov29a.html

[17] H. M. Dunsworth *et al.* (2012). "Metabolic hypothesis for human altriciality", *PNAS,* 109(38): 15212-15216. DOI: 10.1073/pnas.1205282109.

[18] J. C. K. Wells, J. M. DeSilva y J. T. Stock (2012). "The obstetric dilemma: an ancient game of Russian roulette, or a variable dilemma sensitive to ecology?", *Am. J. Phys. Anthropol.* 149(55): 40-71. DOI: 10.1002/ajpa.22160.

[19] Curtis Charles, "Michael Phelps reveals his 12,000-calorie diet was a myth, but he still ate so much food", *USA Today*, 16 de junio de 2017, consultado el 21 de marzo de 2020, https://ftw.usatoday.com/2017/06/michael-phelps-diet-12000-calories-myth-but-still-ate-8000-to-10000-quote

[20] Sabrina Marques, "Here's how many calories Olympic swimmer Katie Ledecky eats in a day. It's not your typical 19-year-old's diet", Spooniversity, consultado el 21 de marzo de 2020, https://spoonuniversity.com/lifestyle/this-is-what-olympic-swimmer-katie-ledecky-s-diet-is-like

[21] Ishan Daftardar, "Scientific analysis of Michael Phelps's body structure", Science ABC, 2 de julio de 2015, consultado el 21 de marzo de 2020, https://www.scienceabc.com/sports/michael-phelps-height-arms-torso-arm-span-feet-swimming.html

[22] M. J. Benton *et al.* (2019). "The early origin of feathers", *Trends in Ecology & Evolution,* 34(9): 856-869.

[23] Charles Darwin, *The Descent of Man: And Selection in Relation to Sex,* J. Murray, 1871.

[24] S. Számadó y E. Szathmáry (2004). "Language evolution", *PLoS Biology,* 2(10): e346. DOI: 10.1371/journal.pbio.0020346.

Capítulo 9. El pasado, el presente y el incierto futuro del *Homo energeticus*

[1] Y. Yang y A. V. Diez-Roux (2012). "Walking distance by trip purpose and population subgroups", *Am. J. Prev. Med.,* 43(1): 11-19. DOI: 10.1016/j.amepre.2012.03.015.

[2] Un Boeing 747 en un viaje 14,000 kilómetros quema 6,000 kilovatios hora por pasajero: David J. C. MacKay, *Sustainable energy: Without the hot air,* UIT Cambridge Ltd., 2009, https://www.withouthotair.com/c5/page_35.shtml

[3] "Syndemics: Health in context", *Lancet,* 389(10072): 881.

[4] L. S. B. Leakey, P. V. Tobias y J. R. Napier (1964). "A new species of the genus *Homo* from Olduvai Gorge", *Nature,* 202: 7-9.

[5] Glenn C. Conroy y Herman Pontzer, *Reconstructing Human Origins: A Modern Synthesis,* 3ª ed., W. W. Norton, 2012.

[6] Pontzer *et al.* (2017). "Mechanics of archery among Hadza hunter-gatherers", *J. Archaeol. Sci.,* 16: 57-64. DOI: 10.1016/j.jasrep.2017.09.025.

[7] F. Berna *et al.* (2012). "Acheulean fire at Wonderwerk Cave", *PNAS,* 109(20): E1215-20. DOI: 10.1073/pnas.1117620109.

[8] W. Roebroeks y P. Villa (2011). "On the earliest evidence for habitual use of fire in Europe", *PNAS,* 108(13): 5209-5214. DOI: 10.1073/pnas.1018116108.

9   Richard Wrangham, *En llamas: cómo la cocina nos hizo humanos,* Capitán Swing, 2019.

10 Wikipedia, consultado el 22 de marzo de 2020, https://en.wikipedia.org/wiki/Wood_fuel

11 C. Koebnick, C. Strassner, I. Hoffmann y C. Leitzmann (1999). "Consequences of a long-term raw food diet on body weight and menstruation: Results of a questionnaire survey", *Ann. Nutr. Metab.,* 43: 69-79.

12 D. W. Bird, R. Bliege Bird y B. F. Codding (2016). "Pyrodiversity and the anthropocene: The role of fire in the broad spectrum revolution", *Evol. Anthropol.,* 25: 105-116. DOI: 10.1002/evan.21482; F. Scherjon, C. Bakels, K. MacDonald y W. Roebroeks (2015). "Burning the land: An ethnographic study of off-site fire use by current and historically documented foragers and implications for the interpretation of past fire practices in the landscape", *Curr. Anthropol.,* 56 (3): 299-326.

13 P. R. B. Kozowyk *et al.* (2017). "Experimental methods for the Palaeolithic dry distillation of birch bark: Implications for the origin and development of Neandertal adhesive technology", *Sci. Rep.,* 7: 8033. DOI: 10.1038/s41598-017-08106-7.

14 Cristian Violatti, "Pottery in Antiquity", Ancient History Encyclopedia, 13 de septiembre de 2014, consultado el 22 de marzo de 2020, https://www.ancient.eu/pottery/

15 "Smelting", Wikipedia, consultado el 22 de marzo de 2020, https://en.wikipedia.org/wiki/Smelting

16 "History of Glass", Wikipedia, consultado el 22 de marzo de 2020, https://en.wikipedia.org/wiki/History_of_glass

17 J. Diamond y P. Bellwood (2003). "Farmers and their languages: The first expansions", *Science,* 300(5619): 597-603.

18 R. D. Stevenson y R. J. Wassersug (1993). "Horsepower from a horse", *Nature,* 364: 6434.

19 Eugene A. Avallone *et al., Marks' Standard Handbook for Mechanical Engineers,* 11a. ed., McGraw-Hill, 2007.

20 Nicky Ellis, "How far can a horse travel in a day?", Horses & Foals, 15 de abril de 2019, consultado el 22 de marzo de 2020, https://horsesandfoals.com/how-far-can-a-horse-travel-in-a-day/

21 J.-P. Bocquet-Appel (2011). "When the world's population took off: The springboard of the Neolithic demographic transition", *Science,* 333(6042): 560-561. DOI: 10.1126/science.1208880.

22 N. G. Blurton Jones *et al.* (1992). "Demography of the Hadza, an increasing and high density population of savanna foragers", *Am. J. Phys. Anthropol.,* 89(2): 159-181.

23 M. Gurven *et al.* (2017). "The Tsimane Health and Life History Project: Integrating anthropology and biomedicine", *Evol. Anthropol.*, 26(2): 54-73. DOI: 10.1002/evan.21515.

24 M. Muthukrishna y J. Henrich (2016). "Innovation in the collective brain", *Phil. Trans. R. Soc.*, B 371: 20150192. DOI: /10.1098/rstb.2015.0192.

25 Las evidencias más tempranas de navegación, de 7,500 años de edad, provienen del golfo Pérsico; véanse R. Carter (2006). "Boat remains and maritime trade in the Persian Gulf during the sixth and fifth millennia BC", *Antiquity*, 80(3071): 52-63; "Ancient maritime history", Wikipedia, consultado el 22 de marzo de 2020, https://en.wikipedia.org/wiki /Ancient_maritime_history

26 "Watermill", Wikipedia, consultado el 22 de marzo de 2020, https://en.wikipedia.org/wiki/Watermill

27 "Windmill", Wikipedia, consultado el 22 de marzo de 2020, https://en.wikipedia.org/wiki/Windmill

28 Datos energéticos: "World Energy Balances 2019", Agencia Internacional de Energía, consultado el 23 de marzo de 2020, https://www.iea.org/data-and-statistics; datos poblacionales: "World Population Prospects 2017", ONU, Departamento de Asuntos Económicos y Financiera, División de Población, 2017-Data Booklet (ST/ESA/SER.A/401). consulato el 28 de abril de 2020, https://population.un.org/wpp/Publications/Files/WPP2017 _DataBooklet.pdf

29 U.S. Census Bureau, *Historical Statistics of the United States 1780-1945*, 1949, p. 74, consultado el 23 de marzo de 2020, https://www2.census.gov/prod2/statcomp/documents /HistoricalStatisticsoftheUnitedStates1789-1945.pdf

30 "Ag and Food Sectors and the Economy", USDA Economic Research Service, 3 de marzo de 2020, consultado el 23 de marzo de 2020, https://www.ers.usda.gov/data-products/ag-and-food-statistics-charting-the-essentials/ag-and-food-sectors-and-the-economy/; en 2018 la población de Estados Unidos era de 327 millones de personas: U.S. and World Population Clock, consultado el 23 de marzo de 2020, https://www.census.gov/popclock/

31 Randy Schnepf, *Energy Use in Agriculture: Background and Issues*, Congressional Research Service Report for Congress, 19 de noviembre de 2004, consultado el 23 de marzo de 2020, https://nationalaglawcenter.org/wp-content/uploads/assets/crs/RL32677.pdf

32 Tasas de obtención de alimento de los hadza y los tsimané (figura 9.2). calculadas a partir de datos de producción y actividad: Frank W. Marlowe, *The Hadza: Hunter-Gatherers of Tanzania*, University of California Press, 2010; M. Gurven *et al.* (2013). "Physical activity and modernization among Bolivian Amerindians", *PloS One*, 8(1): e55679. DOI: 10.1371/journal.pone.0055679.

33 E. L. Chao y K. P. Utgoff, *100 Years of U.S. Consumer Spending: Data for the Nation,*

New York City, and Boston, U.S. Department of Labor, 2006, consultado el 23 de marzo de 2020, https://www.bls.gov/opub/100-years-of-u-s-consumer-spendi ng.pdf

[34] Anup Shah, "Sugar", Global Issues, 25 de abril de 2003, consultado el 23 de marzo de 2020, https://www.globalissues.org/article/239/sugar

[35] A. Drewnowski y S. E. Specter (2004). "Poverty and obesity: The role of energy density and energy costs", *Am. J. Clin. Nutr.*, 79(1): 6-16.

[36] S. A. Bowman *et al.*, "Retail food commodity intakes: Mean amounts of retail commodities per individual, 2007-08", USDA, Agricultural Research Service, Beltsville, MD, and USDA, Economic Research Service, Washington, D.C., 2013.

[37] H. Pontzer, B. M. Wood y D. A. Raichlen (2018). "Hunter-gatherers as models in public health", *Obes. Rev.*, 19(Suppl 1): 24-35.

[38] C. E. Copen, M. E. Thoma y S. Kirmeyer (2015). "Interpregnancy intervals in the United States: Data from the birth certificate and the National Survey of Family Growth", *National Vital Statistics Reports,* 64(3).

[39] A. D. Blackwell *et al*, "Helminth infection, fecundity, and age of first pregnancy in women", *Science,* 350(6263): 970-972. DOI: 10.1126/science.aac7902.

[40] O. Galor (2012). "The demographic transition: Causes and consequences", *Cliometrica,* 6(1): 1-28. DOI: 10.1007/s11698-011-0062-7.

[41] H. Pontzer (2012). "Relating ranging ecology, limb length, and locomotor economy in terrestrial animals", *Journal of Theoretical Biology,* 296: 6-12. DOI:10.1016 /j.jtbi.2011.11.018.

[42] U.S. Food System Factsheet", Center for Sustainable Systems, University of Michigan, 2019. http://css.umich.edu/sites/default/files/Food%20System_CSS01-06_e2019.pdf

[43] "U.S. energy facts explained", U.S. Energy Information Administration, consultado el 23 de marzo de 2020, https://www.eia.gov/energyexplained/us-energy-facts/

[44] Datos y estadísticas, "Total primary energy supply (TPES) by source, World 1990-2017", Agencia Internacional de Energía, 2019, consultado el 23 de marzo de 2020, https://www.iea.org/data-and-statistics.

[45] Hannah Ritchie y Max Roser, "Fossil Fuels", Our World in Data, 2020, https:// ourworldindata .org/fossil-fuels

[46] National Academy of Sciences, *Climate Change: Evidence and causes,* National Academies Press, 2014. DOI: 10.17226/18730.

[47] R. Winkelmann *et al.* (2015). "Combustion of available fossil fuel resources sufficient to eliminate the Antarctic ice sheet", *Science Advances,* 1(8): e1500589. DOI: 10.1126/sciadv.1500589; K. Tokarska *et al.* (2016). "The climate response to five trillion tonnes of carbon", *Nature Clim. Change,* 6: 851-855. DOI: 10.1038/nclimate 3036.

[48] J. P. Kennett y L. D. Stott, "Terminal Paleocene mass extinction in the deep sea: Association with Global warming", cap. 5 de National Research Council (US) Panel, *Effects of past global change on life,* National Academies Press, 1995, https://www.ncbi.nlm.nih.gov/books/NBK231944/

[49] B. U. Haq, J. Hardenbol y P. R. Vail (1987). "Chronology of fluctuating sea levels since the Triassic", *Science,* 235(4793): 1156-1167.

[50] G. McGranahan, D. Balk y B. Anderson (2007). "The rising tide: Assessing the risks of climate change and human settlements in low elevation coastal zones", *Environment and Urbanization,* 19(1): 17-37. DOI: 10.1177/0956247807076960.

[51] J. E. Cohen y C. Small (1998). "Hypsographic demography: The distribution of human population by altitude", *PNAS,* 95(24): 14009-14014. DOI: 10.1073/pnas.95.24.14009.

[52] Hannah Ritchie y Max Roser, "Energy", Our World in Data, 2020, consultado el 23 de marzo de 2020, https:// ourworldindata.org/energy

[53] Estados Unidos: Elizabeth Kneebone y Natalie Holmes, "The growing distance between people and jobs in metropolitan America", Brookings Institute, 2015, https://www.brookings.edu/wp-content/uploads/2016/07/Srvy_JobsProximi-ty.pdf; Europa: "More than 20% of Europeans Commute at Least 90 Minutes Daily", sdworx, 20 de septiembre de 2018, consultado el 23 de marzo de 2020, https://www.sdworx.com/en/press/2018/2018-09-20-more-than-20percent-of-europeans-commute-at-least-90-minutes-daily

[54] R. Eisenberg, H. B. Gray y G. W. Crabtree (2019). "Addressing the challenge of carbon-free energy", *PNAS,* 201821674. DOI: 10.1073/pnas.1821674116.

[55] David Roberts, "Is 100% renewable energy realistic? Here's what we know", Vox, 7 de febrero de 2018, 23 de marzo de 2020, https://www.vox.com/energy-and-environment/2017/4/7/15159034/100-renewable-energy-studies

[56] A. Markandya y P. Wilkinson (2007). "Electricity generation and health", *Lancet,* 370(9591): 979-990.

[57] K. D. Hall *et al.* (2019). "Ultra-processed diets cause excess calorie intake and weight gain: An inpatient randomized controlled trial of ad libitum food intake", *Cell Metabolism,* 30(1): 67-77.e3. DOI:10.1016/j.cmet.2019.05.008.

[58] Dunkin' Donuts, consultado el 23 de marzo de 2020, https://www.dunkindonuts.com/

[59] A. M. Teng *et al.* (2019). "Impact of sugar-sweetened beverage taxes on purchases and dietary intake: Systematic review and meta-analysis", *Obes. Rev.,* 20(9): 1187-1204. DOI: 10.1111/obr.12868.

[60] "Food Access Research Atlas", USDA Economic Research Service, consultado el 23 de marzo de 2020, https://www .ers.usda.gov/data-products/food-access-research-atlas

[61] Drewnowski y S. E. Specter (2004). "Poverty and obesity: The role of energy density and energy costs", *Am. J. Clin. Nutr.,* 79 (1): 6-16.

[62] Kimberly Amadeo, "Government subsidies (farm, oil, export, etc): What are the major federal government subsidies?" The Balance, 16 de enero de 2020, consultado el 23 de marzo de 2020, https:// www.thebalance.com/government-subsidies-definition-farm-oil-export-etc-3305788

[63] Stephan Guyenet, *The Hungry Brain: Outsmarting the Instincts That Make Us Overeat,* Flatiron Books, 2017.

[64] I. D. Wyatt y D. E. Hecker (2006). "Occupational changes during the 20th century", *Monthly Labor Review,* 129(3): 35-57.

[65] "Physical strength required for jobs in different occupations in 2016 on the Internet", The Economics Daily, Bureau of Labor Statistics, U.S. Department of Labor, consultado el 23 de marzo de 2020, https://www.bls.gov/opub/ted/2017/physical-strength-required-for-jobs-in-different-occupations-in-2016.htm

[66] D. Rojas-Rueda *et al.* (2016). "Health impacts of active transportation in Europe", *PloS One,* 11(3): e0149990. DOI: 10.1371/journal.pone.0149990.

[67] O. Egen *et al.* (2017). "Health and social conditions of the poorest versus wealthiest counties in the United States", *Am. J. Public Health,* 107(1): 130-135. DOI: 10.2105/ AJPH.2016.303515.

[68] J. R. Speakman y S. Heidari-Bakavoli (2016). "Type 2 diabetes, but not obesity, prevalence is positively associated with ambient temperature", *Sci. Rep.,* 6: 30409. DOI: 10.1038/srep30409; J. Wassink *et al.* (2017). "Beyond race/ethnicity: Skin color and cardiometabolic health among blacks and Hispanics in the United States", *J. Immigrant Minority Health,* 19(5): 1018-26. DOI: 10.1007/s10903-016-0495-y.

[69] N. Xia y H. Li (2018). "Loneliness, social isolation, and cardiovascular health", *Antioxidants & Redox Signaling,* 28(9): 837-851. DOI: 10.1089/ars.2017.7312.

[70] K. M. M. Beyer *et al.* (2018). "Time spent outdoors, activity levels, and chronic disease among American adults", *J. Behav. Med.,* 41(4): 494-503. DOI: 10.1007/s10 865-018-9911-1.

[71] N. E. Klepeis *et al.* (2001). "The National Human Activity Pattern Survey (NHAPS): A resource for assessing exposure to environmental pollutants", *J. Expo. Anal. Environ. Epidemiol.,* 11(3): 231-252. https://www.nature.com/articles/7500165.pdf?origin=ppub

Índice analítico

Nota: los números de página en itálicas indican que se trata de una figura.

absorción de energía
    atletas y, 330
    embarazo y, 326
    límites de, 326
aceites, 51, 54, 62, 63, 265, 345, 354, 363
aceleración metabólica, 117
    tamaño del cerebro y, 164
acetil coenzima A (acetil CoA), *56*, 57,
    70, 72, 73, 314
ácidos, 58, 65, 87, 140, 314
    biliares, 62
    carboxílico, 66
    grasos, 56, 60, 62-65, 71-73, 244,
    251, 310
    láctico, 69, 314
actividad física, 22, 126, 187, 210, 289,
    296, 299, 319, 332, 349, 365
    ausencia completa de, 298
    cantidad ideal de, 178, 196, 294-
    296
    chimpancés y, 295
    compensación metabólica y, 222
    costos de, 103, 127
    descanso y, 297
    embarazo y, 327
    evolución y, 164, 172, 178
    gasto energético diario y, 127, 137,
    191, *193*-196, 198, 273, 297, 317
    gasto energético diario restringido
    y, 280, *285*, 306
    gasto metabólico y, 282
    hadza y, 187, 190, 197, 294, 296
    importancia de, 273
    incrementos en, 196, 198, 273, 282,
    285
    industrialización y, 367
    moderada, 294, 303
    niveles de hormonas
    reproductivas, 288
    peso y, 196, 300, 303
    reproducción y, 282, 288
    respuesta metabólica y, 215, 280
    simios y, *163*
    sobreingesta y, 298, 299, 324
    tsimané y, 194
    vigoroso, 294, 303
    Véase también ejercicio
actividad muscular, 19, 297
adipocitos, 64
Administración de Alimentos y Drogas
    de Estados Unidos (FDA), 128
ADN, 48, 49, 52, 56, 66, 80, 123, 171, 173,
    226
adrenalina, 13, 287, 288
aeróbica, condición, 281
aeróbico, metabolismo, 69, 78, 80, 314

África, 13, 34, 144, 146, 150, 151, 165, 167,
    170, 228, 275
    del Este, 13, 142, 154, 183, 241, 243
Agencia Mundial Antidopaje, 291
agricultores, 141, 192, 228, 350, 351, *355*,
    359
    de subsistencia, 113, 188
    primeros, 349, 350
agricultura, 14, 15, 114, 194, 235, 242, 244,
    350, 352, 366
    adaptación genética y, 244
agua, 15, 17, 19, 27, 30, 49-51, 53, 55, 59,
    61-63, 71, 72, 76-78, 80, 87, 92,
    101, 107, 115, 129-131, 187, 235, 237,
    245, 247, 248, 256, 265, 279, 294,
    307, 308, 350
agua doblemente marcada, método de,
    28-32, 35, 38, 94, 131-133, *135*, 137,
    160, 177, 183, 189, 194, 199, 283,
    317, 318
Aiello, Leslie, 37, 38, 372
Ainsworth, Barbara, 89
alimentos, 20, 42, 53, 54, 57, 59, 62, 86,
    88, 141, 186, 205, 222, 230-236,
    238, 242, 246, 249, 272, 273, 343-
    345, 359, 362-364
    adquisición de, 158, 186
    altos en fibra, 273
    altos en grasas, 301
    altos en proteínas, 257
    bajos en grasas, 59, 249
    compartir, 159, 161, 162
    consumo de, 127
    dificultad para obtener datos
        sobre la ingesta de, 128, 248, 262
    digestión de, 104, 248
    disponibilidad de, 216, 246
    energía en, 16, 50, 53, 349, *355*
    hadza, 271

impuestos sobre alimentos
    perjudiciales, 363
industria de, 262, 266, 352, 358
mercadotecnia de, 247, 248, 250
no procesados, 266, 327, 363, 364
obesidad y, 265
preparación de, 344
procesamiento de, 352. *Véase*
    también alimentos procesados
producción de, 64, 157, 194, 350,
    352, 353, 357, 365
ricos en carbohidratos, 240, 251,
    269
ricos en proteínas, 250
saludables, 164, 268
silvestres, 114, 148
tipos de, 240
alimentos procesados, 59, 256, 265-267,
    269, 272, 354, 362, 364
    obesidad y, 222, 265, 362
    saciedad y, 263, 267
    Véase alimentos no procesados
almidones, 54, 55-59, 61, 74, 162, 194,
    231, 233, 235, 237, 244, 258, 344,
    348
amilasa, 57, 58, 244
    salival, 243, 244
amilopectina, 57
amilosa, 57
aminoácidos, 49, 56, 66-68, 73, 107, 108
amoniaco, 67
anfibios, 118
animales, 15, 18, 24, 45, 53, 61, 65, 66, 75,
    79, 80, 81, 84, 86, 88, 100, 109, 112,
    117-121, 123, 124, 144, 145, 149, 154,
    159, 161, *163*, 177, 186, *193*, 198, 199,
    207, 208, 232-234, 240, 246, 262,
    263, 265, 277-279, 282, 283, 341,
    343, 347, 352

de caza, 349, 362
de sangre caliente, 117, 198
de sangre fría, 111, 118
domesticación de, 14, 348, 349, 353
no primates, 118, *120*
antioxidantes, 123
antropología, 92, 93, 316
"años de perro", 23-25
Arabia Saudí, 357
Ardipithecus ramidus, 151
Aristóteles, 52, 121
arqueología, 142, 146, 232
arsénico, 108, 244
Ártico, 46, 112, 236, 237, 241, 242, 306,
344
Atlas etnográfico, 236-239
atletas, 99, 177, 287, 294, 295, 306, 310,
321, 326, 328, 331
actividad física diaria y, 294, 295
carbohidratos y, 292
dopaje y, 291
gasto energético diario y, 35, 101,
102, 292
tasas metabólicas basales (TMB) y,
324, 330
atletas de resistencia, 167, 287, 293, 295,
308
absorción de energía y, 326, 330
Atwater, Wilbur, 50, 199
Australopithecus, 152, 153, 164, 170, 171,
232, 233
afarensis, 152
aves, 83, 113, 118, 131, 228, 278
evolución y, 111, 117, 331
expectación de vida en, 124
gastos energéticos diarios en, *120*,
198
nacimiento, estrés metabólico y,
327

tasa metabólica de, 118, 122
tasas de crecimiento y
reproducción y, 118, 119
termorregulación y, 111
axones, 110
ayuno intermitente, 260
azúcar en la sangre, 59, 61, 206, 211, 251,
258-260. *Véase también* glucosa
azúcar(es), 51, 55-61, 67-69, 73, 74, 206,
211, 221, 231, 237, 243, 246, 249,
251-253, 256, 258, 260-263, 265,
266, 273, 312, 326, 348, 354
como producto de lujo, 354
como villano alimentario, 250
consumo de, *255*
diabetes y, 251, 254, 259
enfermedades cardiacas y, 250, 253
obesidad y, 251, 254, 255
Azy, 26, *29*, 31

bacterias, 52, 57, 58, 60, 63, 76-78, 109,
113-115, 211, 243, 286
aeróbicas, 78, 79
Bagayo, 45, 47, 48, 246, 247
Bahr, Sarah, 109
"bandas rojas", 77
baobab, 97, 187, 226-229, 235, 272, 352,
369
Bar-Yosef, Ofer, 142, 143, 148
bayas, 14, *18*, 91, 155, *157*, 186, 231, 247,
272, 294, 352
bebidas azucaradas, 269, 363
energéticas, 248, 313
Benedict, Francis, 208, 209
Benedict, Frank, 125
betún, 346
bicarbonato, 58
bilis, 62
Bolivia, 114, 194

bonobos, 29, 34, 35, 278
	compartir, 158, 159, 162
	delgadez de, 177, 279
	evolución de, 40, 154, 232
	gasto energético de, 40, 160, 332
	grasa corporal y, 40
	similitud con los humanos, 142,
		150, 158, 332
	variación metabólica, 40
bosque Budongo de Uganda, 158
Boston, estudio con policías obesos en,
	301-303
Bramble, Dennis, 164
Brown, Mary, 39, 177, 279, 373

caballos, 122, 144, 147, 160, 161, 168, 233,
	349
cabras, 80, 83, 84, 93, 241, 248, 368
calor, 19, 23, 42, 49, 50, 86-88, 111, 112,
	129, 189, 323, 344. *Véase también*
	fuego
	golpe de, 92, 112
	producción de, 49, 86, 112
calorías, 16, 50, 51, 87, 88, 115, 116, 127,
	128, 157, 160, 162, 208, 212, 220,
	222, 240, 243, 250, 254-256, 268,
	273, 283, 290, 301, *302*, 306, 325-
	327, 338, 343, 345, 346, 350, 356,
	357, 362
	alimentos procesados y, 258, 269,
		354, 355, 362-364
	ATP y, 68
	carbohidratos y, 73, 237, 251, 259
	cerebro y, 37
	compartir y, 159
	costo de, 107, 115
	dietas bajas en carbohidratos y, 55,
		73, 252, 260, 269
	dietas cetogénicas y, 72, 252

ejercicio y, 199, *204*, 205, 273, 280,
	282, 283, 286
equilibrio energético y, 127, 199,
	220, 229
evolución y, 39, 65, 117, 164, 177, 213
fuentes de, 210, 268, 269, 344
gasto de, 85, 132, 164, 165
gasto energético y, 28, 119, *163*, 197,
	216, 282, 293, 297, 320
hadza y, 192, 228, 237, 239, 272, 353
ingesta de, 19, 68, 236, 248, 257,
	269, 304, 324
metabolismo y, 113, 133, 177, 285
obesidad y, 188, 203, 205, 217, 221,
	267
orangutanes y, 31
pérdida de peso y, 203, 205, 250,
	257, 258, 261, 304
primates y, 124, 149
quema de, 31, 74, 89, 95, 99, 102,
	103, 105, 107, 113, 117, 130, 141, 152,
	190, *191*, 195, 196, 203, 214, 216,
	219, 256, 273, 280, 298, 304, 311,
	317, 319, 323, 337
regulación del gasto de, 117, 221
reproducción y, 214, 293, 349
sistema digestivo y, 37, 109, 331
sistema inmunitario y, 115
TMB y, 27, 28, 111, 118
calorimetría
	directa, 88
	indirecta, 88
cambio climático, 178, 339, 358, 359
cambio metabólico
	gasto energético y, 36
	primates y, 149
cáncer, 19, 21, 43, 248, 254
canguros, 32, 198
capacidad aeróbica

límites de la, 313
máxima, 167
Capelli, Carlos, 96, 102
carbohidratos, 54-57, 59, 65, 69, 71, 72,
    115, 231, 235, 237, 239, 240, 250,
    251, 255, 263, 344. *Véanse también*
    dietas bajas en carbohidratos;
    azúcares
    atletas y, 313
    calorías y, 254, 258
    como el villano alimenticio, 248
    dietas bajas en, 55, 72,73, 231, 239,
        241, 250, 252-254, 256-261, 269
    energía y, 61
    hadza y, 229, 237, 239
    ingesta de, 244, 266
    mapa del Metro de, 68
    obesidad y, 221, 253, 255
    quema de, 61, 65, 68, 88, 89
carbón, 351, 357
Carlson, Bryce, 307, 315, *322*, 323
carne, 54, 76, 91, 115, 154, 162, 232, 235-
        238, 246, 271, 272, 344, 348, 364
    actividad física y, 164
    dieta y, 234, 244, 245, 249, 269
    evolución y, 231, 233
    hadza y, 248
    podrida, 52, 53
carnívoros, 32, 161, 164, 231, 233
Carrera a Través de Estados Unidos,
    316-320, 323, 373
Cáucaso, 138, 141, 146
caza, 17, 114, *153*, 160, 165, 178, 187, 233,
        234, 236, 332, 341, 369
    compartir, 158, 162
    técnicas, 159, 168
    transición a, 154, 156, 164
cazadores-recolectores, 14, 15, 22, 41,
        74, 145, 156, 157, 168-171, 177, 198,

219, 234, 236, 264, 274, 294, 338,
        342, 343, 345, 347, 350, 355, 357,
        366, 367. *Véase también* hadza;
    caza
    actividad física y, 295, 296, 365
    carbohidratos y, 55, 239
    compartir, *157*, 159
    contemporáneos, 232, 234, 350
    descanso y, 297
    dieta y, 222, 228, 230, *238*-240, 273
    difícil vida de, 186, 187
    ejercicio y, 280
    estrés y, 287
    evolución y, 279, 344, 364
    fuego y, 338, 345, 346
    función inmunitaria y, 113
    gasto energético diario y, 176, 183,
        188, 192, 199, 218
    historia evolutiva y, 178
    paleolíticos, 241, 346
    peso y, 216
    preparación de alimentos y, 344
    salud y, 188
    tubérculos y, 162
células gliales, 109
células quiméricas, 79
Centro de Rehabilitación de
    Chimpancés Tchimpounga, 34
Centro Fisher para el Estudio y la
    Conservación de los Simios, 34
Centros de Control de Enfermedades,
    297
cerebro, 20, 53, 63, 109, 110, 155, 160, 178,
        210, 211, 214, 217, 247, 279, 314, 341
    aceleración metabólica y, 164
    aumentos de, 164
    colectivo, 350
    compartir y, 169
    ejercicio y, 281, 282, 300, 304

equilibrio energético y, 362
evolución y, 37, 109
fatiga y, 311
inanición y, 325
inflamación crónica y, 301
metabolismo y, 73, 212, 261, 267, 300
pérdida de peso y, 325
regulación del hambre y
    metabolismo por, 267, 300
resistencia y, 310, 314
sistemas de recompensa y, 263,
    264, 266, 303
tamaño del, 144, 152, *153*, 164, 166,
    167, 169, 170, 171
TMB y, 110
trueque entre sistema digestivo y,
    37, 38
cesárea, 327
cetogénesis, 72, 108, 231
cetonas, *56*, 67, 72, 73, 109, 245
cetosis, 237, 245
Chad, 151
Chengail, India, 299
Chicago, 34, 35, 131
Chile, 58, 244
chimpancés, 34, 35, 84, 150, 154, 158, 160,
    162, 167, 170, 175, 232, 233, 276-
    278, 332
    actividad física y, 168, 213, 294, 295,
        298
    compartir y, 158
    delgadez de, 40
    evolución de, 40
    grasa corporal y, 177, 279
    similitud con los humanos, 142, 232
    trepar, 275, 278
China, 165, 254
ciclismo, 99, 311. *Véase también*
    Copenhague, Dinamarca

costos de, 101
dopaje y, 290
ciclistas, 290, 291, 292, 295, 308, 321,
    322, 325, 326
ciclos menstruales, 288
ciencia del metabolismo humano, 21,
    31, 48, 132, 137, 138, 203, 339
ciencia metabólica, 87, 199, 222. *Véase*
    también ciencia del metabolismo
    humano
círculos virtuosos, 163
citoquinas, 286
Cleophas, Herieth, 372
clima, 177, 358. *Véase también* cambio
    climático
cocción, 344, 345
coeficiente de actividad física (CAF),
    126, 127
colesterol, 48, 108, 258, 260
    actividad muscular y, 297
    HDL, 108, 259
    padecimientos coronarios y
        diabetes, 279
colon, 60
combustible (como alimento), 20, 21,
    33, 40, 48, 51, 55, 61, 64, 65, 68, 69,
    73, 79, 81, 108,160, 209, 210, 251,
    306, 310, 312, 314, 331
combustibles, 76, 86, 337, 344
    fósiles, 78, 338, 351, 352, 354, 358-361
combustión, metabolismo y, 218, 349
Comité Olímpico Internacional, 291
compartir, 155, 162, 174, 176, 177, 187
    bonobos, 158, 159, 162
    cazadores-recolectores y, *157*, 159
    chimpancés y, 158
    complejidad conductual y, 168, 169
    evidencias de, 168
    hadza y, 156, 247, 271, 333

homíninos y, 161, 165
Homo sapiens y, 172, 173
reproducción y, *163,* 170
supervivencia y, 162, 170
tamaño del cerebro y, 169
Compendio de Actividad Física, 89
compensación energética, 317-320
composición corporal, 105
gasto energético diario y, 203
metabolismo y, 209
comunidad de Sonso, 158
consecuencias imprevistas, 176, 356
consumo energético, 351
cooperación homínida para obtener
alimento, 165
Copenhague, Dinamarca, 365
Cordain, Loren, 239, 240, *242*
corredores, 69, 101, 168, 289, 310, 313,
314, 316-318, 324
correr, 19, 33, 81, 89, 91, 96, 99, 102, 103,
201, 202, 281, 282, 309, 310, 311, 315
costos de, 84, 96, 97, 100, 103, 125
maratones, 196, 197, 200
cortisol, 287, 288, 292
costos energéticos, 89, *90, 98,* 112, 126
costos
de andar en bicicleta, 91, 96, 97
de caminar, 84, 91, 97, 100, 103, 125,
182
de cognición, 110
de correr, 84, 91, 97, 102, 103, 125
de digerir, 125, 127, 195, 319
de nadar, 91, 97
de pelear, 101, 114
de respirar, 125
de transportarse, 101
de trepar, 97, 103
COVID-19, 113, 350
CPT1A, 145

crecimiento demográfico, 356
cuerpo, como balde de agua, 129
cuerpos en reposo, gasto energético
de, 89, 104, 253, 320
culturas cazadoras de bisontes, 241

Dahlberg, Frances, 157
Dansinger, Michael, 257, 259, 260
daño oxidativo, 123
Darwin, Charles, 38, 41, 76, 156, 161, 231,
283, 331
datoga, 368
dendritas, 110
denisovanos, 170-172
depresión, ejercicio y, 281, 287, 288
desaturasa de ácidos grasos, 244
desierto de Atacama, 244
desiertos alimenticios en Estados
Unidos, 363
deterioro cognitivo, 43, 281
deuterio, 130, 131
diabetes, 21, 43, 188, 260
azúcar y, 251, *255*
dietas bajas en carbohidratos y,
237, 254, 256, 259
dietas cetogénicas y, 259
ejercicio y, 286
entre los simios, 178, 279
pobreza y, 366
sedentarismo y, 178, 279, 301
tipo 2, 19, 176, 188, 206, 258, 259
dientes, 38, 54, 140, 144, 148, 151, 152, 154,
159-161, 231, 233-235, 278, 342
dieta, 16, 19, 22, 42, 48, 52, 53, 73, 74, 116,
128, 138, *153,* 161, 164, 206, 210, 223,
225, 233, 234, 236, *238*-240, 243-
246, 249, 257-261, 268, 269, 273,
301-304, 308, 327, 329, 330, 352,
366, 367

adaptación genética y, 243

alta en alimentos procesados, 59, 258

alta en carbohidratos, 252-254

alta en grasas, 231, 239, 252

Atkins, 72, 257

baja en carbohidratos, 72, 231, 239, 252-254, 256, 257, 259

baja en grasas, 252, 253, 257, 259

carbohidratos y, 55, 59, 66, 237, 239, 250

cazadores-recolectores y, 222, 228, 230, *238*-240, 273

cetogénica, 237, 239, 245, 252, 257, 259, 272

contenido energético de, 352, 354

cruda, 345

de "semiinanición", 208

diversidad de, 240

ejercicio y, 43

equilibrio energético y, 223, 256

estadounidense, 55, 128, 237, 239, 265, 354

estándar, 265

estudios de, 252-254

evolución y, 21

extrema, 205

fibrosa, 38

gasto energético y, 43, 215, 217, 252, 253, 258

hadza y, 186, 221, 222, 229, 239, 240, 242, 271, 272, 354

hipotálamo y, 261, 264, 265

homínidos y, 154, 226, 244, 344

industrialización y, 354

metabolismo y, 36, 42, 244

modo de inanición y, 207, 208, 210, 214

monotrófica, 258

obesidad y, 219-221

Ornish, 257

paleo, 72, 234, 239, 241, 244, 245, 250

por qué algunas dietas funcionan, 256

registro fósil y, 234

respuesta a la inanición y, 207

shuar y, 239, 242

tsimané y, 239, 242

variación en, 258

variedad de, *238*

vegetariana, 154, 269. 272. *Véase también* herbívoros

Weight Watchers, 257

Zone, 257

Dinamarca, 296

dióxido de carbono, 19, 71, 76, 129

disacáridos, 57, 59

disparidades socioeconómicas, 367

disponibilidad energética, 293, 294, 313

división del trabajo, 51, 169

Dmanisi, 141-148, *153*, 160, 165, 166, 168, 172, 233, 361

dopaje, 290, 291

Dugas, Lara, 195, 299, 317, 318, 372

duikers, 159

Dunning, David, 230

Dunning-Kruger, efecto, 230

duración, 196, 197, *204, 311,* 321, *322,* 326. *Véase también* resistencia

ecología, 22, 28, 33, 34, 37, 93, 154, 289
    leyes fundamentales de, 357, 362

economía, 96, 114, 349
    de la vida, 85
    energética externa, 351, 358
    energética industrializada, 361
    energética moderna, 338, 346, 357
    energética preindustrial, 359

Ecuador, 114, 194, 236
eficiencia
    de los combustibles, 354, 359
    digestiva, 330
Einstein, Albert, 46
Eisenhower, Dwight D., 249
ejercicios. *Véase también* actividad física
    beneficios de, 200, 280
    calorías y, 199, *204*, 205, 273, 280,
        282, 283, 286
    cantidad ideal de, 297
    compensación metabólica y, 222
    depresión y, 281, 287, 288
    efecto sobre el peso, 42, 298-301
    efectos de, 280
    efectos supresores en el cuerpo,
        288, 292
    energética del, 282
    estado de ánimo y, 287, 310
    estrés y, 281, 287, 288, 292, 320
    gasto energético y, 21, 200, 202,
        215, 280, 283, 305, 309
    GEA y, 319, 320
    hambre y, 205, 300
    importancia de, 220, 283, 306
    inflamación y, 286, 297, 298
    intensidad y, *90*, 196, 312, 313
    ir hasta los límites de, 323
    mantenimiento del peso y, 39, 215,
        216, 255, 260, 268, 272, 273, 303,
        345
    metabolismo y, 200, 217, 280, 283,
        285, 287, 306
    necesidad de, 279
    niveles hormonales y, 288, 298
    obesidad y, 200, 217, 220
    pérdida de peso y, 203, 205, 250,
        257, 258, 261, 304
    reactividad al estrés y, 287, 320

reproducción y, 215, 282, 288
    respuesta metabólica y, 215, 280
    salud y, 281, 367
    supresión reproductiva inducida
        por, 289
embarazo, 116, 211, 326
    como el ultramaratón definitivo,
        321
    costo de, 116
    gasto energético diario y, 290, 321
    límites a la absorción de energía
        y, 41
    sedentarismo, consecuencias de
        y, 211
Encuesta Nacional de Examen sobre la
    Salud y la Nutrición (NHANES),
    128, *242*
endulzantes, 354, 363. *Véanse también*
    miel; azúcar(es)
energética del ejercicio, 282. *Véanse
    también* proyecto de energética
    hadza; proyecto de energética en
    primates
energía
    como la divisa de la vida, 18
    externa, 346, 357, 359-362, 364, 365
    ingesta de, exceso, obesidad y, 201,
        269, 299, 304, 308, 329
    inversión en la reproducción, 109,
        123, 164, 211
    nuclear, 361
    producción de alimentos y uso de,
        352, 357, 365
enfermedades, 19, 21, 22, 42, 43, 60, 113,
    121, 172, 176-178, 188, 195, 222, 237,
    239, 242, 249-253, 259, 260, 272,
    279, 286, 296, 297, 301, 305, 350,
    364-366, 369. *Véase también*
    "enfermedades de la civilización"

cardiometabólicas, 188, 195, 237, 250, 259, 279, 297, 364

"enfermedades de la civilización", 22, 176, 188

Entebbe, 275

entorno alimentario, 272, 273, 362

entrenamiento, 35, *90*, 99, 177, 197, 205, 289, 291, 294, 295, 306, 309, 321, *322*, 329, 331

 efectos de, 101

enzimas, 48, 58, 60, 62, 66, 313

 digestivas, 49, 58

equilibrio energético, 127, 216, 220, 362

 dieta y, 223, 256

 metabolismo y, 218, 229

 negativo, 212, 325

 peso y, 199, 222, 304

escasez, 38, 40, *163*

especie pirobiológica, 345

espermatozoides, conteo de, 290, 292

estado de ánimo, ejercicio y, 287, 310

Estados Unidos, 24, 35, 39, 50, 86, 114, 125, 128, 177, 188, 190, 194, 199, 201, 205, 219, 236, 247, 249, 254, 297, 330, 353, 360, 365

 complicaciones en el nacimiento en, 289, 327

 consumo de alimentos en, 50, 253, 270

 consumo de azúcar en, 253, *255*

 consumo energético en, 352, 357, 359

 desiertos alimenticios en, 363

 dieta en, 55, 128, 237, 239, 265, 354

 reproducción en, 289

 sistema alimentario en, 352

estómago, 58, 62, 65, 66, 104, 108, 211-213, 263, 265, 284

estrategia híper cooperativa del *Homo sapiens*, 172

estrés, 214, 215, 287, 366, 367

 crónico, 270, 287

 ejercicio y, 281, 287, 288, 292, 320

 emocional, 270

 físico, 270

 metabólico, 327

 oxidativo, 123

 psicológico, 270

 social, 270

estrógeno, 48, 214, 288

Estudio del Corazón de la Ciudad de Copenhague, 296

estudio DIETFITS, 253, 257, 259, 273

Etiopía, 151, 154

etiquetas nutrimentales, 19

etnografía, 235

Eurasia, 142, 165, 170, 172

evolución, 21, 36, 37, 38, 42, 43, 51, 67, 76, 78, 85, 117, 142, 143, 146, 151, 154, 156, 160, 161, 163, 164, 167, 168, 171, 175, 207, 210, 211, 213, 225, 231, 235, 268, 283, 306, 332, 364, 365, 372

 almidones y, 58

 actividad física y, 164, 172, 178

 bacterias y, 77

 capacidad y estrategia metabólica y, 33, 36, 41, 85, 117, 141, 150, 159, 164, 170, 173, 176, 284

 dientes y, 232

 dieta y, 21

 disponibilidad de alimento y, 42, 162, 200

 escasez y, 38, 40

 gasto energético diario y, 33, 125

 gasto energético y, 28, 35, 37, 85

 glucosa y, 76

 hormonas y, 213

 inflamación dentaria y, 152

metabolismo y, 23, 25, 30, 78, 81, 125, 141, 173, 287
sistemas de recompensa y, 262-266
tamaño del cerebro y, 39, 41, 109, 117, 344
tasas metabólicas basales (TMB) y, 32, 117
triglicéridos y, 63
exposición al frío, 112
Extinción Masiva K-T, 149

FADH, moléculas, 70
FADS, genes, 244
fibra, 54-57, 59, 60, 256, 265, 266, 268, 269, 272, 273, 345
Flagyl, 113
flogisto, 86, 87
fosforilación oxidativa, 71, 78, 80, 122
fósiles, 22, 129, 141, 142, 146, 147, 151, *153*, 154, 156, 165, 167, 179, 233, 235, 338, 341, 351, 354, 358-361
Fossey, Dian, 278
fotosíntesis, 76, 78
oxigénica, 76
Francia, 143, 361
fructosa, 57, 59, 69, 73, 108, 237, 248, 254-256
fuego, 17, 45, 77, 86, 87, 88, 166, 168, 178, 182-185, 331, 338-340, 342, 345-347, 349, 369. *Véase también* cocción
cazadores-reproductores y, 338, 345, 346
impacto sobre la dieta y la digestión, 343, 344
fuereños, 23
fuerza, 26, 60, 70, 225, 331, 340, 342, 349, 362, 365, 369

galactosa, *56-59*, 69, 243
Galdikas, Birutė, 278
gas natural, 351, 357
gasto energético. *Véanse también* gasto energético diario restringido, gasto energético diario, metabolismo
basal, 104. *Véase también* tasas metabólicas basales (TMB)
cambio metabólico y, 118
de cuerpos en reposo, 28, 89, 104, 105, 253, 320
de fondo, 199, *Véase también* tasas metabólicas basales (TMB)
de los grandes simios, 37, 40, 198
de mamíferos, 118
dieta y, 217, 252, 253, 258
efecto de la velocidad, el entrenamiento y la técnica, 99-101, 312
ejercicio y, 21, 200, 202, 215, 280, 283, 305, 309
endemoniada aritmética de, 125
evolución y, 28, 35, 37, 85
externo, 343, 351, 359
fijo, 104, 293
hambre y, 216, 249
importancia de, 22
incrementos de, 249, 293
medición de, 27-29, 125, 129-132, 194, 324
obesidad y, 199
pérdida de peso y, 200, 202, 304
química de, 88
resistencia y, 320, 325, 332
tamaño corporal y, 119, 133, 136, 190, 203

gasto energético diario, 134, *135*, 137,
    169, *191*, 197, 198, 208, 211, 218,
    282, 321, 357
    actividad física y, 127, 191-*193*, 195,
        273
    atletas y, 35, 320, 324
    cazadores-recolectores y, 176, 183,
        188, 192, 199, 218
    composición corporal y, 133
    dieta y, 217, 252, 253, 258
    ecuaciones, 133, *135*
    ejercicio y, 21, 200, 202, 215, 280,
        283, 305, 309
    embarazo y, 321
    enfermedades de la civilización y,
        188
    en primates, 30, 32, 33, 36
    estrés y, 287
    estudio de, 204, 219
    evolución y, 33, 125
    grasa corporal y, 190
    hadza y, 42, 183, 189, 190-192, 218,
        328
    hipotálamo y, 221, 304
    inanición y, 251, 304
    incrementos en, 249, 293
    industrialización y, 297
    ingesta energética diaria y, 201,
        216, 257, 293, 304
    la endemoniada arimética del, 125
    límites en el, 293, 327
    maratones y, 197, 198
    mediciones de, 27-*29*, 125, 129-132,
        194, 324
    obesidad y, 199
    pérdida de peso y, 200, 202, 304
    peso corporal y, 134, 304, 305
    resistencia y, 320, 325, 332
    respuesta metabólica y, 210

    sedentarismo y, 196
    tamaño corporal y, 119, 133, 136,
        190, 203
    tasas de crecimiento,
        reproducción y
        envejecimiento, 36
    tasas metabólicas y, 255
    TMB y, 36, 125-127, 194, 195, 206,
        207, 210, 319, 328
gasto energético diario restringido, 191,
    203, 282
    definición de, 192
    ejercicio y, 196, 280, 287, 306
    en animales de sangre caliente,
        198
    estudios de, 195
    lado oscuro de, 292
    obesidad y, 306
"generación espontánea", 53
genética, 213, 242
    dieta y adaptación genética, 243,
        245, 267
    obesidad y, 267
gibones, 35, 113, 150
Giga, 45, 48
Glasgow, Escocia, 296
glicéridos, 56, 62, 63
glicerol, 63-65, 71, 107
glicógeno, 61, 69, 73, 108, 211, 251, 256,
    257, 262, 312, 325
globalización, 235
gluconeogénesis, 67, 107, 108
glucosa, 56-59, 61, 71-73, 78, 106, 108,
    237, 243, 251, 299, 310, 313, 314
    actividad física y, 281, 297, 312
    ayuno y, 206
    cerebro y, 109
    evolución y, 76
    hipotálamo y, 212

metabolismo y, 73, 107
niveles de, 206
producción de, 59, 67, 69
Goodall, Jane, 278
gorilas, 34, 35, 150, 170
    compartir, 158
    delgadez de, 177
    gasto energético de, 40, 160
    grasa corporal en, 40
    lomo plateado, 35
    metabolismo y, 40
    similitud con los humanos de, 278
Gran Catástrofe del Oxígeno, 77
Gran Fondo para los Simios, 26, 29, 34
Gran Valle del Rift, 142
grandes simios, 40, 226, 234, 278. *Véase*
    simios
grasa (grasa corporal), 74, 106, 112, 115,
    116, 133, 196, 253, 255, 330
    bonobos y, 177
    chimpancés y, 177, 279
    crecimiento y, 221, 279
    el cerebro y, 263
    gasto energético diario y, 253, 293
    metabolismo y, 40, 213, 237
    TMB y, 40 206
grasa parda, 112
grasas, 51, 54, 55, 62, 64, 72, 73, 231, 239,
    240, 242, 244, 245, 250, 252-255,
    257, 259, 261, 265, 266, 269
    como villano alimentario, 248
    dificultad para digerir, 62, 63, 65
    enfermedades coronarias y, 249
    hígado y, 108
    mapas de Metro de, 55, 56, 68
    metabolismo de, 237
    no saturadas, 249, 272
    quema de, 68, 71, 73, 88, 313, 325
    reservas de, 55, 71, 207

saturadas, 249, 272
trans, 248, 249
grelina, 212, 213
grupo amino, 66, 67
grupos, 31, 33, 89, 91, 139, 140, 152, 159,
    163, 172, 174-176, 201, 205, 209,
    225, 253, 255, 264, 276, 277, 299,
    301-303
    metabolismo y, 150
    ritmo de, 118
Gurven, Michael, 114, 194, 372
Guyenet, Stephan, 261, 364, 372

Hackney, Anthony, 289, 372
hadza, 14-18, 22, 23, 41, 42, 45-47, 74, 75,
    91-94, 97, 100, 103, 155, 162, 169,
    184, 185, 188, 189, 194, 226, 234-
    237, 246, 248, 270, 274, 280, 282,
    333, 335-337, 346-*348*, 353, 354, 360,
    362, 366, 368, 370. *Véase también*
    proyecto de energética hadza
    actividad física y, 84, 95, 168, 187,
        190, 197, 294-296
    arcos de, 225, 342
    carbohidratos y, 55, 238, 239
    carnes *epeme* y, 247
    compartir alimentos y, 156, *157*, 271
    descanso y, 297
    dieta y, 186, 221, 222, 229, 239, 240,
        242, 271, 272, 354
    difícil vida de, 186
    embarazo y, 116, 289, 290, 327, 350
    enfermedades metabólicas y, 272
    filosofía de vida de, 181, 182
    gasto energético y, 42, 183, 189,
        190-192, 218, 328
    grasa corporal y, 177
    industrialización y, 176, 289, 367-
        369

infecciones y, 113, 115
macronutrientes y, *242*
miel y, 228, 237
niveles de hormonas
    reproductivas y, 288
obesidad y, 268
peso y, 216, 262, 264
producción de alimentos y, 265,
    352, 353, 356
resistencia y, 181, 186
respuesta metabólica y, 215
tabús alimentarios y, 187, 248
tiempo y, 23, 24
Hadzaland, 15, 17, 23, 45, 91, 179, 181, 183,
    188, 189, 192, 223, 367-369. *Véase
    también* hadza
Halima, 185, 225, *227-229*
Hall, Kevin, 205, 206, 209, 252, 254,
    266, 273, 362, 372
hambre, 16, 68, 72, 159, 161, 176, 207, 211,
    225, 270, 272, 273, 325, 333, 363
    cerebro y, 362
    circuitos cerebrales, 207
    ejercicio y, 205, 300
    gasto energético y, 216, 249
    inanición y, 251
    niveles de, 203
    regulación de, 261, 300
    respuesta de, 213
    sistemas de, 304
    hipotálamo y, 261, 262, 301
hamna shida, 181-185, 192, 216, 368
Hare, Brian, 34, 172, 174, 373
harina, evidencia arqueológica de, 235
Harman, Denham, 122, 123
Harris, J. Arthur, 125
Harvard, 28, 83, 93, 143, 164, 172, 282,
    299, 350
Haub, Mark, 258

hemoglobina, 167
Henrich, Joe, 350
Henry, Amanda, 235
herbívoros, 154, 164, 232, 347, 369
herramientas, 152, 154, 156, 158, 166-168,
    194, 222, 225, 234, 278, 333, 341,
    342, 346, 367
    de piedra, 139, 144, 145-147, 152-154,
        160, 165, 166-168, 233, 341, 342
hidrógeno, 56, 57, 66, 70, 71, 76, 80, 129,
    130
hígado, 61, 62, 67, 72, 108, 143, 148, 284
    cerebro y, 109
    graso, 64
Hipócrates, 62
hipotálamo, 212, 214, 218, 261, 264, 266
    dieta y, 261, 264, 265
    equilibrio energético y, 212
    gasto energético diario y, 221, 304
    inflamación y, 286, 301
    mantenimiento del peso y, 230
    metabolismo y, 229, 310
    respuesta a la disponibilidad de
        comida o al incremento en la
        actividad, 213, 222
    respuesta a la inanición y, 212, 213,
        214, 304
historia de vida, 24, 25, 27, 28, 33, 36, 37,
    41, 117, 118, 170
Holt, Susan, 268, 269, 363
"hombre cazador, El", 156-158
homínidos, 145-147, 150-152, 171, 177,
    230, 233, 331, 332, 341
    árbol genealógico de, 142, *153*
    carnívoros y, 233
    cocción y, 344
    compartir, 148, 154, 162, 165
    de Dmanisi, 144, 145, 148, *153*
    dieta y, 154

estrategias metabólicas de, 154, 165

evolución cognitiva de, 160, 161, 164, 167

evolución de, 142, 171, 178, 279

fuego y, 166, 343

herbívoros, 232

miel y, 228

recolección cooperativa y, 165, 172

registro fósil de, 142, 151, 156

ventajas evolutivas de, 165

hominoides, 150

Homo, 15, 154, 160, 165, 167, 171

caza y recolección y, *153*, 160, 233

energeticus, 335, 359

erectus, 139, 144, 145, 147, 165, 167, 170, 233, 343

evolución de, 163

floresiensis, 170

habilis, 341

heidelbergensis, 170, 233

naledi, 170

rasgos anatómicos de, 166, 168

Homo sapiens, 170, 172

estrategia híper cooperativa de, 172

expansión de, 170

extrema sociabilidad de, 172

surgimiento de, 167

Horiuchi, Masahiro, 84

hormonas, 48, 106, 207, 261, 287, 291, 295

ejercicio y, 288, 298

evolución y, 213

inanición y, 207

niveles hormonales, 288, 289

reproductivas, 288, 289, 292, 320

señales hormonales, 263

horticultores, 236, 239. *Véase también* agricultura

hueso, TMB y, 106

humanos, 21, 22, 25, 26, 28, 53, 55, 66, 76, 80, 88, 105, 108, 120, 121, 131, 132, 138, 139, 143, 145, 149, 151, 160, *163*, 170, 198, 199, 205, 214, 222, 226, 230, 242, 244, 265, 277, 284, 331, 332, 339, 344, 345, 347, 356, 358, 365

balance energético negativo en, 207

calor corporal y, 86

como carnívoros, 231

como herbívoros, 231

como omnívoros, 232, 245, 273

como recolectores sociales, 15, 159

compartir, 172, 175

consumo de antioxidantes en, 123

estrategia metabólica de, 37, 39, 41

evolución de, 30, 39, 40, 61, 142, 156, 158, 243, 290

gasto energético de, 31, 34, 35, 37, 40, 84, 125, 133, 189, 192

grasa corporal en, 177, 213

historias de vida lentas de, 24, 25, 35, 36

inanición en, 208

metabolismo y, 39, 41, *193*

necesidad de ejercicio, 168, 178, 187

parentesco con los simios, 28

rasgos energéticamente caros de, 39

resistencia de, 167, 323

restricción calórica en, 124

sedentarismo y, 279

separación de los chimpancés y los bonobos, 32

tamaño del cerebro y, 37, 38, 341

tasa metabólica, 213

termorregulación y, 111, 112

TMB y, 32, 37, 109
Hutchinson, Alex, 310

Ilustración, 86
impuestos sobre alimentos dañinos,
    363
inactividad. *Véase también*
    sedentarismo
    muertes por, 178
    peligros de, 299, 301
inanición, 33, 209, 215, 267
    dietas y, 207
    estudios de, 208, 214, 249
    gasto energético diario y, 251, 304
    hambre y, 207, 209
    hipotálamo y, 214, 304
    hormonas y, 207
    modo de, 208, 210, 214
    respuesta de, 40, 207, 304
    TMB y, 206, 210
indicador, ave, 226
índice glicémico, 59, 60
industrialización, 15
    consecuencias imprevistas de, 176,
        356
    dieta y, 265
    estrés y, 367
    hadza y, 366
    producción alimentaria y, 265, 353,
        356
    reducción, 199
    tasas de fertilidad y, 356
inflación dentaria, evolución y, 152
inflamación, 259, 286, 287, 292, 301
    crónica, 286, 301
    ejercicio y, 286, 297, 298
ingeniería de sabores, 266
ingesta, 203, 207, 210, 215, 217, 219, 240,
        244, 248, 249, 262, 283, 329, 363

aumento en la, 255, 273
calórica, 30, 257, 258, 260, 269
de energía, 201, 216, 269, 299, 304,
    308, 320
de proteína, 263
energética diaria, 128, 324
gasto energético y, 216, 257, 262,
    273
regulación de, 231, 264, 305, 362
sistema de, 72
Iniciativa de Ciencias de la Nutrición,
    252, 253, 259
innovación, 127, 129, 150, 154, 166-168,
    233, 333, 342, 350
insectos, 118, 232
Institutos Nacionales de Salud, 205,
    252
insulina, 49, 58, 61, 206, 221, 251, 252,
    258-260, 263
inteligencia, aumento en, 166
intensidad, ejercicio y, *90*, 196, 265, 312,
    313, *322*
intestino delgado, 58-60, 62, 66, 212
intestino grueso, 58-60, 243
inuit, poblaciones, 241, 244, 245
Ironman, 103, 306, 309, 320
Irwin, Mitch, 34, 372
Isler, Karen, 38, 372
isótopos, 28, 130, 131, 189

jarabe de maíz de alta fructosa, 59, 237,
    254-256, 354
Jillette, Penn, 258
Jordania, 235
joules, 50, 51

Kampala, 275
Keith, Arthur, 38
Kenia, 151, 152, 154

keto, dietas, 239, 256
Keys, Ancel, 208, 249, 250
kilocalorías (kcal), 19, 27, 31, 35, 49, 50,
    68, 95-110, 112-116, 128, 133, 134-138,
    169, *191*, 197, 200-202, 206, 208,
    216, 234, 249, *255*, 258, 266, 268,
    292, 293, 308, 309, 312, 318-321,
    325, 328-330, 337, 343, 344, 349,
    352, 353, 357-360, 363
Kirby, John, 109
Kirei, Fides, 372
Kleiber, ley del metabolismo de, 118,
    120, 121, 129, 133, 134, 137
Kleiber, Max, 118, 137
Knobi, 31
Krebs, ciclo de, 20, 70, 71, 73, 80, 314
Kruger, Justin, 230
kudu, 17, 18, 272
Kuzawa, Christopher, 110, 372

lactancia, 116, 211
lactasa, 58, 243
lactato, 69, 197, 314
lácteos, 64, 243
lactosa, 57, 58, 243
Lagowska, Karolina, 293
Landis, Floyd, 291, 292
Laplace, Pierre-Simon, 87
Lavoisier, Antoine, 87, 137, 199
Leakey, Louis, 147, 341, 373
Leakey, Mary, 147
leche, 39, 57, 58, 64, 116, 243, 248, 323,
    348
Ledecky, Katie, 329-331
lémures, 25, 150, 198
lémures ratón, 35
leptina, 212, 213, 263
"Levallois", proceso de, 166
Levine, James, 319

libido, 247, 290, 292, 345
Lieberman, Dan, 162, 282, 372
Lifson, Nathan, 129-132
lipasas, 62
lípidos, 106, 123, 244, 299, 326
lipoproteína lipasa, enzimas, 64
lipoproteínas, 108
Lola Ya Bonobo, 34
longevidad, 121, 123, 138, 149, 296
    antioxidantes y, 123
    mamíferos placentarios y, 124
    mamíferos y, 124
    metabolismo y, 122, 124
    tasa metabólica y, 122-124
loris, 150
Lucy, 152, 154, 232
Ludlow, fábrica de yute, 299, *300*
Ludwig, 251, 254
Luke, Amy, 195, 204, 299, 372

macronutrientes, 54, 55, 80, 115, 212.
    Véase tambiém mapa del Metro
    de macronutrientes
    hadza y, *242*
    población shuar y, *242*
    pueblo tsimané y, *242*
Madagascar, 34, 35, 198
malnutrición, respuestas metabólicas
    a, 345
Malthus, Thomas, 38
maltosa, 57
mamíferos placentarios, 35, 36, 118
    gasto energético de, 32
    longevidad y, 124
mamíferos, 25, 27, 28, 33, 35, 36, 38, 46,
    86, 118, 122, 124, 131, 149, 243, 278,
    356
    evolución y, 117
    gastos energéticos de, 28, *120*, 323

longevidad y, 124
tasas de crecimiento y
    reproducción y, 119
termorregulación y, 111
TMB y, 36, 37
Manasi, 270, 271
mapa del Metro de macronutrientes,
    55, 56
maratones, 103, 118, *193*, 196-198, 210,
    215, 307, *311*, 312, 315, 316, 318, 319.
    Véase también resistencia
Margulis, Lynn, 79
marsupiales, 32, 118, *120*
masa muscular, 197, 291
masái, 241, 243
Mashavera
    basalto, 146
    río, 144, 145
    valle, 144
Máximo Termal del Paleoceno-
    Eoceno, 358
Mayer, Jean, 299
McNab, Brian, 27
Melanson, Ed, 319, 372
membranas celulares, 64
metabólica
    capacidad, 321, 332, 333
    compensación, 203, 222, 267. *Véase*
        también cambio metabólico
    diversidad, 137
    evolución y estrategia, 33, 36, 85,
        117, 141, 150, 159, 164, 170, 173,
        176, 284
    flexibilidad, 192
metabólica, tasa, 40, 51, 104, 121, 123,
    136, 198, 206, 209, 267, 362. *Véase*
    también tasas metabólicas
    basales (TMB)
    acelerada, 111, 213

baja, 27, 33
calorías y, 216
ejercicio y, 200
en reposo, 112, 219
estudios de, 124
expectativa de vida y, 124
gastos energéticos diarios, 134, 190
hipotálamo y, 201, 262, 283
historia de vida y, 40, 117, 118
hormona tiroidea y, 214
peso y, 118
tamaño corporal y, 105, 118
tiroides y, 207
metabólicas
    adaptaciones, 41
    vías, 244
metabólicos, equivalentes (MET), 89,
    90, 281, 295
metabolismo, 19, 20, 22, 35, 41, 45, 119,
121, 127, 129, 138, 141, 163, 195, 303, 305,
308, 319, 330, 338, 345. *Véase también*
gasto energético
    administración de, 222, 285
    aeróbico, 69, 78, 80, 314
    alcance y escala en nuestras vidas,
        22
    alimentación y, 154, 222, 248, 249
    anaeróbico, 69, 89, *311*, 313-315
    anaeróbico, 89, *311*, 313, 314, 315
    atletas de resistencia y, 320
    aumentado por el gasto
        energético externo, *193*
    calor corporal y, 86
    calorías y, 177, 220
    cerebro y, 73, 210, 261, 300, 314
    combustión y, 87
    composición corporal y, 105, 209
    crecimiento y, 25, 124
    datos sobre, 48, 53, 86

de los lípidos, 244
desmitificación, 48
dieta y, 225, 244
ejercicio y, 200, 217, 280, 283, 285, 287, 306
energía y, 173
envejecimiento y, 122
equilibrio energético y, 218
evolución, y 23, 25, 30, 287
gasto energético diario restringido y, 192
gasto energético y, 51, 88, 173, 176, 193, 203, 210, 321, 333, 343
gorilas y, 40
grasa corporal y, 40, 42
grasas y, 237
hadza y, 15
hipotálamo y, 212, 229, 261, 310
historia de vida y, 36, 122
humano y, 21, 31, 132, 137, 203, 339
inanición y, 209
incrementos en, 81, 247
ley del, 118
longevidad y, 122, 123, 138
macronutrientes y, 55
maduración y, 105
malentendidos comunes/ideas simplistas de, 20, 125
medición de, 213
metáforas para, 210, 212, 218
muerte y, 121
obesidad y, 205, 217, 218
orangutanes y, 33
regulación de, 43, 216, 229
reproducción y, 25, 42, 124, 210
restringido, 318
simios y, 28, 154, 332
tamaño corporal, y 122
método factorial, 126, 127, 129, 137

micelas, 63
microbioma, 52, 56, 57, 60, 109
Midwest 1, Estudio de Ejercicio, 201, 202, 204
Midwest 2, Estudio de Ejercicio, 202
miel, 15, 18, 97, 141, 155, 187, 226-292, 232, 237, 240, 271, 272, 335, 336, 352, 362, 370
mielina, vainas de, 64
Milé, 92, 103
Milton, Katharine, 38, 131
mitocondria, 52, 69, 70, 77, 79, 80, 112, 122, 245, 256, 313, 314, 337
Mkelenge, 367, 369, 370
modelo de carbohidrato-insulina, 251, 252, 254-256
modernización, 113, 188, 366, 367. *Véase también* industrialización
    beneficios de, 178
    consecuencias imprevistas de, 176
    "enfermedades de la civilización" y, 22, 176, 188
    sedentarismo y, 301, 364
    ventajas antisépticas de la, 114
molares, 147, 152, 232-234
mongoles, 139, 145
Monica, 84
monos, 25, 26, 28, 38, 124, 131, 150, 198, 232, 265
    de Allen, 35
monosacáridos, 57
movimiento antiazúcar, 253
muerte, 18, 24, 33, 74, 81, 123, 140, 281, 305
    biología de, 121
mujer recolectora, La, 157, 158
Murdock, George, 236-240
músculos, 61, 64, 65, 69, 99, 105, 106, 115, 116, 133, 152, 167, 177, 211, 215,

279, 282, 292, 297, 308, 310, 312,
    313, 314, 325
agónicos, 291
cardiomiopatía y, 279
crecimiento y, 291
descomposición de, 67
eficiencia máxima de, 349
mujeres y, 197
TMB y, 106
Museo Nacional de Tbilisi, 146
Mwasad, 225, 226, 228, 229

nadar, 102, 104, 161
    costos de, 91, 96, 97, 101
    enigma de Michael Phelps, 328,
        329
NADH, moléculas, 70
Nagy, Ken, 131
NAT2, gen, 244
neandertales, 143, 145, 170-172, 233, 235,
    346
neurales, señales, 212
neuronas, 48, 67, 109, 110, 212, 262, 264,
    281
Nigeria, 195
Nike Vaporfly, calzado, 102
niños, 15, 16, 18, 26, 53, 195, 110, 114, 115, 134,
    135, 155, 162, 166, 169, 173, 184-187,
    194, 204, 244, 330, 335, 368, 370
    función inmunitaria y, 114, 284
niveles de glucosa en ayunas, 206

obesidad, 19, 21, 40, 43, 112, 176, 188,
    205, 251, 339, 369
    azúcar y, 251, 253-255
    calorías y, 217, 221, 254
    consumo de alimentos y, 217, 218,
        253
    ejercicio y, 200, 217, 220

epidemia de, 42, 131, 199, 205, 216-
    218, 250, 265, 362
evitar la trampa de la, 267
exceso de la ingesta de energía y,
    200, 219, 362
gasto energético y, 305
genética y, 267, 268
hadza y, 221, 222, 268
hígado graso y, 64
metabolismo y, 205, 217, 218,
    261
microbioma y, 60
pérdida de peso y, 260
pobreza y, 270, 364, 366
sedentarismo, 188
tratar de aventajar la, 199
obtención de alimento, 163, 279
Ocobock, Cara, 317, 373
Olduvai, garganta de, 142, 147, 341
omega-3, ácidos grasos, 64, 244
omnívoros, 232, 245, 273
Onawasi, 335, 337
orangutanes, 26, 29, 30, 35, 38, 113, 150,
    160, 170, 278
    compartir, 158
    delgadez de, 40, 177
    gasto energético de, 31, 32
    grasa corporal en, 40
    historias de vida lentas de, 33
    metabolismo lento de, 33
    metabolismo y, 37
    similitud con los humanos de, 32,
        40
    vulnerabilidad a la extinción, 33
Organización Mundial de la Salud, 126,
    178
órganos, 57, 63, 64, 74, 104, 106, 111, 133,
    137, 164, 177, 210, 214, 215, 234,
    283, 284, 319

trueques evolutivos en el tamaño
    de, 37, 38
Oriente, 143, 235, 241
orina, 30, 39, 67, 108, 129
    cetonas en, 72
    muestras de, 29, 30, 31, 35, 130, 131,
        183, 184, 189
Ornish, dieta, 257
Orrorin tugensis, 151
Oscar, 84, 88
oxígeno, 49, 51, 57, 66, 69-72, 76-81, 84,
        95, 122, 123, 129, 130, 167, 279,
        313-315
    consumo de, 88, 89, 94, 95
    descubrimiento de, 86, 87
oxígeno-18, 130, 131
Oz, Memhet, 247, 248

PAL, coeficiente, 194, 195, 199
paladar, 54, 147, 148
paleoantropología, 151, 341
paleoantropólogos, 139, 146, 151, 170
Paleolítico, 141, 166, 170, 199, 217, 266, 273
pan, evidencia arqueológica de, 235
páncreas, 49, 58, 61, 63, 66, 251, 263
pandas, 32, 198
papa, dieta de, 258
Paranthropus, 152
parásitos, 113-115, 194, 211, 286
Parque Nacional Gombe, 278
Parque Nacional Kibale, 275
Pasteur, Louis, 52
pastoreo, 241-243, 368
Patara Dmanisi, 141, 143
Pearl, Raymond, 122
Pennington Biomedical Research
    Center, 205
pensar, costos de, 110
pepsina, 65

pepsinógeno, 65
Perlmutter, David, 239, 241, *242*
perros, metabolismo de, 122
pescado, 64, 248, 268, 269, 364
peso corporal, TMB y, 106, 208, 210
peso, 19, 95-98, 105, 106, 119, 133, 136,
        144, 205, 206, 208, 213, 217, 220,
        225, 247, 259, 261, 265, 267, 268,
        273, 284, 293, *302*, 303, 307, 318,
        325, 326, 329, 362, 369
    actividad física y, 102, 197
    agua y, 115
    calorías y, 217, 220, 221, 250, 254,
        256, 257, 267
    efecto del ejercicio en, 42, 298-301
    ejercicio y, 200-204, 222, 287, 302,
        303, 305
    equilibrio energético y, 116, 199,
        220, 222
    estrés y, 270
    gasto energético diario restringido
        y, 222
    gasto energético diario y, *90*, 134,
        135, 191, 196, 200, 202, 204, 210,
        253, 254, 280, 304, 305
    hadza y, 262, 264
    inactividad y, 301, 302
    interpretación del cuerpo de, 209
    mantenimiento de, 39, 215, 216,
        255, 260, 268, 272, 273, 303, 345
    metabolismo, 203
    obesidad y, 218, 252, 260
    pérdida de, 21, 73, 102, 127, 199,
        200-206, 253, 254, 256, 258, 260,
        261, 267, 273, 298, 301-305, 324-
        326
    tasa metabólica y, 126, 134, 254
    TMB y, 104, 105, 126, 206, 209, 210
petróleo, 338, 351, 352, 357

pH sanguíneo, 314
Phelps, Michael, 309, 328-331
    enigma de, 328, 329
Phinney, Stephen, 241, 245, 259
piel, 106, 111, 167, 276
Pinasaouri, río, 139, 144, 145
piruvato, 69-72, 314
placebo, efecto, 247
planicies, culturas de, 241
plantas, 53-55, 57, 60, 61, 66, 69, 148,
        149, 154, 177, 186, 231, 232, 234-237,
        240, 246, 338, 341, 346, 347, 351,
        353
    domesticación de, 265, 347, 349
    fotosíntesis y, 76, 77
pobreza, obesidad y, 270, 366
polisacáridos, 57, 59
Prentice, Andrew, 132
Priestley, Joseph, 87
presupuesto energético, 65, 68, 207,
        282-284, 286, 293, 318
primates, 21, 25, 26, 29
    actividad física diaria y, 295
    cambio metabólico y, 118
    estrategias metabólicas de, 41, 163
    evolución de, 30, 36, 41, 118, 149,
        156
    evolución de la energética de TMB
        y, 27, 28, 32, 36, 118
    folívoros vs. frugívoros, 38, 55, 149
    gasto energético de, 34, 120, 124,
        198
    grasa corporal en, 124
    historias de vida entre, 33, 35, 37, 39
    longevidad y, 124
    maquinaria metabólica, 35, 36
    metabolismo lento de, 25, 27, 28
    parentesco de los simios y los
        humanos, 149

    tamaño de los órganos de, 38
    tamaño del cerebro y, 36, 38, 262
    tasas de crecimiento y
        reproducción y, 119, 150
privación del sueño, 174, 270
producción de alimentos, 350, 352, 353,
        357, 365
productividad en adultos, 169, 170
progesterona, niveles de, 288
proteínas 54, 55, 58, 65, 67, 68, 72-74,
        88, 89, 107, 115, 123, 154, 239, 240,
        250, 261, 268, 269, 272, 344, 348
    construcción a partir de
        aminoácidos, 66
    digestión de, 65
Proyecto de Chimpancés Kibale, 276
proyecto de energética
    hadza, 94, 186, 189, 206
    primate, 34, 37
pulmones, 63, 72, 80, 106, 170, 160, 211,
        247, 284

quilomicrones, 63, 64, 108

Racette, Susan, 189, 372
racismo estructural, 270
radicales libres, 122, 123
Raichlen, Dave, 15, 84, 93, 181, 281, 372
ratones, estrategias metabólicas de, 184
Ravussin, Eric, 253, 372
receptores de dilatación, 263
recolección, 63, 92, 93, 114, 153, 154, 157-
        160, 165, 168, 171, 178, 187, 233, 278,
        332, 341
recolectores sociales, 159
redes
    comerciales, 167
    de apoyo, 159
    sociales, 247, 256

registro fósil, dieta y, 234
Registro Nacional de Control de Peso, 302, 304
reproducción, 110, 115, 118, 119, 123, 164, 214, 288, 343, 348, 349
    compartir y, 159, 162, *163*
    costo energético de, 36, 118, 149, 207, 355
    ejercicio y, 215, 282, 288
    inversión energética en, 27, 33, 109, 117, 207, 290, 293
    madres y, 169
    metabolismo y, 35, 36, 105, 124, 210
    mundo industrializado y, 211
    selección natural y, 162
    sistema digestivo y, 344
reptiles, 111, 118-*120*, 124, 187, 248
    evolución y, 117
    tasas de crecimiento y reproducción y, 119
República de Georgia, 138, 141
República del Congo, 34
República Democrática del Congo, 34
resistencia, 96, 99, 101, 165, 167, 206, 287, 289, 295, 307-311, 314, 315, 320-326, 328, 330, 332, 359
resistencia humana, límites de, 307, 309, 321, *322*, 324, 325, 328. *Véase también* resistencia
respiración, 19, 69, 71, 85, 88
respuesta de lucha o huida, 67, 287
respuesta metabólica
    ejercicio y, 215, 280
restricción calórica, 260, 283
    estudios de, 124
retroalimentación positiva, 163
Revolución industrial, 349, 351, 355, 356
Revolución Metabólica, 160, 162, *163*, 176

riñones, 67, 107, 247
ritmo, 99, 314, 337
    circadiano, 319
    cardiaco, 107, 281, 294, 295
    ritmo de vida, 24, 25, 27
Rocky, 30
Ross, Steve, 34, 39, 177, 279
Rubenson, Jonas, 95, 96
Rubner, Max, 121, 122, 137, 199
Ruta de la Seda, 138, 139

sacarosa, 57, 59, 237
saciedad, 264, 267, 269, 362
    alimentos procesados y, 265, 266
    alimentos saludables y, 363
    señales de saciedad, 301, 264, 268
    sistemas de saciedad, 303, 304
Sahara, desierto de, 275
Sahelanthropus tchadensis, 151
salud cardiometabólica, resistencia aeróbica y, 281, 367
salud pública, 21, 51, 176, 188, 206, 220, 250, 283, 306
Schaik, Carel van, 38, 372
Schoeller, Dale, 131, 132, 372
sedentarismo, 188, 195, 196, 199, 201, 287, 289, 296, 299, 365
    consecuencias de, 279, 301
    embarazo y, 355
    modernización y, 364
seguimientos focales, 92, 93
selección humana, 347
selección natural, 85, 117, 161, 162, 171, 177, 234, 242, 244, 245, 331, 332, 344, 347. *Véase también* evolución
senderismo antártico, 320
Sendero de los Apalaches, 103, 116, 320
sensibilidad a la insulina, 259
Setako, 335

shuar, 114, 115, 194, 203, 236, 284, 294,
       373
    carbohidratos y, 237
    dieta y, 239
    macronutrientes y, 242
    niveles de hormonas
       reproductivas y, 288
Shumaker, Rob, 26, 29, 372
sifacas de diadema, 34
simios, 26-30, 34, 37, 139, 153, 156, 160,
       162, 226, 244, 274, 276, 278, 341,
       344
    actividad física y, 152, 154, 167, 168,
       172, 178, 295
    causa de muerte en, 279
    compartir y, 158, 174
    delgadez de, 177, 213
    energía metabólica y, 163
    estudio de, 22, 29
    evolución de, 41, 141
    gasto energético de, 37, 40, 198
    grasa corporal en, 39
    linajes de, 40, 142, 149, 150, 153
    metabolismo y, 332
    parentesco de los humanos con,
       23-28, 32, 148
    reproducción y, 170
    sedentarismo y, 301, 305
    vegetarianos, 234
sinapsis, 110
Singer, Peter, 277
sistema alimentario, en Estados
    Unidos, 352
sistema circulatorio, ejercicio y, 282
sistema digestivo, 38, 211, 261, 326, 330,
    331, 344
sistema gastrointestinal, TMB y, 109
sistema inmunitario, 60, 63, 113-115, 212,
    284, 286, 292

sistema nervioso, ejercicio y, 282
sistema reproductivo, 211, 288-290, 293
sistemas de recompensa, 262-269, 273,
    303
sobrecalentamiento, 168, 324
sobreentrentamiento, síndrome de,
    285, 292-294, 298
sobreingesta, 251, 268, 270, 272, 299,
    362
    actividad física y, 293
    estudios de, 255, 324
    forzada, 325
    inflamación y, 286
    mujeres y, 293
    obesidad y, 298, 362
    respuestas metabólicas a, 205
Soye, Darren van, 316
Soye, Sandy van, 316
Soylent Green, 52, 53
Speakman, John, 284, 323, 324, 372
Stefano, 225, 229
subingesta, 205
Sudáfrica, 142
sudar, 349
sueño, 140, 174, 215, 270, 297, 298, 330
suministro intravenoso de energía, 326
súper alimentos, 81, 248
supervivencia, 33, 34, 109, 162, 164, 175,
    198, 284, 306

tabús alimentarios, 248
tamaño corporal, 38, 122, 203, 293, 321
    TMB y, 40, 126, 324
    gasto energético y, 32, 119, 134, 136,
       190, 195, 196, 203
    tasa metabólica y, 105, 118, 134, 136
Tanzania, 14, 15, 41, 183, 189, 368, 372
tasa de vida, teoría, 122
tasa metabólica estándar, 104

tasas metabólicas basales (TMB), 27, 28,
    32, 36, 37, 40, 104-114, 117-119,
    125-127, 136, 194, 195, 206-210, 214,
    215, 303, 304, 317-319, 321, *322*, 324,
    325, 328-330, 349
tasas de fertilidad, 349, 356
Taubes, Gary, 220, 221, 229, 250-252, 254
técnicas, 28, 99, 101, 102, 189
tecnología, 39, 102, 131, 168, 341
tejido adiposo, 112, 251
teoría de los radicales libres, 122, 123
termogénesis por actividad sin
    ejercicio (TASE), 319
termorregulación, 111, 137, 323
testosterona, 288, 289, 291, 292, 298,
    301
    sintética, 298
The Biggest Loser, 205, 206, 208-210, 214
Thurber, Caitlin, 317, 373
tiempo, 29, 35, 38, 46, 53, 62, 64, 65, 67,
    68, 100, 101, 107, 110, 121, 137, 143-
    145, 147, 148, 162, 165, 175, 194,
    200, 207, 210, 211, 214, 217, 220,
    242, 249, 253, 271, 272, 276, 281,
    292, 297, 305, *311*, 312, 314, 318, 335,
    336, 340, 343, 344, 347, 352-356,
    359, 362
    compartir y, 168
    crecimiento, 284
    cuestión de, 309
    dientes y, 160
    equilibrio energético y, 127
    escalas de, 25, 30, 77, 78
    evolutivo, 37, 77, 339
    hadza y, 23, 24, 156
    inactividad y, 301, 361, 367
    resistencia a lo largo de, 15, 92
    resistencia y, 309, 310
    sociabilidad y, 172, 176

tiroidea, hormona, 207, 212, 214
tiroides, glándula, 207
Tour de France, 290, 292, 294, 306,
    308, 320, 321, 323, 326
trabajo, energía y, 28, 49, 51
transporte, 335, 358-360, 365
triatletas, 293, 309, 322
triatlón Kona Ironman, 103, 320
tribu, 173-176
trifosfato de adenosina (ATP), 68-72,
    80, 88, 112, 122, 123, 251, 310, 312-
    314
triglicéridos, 63-65, 71, 206, 213, 258,
    297
tsimané, 114, 115, 236, 294, 297, 356
    carbohidratos y, 237
    dieta y, 239, 242
    gasto energético diario y, 194, 354
    producción de energía y, 353
    reproducción y, 288, 350, 356
    TMB y, 115, 194, 195
tsunami tecnológico, 346
tubérculos, 14, *18*, 84, 162, 165, 186, 229,
    233, 235, 237, 271, 272, 294, *348*,
    352, 367, 369, 370

Uganda, 275, 277
ultramaratón de los Estados
    Occidentales, 103, 320
Universidad de Minnesota, 129
urea, 67, 108
Urlacher, Sam, 114, 192, 284, 373

vasos linfáticos, 63
veganos, 54, 231
vegetarianos, 145, 149, 234
velocidad, 24, 51, 96, *98*, 103, 183, 282,
    309, *311*, 313, 337, 340
    efectos de, 99-101, 312

fatiga y, 314
hadza y, 95
simios y, 36
tasas de crecimiento y natalidad,
    25
vendedores, 299, *300*
vesícula, 62
villanos alimenticios, 248-250
Virta, 259
virus, 113-115, 211, 286
VO₂ máx., 167, *311*, 313-315

Wamba, 158, 159, 162
Watt, James, 349

Weight Watchers, dieta, 221, 257
Westerterp, Klaas, 131, 196
Wheeler, Peter, 37, 38
Wong, Bill, 31, 189
Wood, Brian, 15, 45, 84, 92, 181, 228, 372
Wood, Carla, 45
Woods, Vanessa, 172, 174, 373
Wrangham, Richard, 172, 344, 372

Yamamoto, Shinya, 158
Yudkin, John, 253

Zamparo, Paola, 96
Zoológico de Lincoln Park, 34, 35, 39

Esta obra se imprimió y encuadernó
en el mes de mayo de 2021,
en los talleres de Impregráfica Digital, S.A. de C.V.,
Av. Coyoacán 100-D, Col. Del Valle Norte,
C.P. 03103, Benito Juárez, Ciudad de México.